# 椎体骨折診療ガイド

編集
椎体骨折評価委員会
日本骨形態計測学会・日本骨代謝学会・日本骨粗鬆症学会・
日本医学放射線学会・日本整形外科学会・日本脊椎脊髄病学会・日本骨折治療学会

## 椎体骨折評価委員会

| | | |
|---|---|---|
| 森　　諭史 | （委員長：日本骨形態計測学会） |
| 宗圓　　聰 | （日本骨代謝学会） |
| 萩野　　浩 | （日本骨代謝学会） |
| 中野　哲雄 | （日本骨粗鬆症学会） |
| 伊東　昌子 | （日本骨粗鬆症学会，日本医学放射線学会） |
| 藤原佐枝子 | （日本骨形態計測学会） |
| 加藤　義治 | （日本骨形態計測学会） |
| 徳橋　泰明 | （日本整形外科学会） |
| 戸川　大輔 | （日本脊椎脊髄病学会） |
| 遠藤　直人 | （アドバイザー：日本骨形態計測学会） |
| 澤口　　毅 | （オブザーバー：日本骨折治療学会） |

## 執筆者一覧

| | |
|---|---|
| 石橋　英明 | 伊奈病院　整形外科 |
| 伊東　昌子 | 長崎大学病院　メディカル・ワークライフバランスセンター |
| 稲葉　雅章 | 大阪市立大学大学院医学研究科　代謝内分泌病態内科学 |
| 岩田　　憲 | 香川大学医学部　整形外科 |
| 遠藤　直人 | 新潟大学大学院医歯学総合研究科　機能再建医学講座整形外科学分野 |
| 大川　　淳 | 東京医科歯科大学　整形外科 |
| 大島　正史 | 日本大学医学部　整形外科 |
| 加藤　義治 | 東京女子医科大学　整形外科 |
| 岸本　英彰 | 医療法人十字会野島病院　整形外科 |
| 斎藤　　充 | 東京慈恵会医科大学　整形外科 |
| 澤口　　毅 | 富山市民病院　整形外科・関節再建外科 |
| 宗圓　　聰 | 近畿大学医学部奈良病院　整形外科・リウマチ科 |
| 曽根　照喜 | 川崎医科大学　放射線医学教室（核医学） |
| 高野　直樹 | 慶應義塾大学　理工学部機械工学科理工学研究科開放環境科学 |
| 戸川　大輔 | 浜松医科大学　整形外科 |
| 徳橋　泰明 | 日本大学医学部　整形外科 |
| 友光　達志 | 川崎医療短期大学　放射線技術科 |
| 豊田　宏光 | 大阪市立大学大学院医学研究科　感覚運動機能医学大講座整形外科学 |
| 中野　哲雄 | 公立玉名中央病院　企業長 |
| 中村　博亮 | 大阪市立大学大学院医学研究科　感覚運動機能医学大講座整形外科学 |
| 萩野　　浩 | 鳥取大学医学部　保健学科 |
| 藤原佐枝子 | 公益財団法人広島原爆障害対策協議会　健康管理・増進センター |
| 真柴　　賛 | 香川大学医学部　整形外科 |
| 丸毛　啓史 | 東京慈恵会医科大学　整形外科 |
| 宮腰　尚久 | 秋田大学大学院医学系研究科　医学専攻機能展開医学系整形外科学講座 |
| 森　　諭史 | 聖隷浜松病院　骨・関節外科 |
| 山﨑　　薫 | 磐田市立総合病院　整形外科 |
| 山田　真介 | 大阪市立大学大学院医学研究科　代謝内分泌病態内科学 |
| 山本　智章 | 新潟リハビリテーション病院　院長 |

（五十音順）

# 序文

　2013年1月，原発性骨粗鬆症診断基準改訂とともに椎体骨折評価基準が17年ぶりに改訂されました。椎体骨折評価基準の改訂にあたっては日本骨形態計測学会，日本骨粗鬆症学会，日本骨代謝学会の3つの骨関連学会に加え，日本整形外科学会，日本脊椎脊髄病学会，日本放射線医学会の代表で2009年に委員会を結成し，「多くの診療科が日常診療で使用できる共通スケール」を作ることを目指して草案を練り，各学会でパブリックオピニオンを募り最終案を作成，各学会で承認していただきました。日本骨折治療学会にもアドバイザーとして参加していただき7学会の合意を得て2013年の改訂にこぎつけました。各学会代表委員と学会員の皆様にはこの紙面をお借りしてご協力に深く御礼申し上げます。

　今回の主な改訂点はSQ法(semi-quantitative method)を導入したことと，MRIの有用性を明文化したことの2点です。そこに至る過程でもっとも重視したことは椎体骨折に対する共通認識(コンセンサス)を確立することです。そのために学会あるいは診療科による椎体骨折への視点を明らかにし，異なる視点があることを明確にしました。具体的には椎体の形態的変形を重視する骨粗鬆症治療の立場と，骨癒合や骨折に伴う臨床症状を重視する骨折治療の立場です。双方の違いが明らかになるように椎体骨折関連用語の定義を明確にしてそれぞれの位置づけを行いました。椎体骨折評価には骨粗鬆症治療と骨折治療の二つの視点が重要で，そのどちらかが欠けても十分だとはいえません。このことは他の脆弱性骨折についても同じことです。

　今回の椎体骨折評価基準と同時に改訂された原発性骨粗鬆症の診断基準では，椎体骨折を認めれば骨密度検査行わなくても骨粗鬆症と診断できることになり，椎体骨折の3分の2は臨床症状の無い，無症候性であることが明記されました。診断基準の改訂により骨粗鬆症診断における椎体骨折評価の重要性がより高くなりました。多くの診療科の医師にSQ法による椎体骨折評価を使用していただくことで椎体骨折の治療が向上すると期待しています。

　本書は椎体骨折評価基準改訂版に至るまでの4年間に委員会で討論された内容に加えて委員以外の専門家にも執筆いただき，椎体骨折の病態から評価，治療まで全てを網羅した内容となっています。巻末にはSQ法の症例集を掲載し，これから椎体骨折評価を始める方にも馴染みやすいようにしました。

　椎体骨折に対して各診療科が共通の認識を持ち，骨粗鬆症治療と骨折治療が隙間なく患者さんにお届けできるようになることを祈念し，本書がその一助となれば幸いです。

2014年9月
椎体骨折委員会委員長　　森　諭史

# 目次

執筆者一覧 …………………………………………………………………… ii
序文 …………………………………………………………………………… iii
椎体骨折評価委員会 ………………………………………………………… vi

## 第Ⅰ章　椎体骨折の診断，治療の意義 ……………………中野哲雄　2

椎体骨折の定義(脊椎の解剖と種々の「骨折」という病名) ……………… 2
椎体骨折の診断，治療の意義 ……………………………………………… 2
関連用語の解説 ……………………………………………………………… 3

## 第Ⅱ章　椎体骨折の疫学 ……………………………………藤原佐枝子　6

Ⅱ-1　有病率・発生率 ……………………………………………………… 6
Ⅱ-2　国際比較 ……………………………………………………………… 9
Ⅱ-3　椎体骨折の危険因子 ………………………………………………… 12

## 第Ⅲ章　椎体骨折の病態

Ⅲ-1　椎体の骨密度の評価 ………………………………………曽根照喜　16
Ⅲ-2　椎体の骨形態の評価 ………………………………………岸本英彰　18
Ⅲ-3　有限要素法による椎体骨強度の評価 ……………………高野直樹　21
Ⅲ-4　骨梁構造の解析
　　　(1)骨リモデリングと骨形態計測法 …………………………山本智章　25
　　　(2)マイクロCT ……………………………………………………伊東昌子　28
　　　(3)シンクロトロン放射光CT ……………………………………曽根照喜　33
Ⅲ-5　骨量からみた椎体骨折の病態 ……………………………山崎　薫　36
Ⅲ-6　骨構造からみた椎体骨折の病態 …………………………森　諭史　39
Ⅲ-7　骨質と椎体骨折の病態
　　　(1)石灰化度 …………………………………………………………真柴　賛　42
　　　(2)マイクロダメージとの関係 ……………………岩田　憲・真柴　賛　45
　　　(3)コラーゲン架橋 ……………………………………斎藤　充・丸毛啓史　49

## 第Ⅳ章　椎体骨折の診断

Ⅳ-1　椎体骨折の評価基準 ………………………………………森　諭史　54
Ⅳ-2　鑑別診断 ……………………………………………………加藤義治　58
Ⅳ-3　エックス線撮影のポイント ………………………………友光達志　63
Ⅳ-4　椎体骨折の評価法1(QM法) ………………………………伊東昌子　66
Ⅳ-5　椎体骨折の評価法2(SQ法) ………………………………伊東昌子　72
Ⅳ-6　MRIによる椎体骨折診断 …………………………………加藤義治　80
Ⅳ-7　MRIによる椎体骨折の予後診断 …………………………加藤義治　85

## 第V章　椎体骨折の予防

- V-1　骨代謝マーカーと椎体骨折リスク ……… 山田真介・稲葉雅章　92
- V-2　椎体骨折とQOL，生命予後 ……………… 萩野　浩　95
- V-3　薬物療法の椎体骨折予防効果 ……………… 宗圓　聰　99
- V-4　薬物療法以外の椎体骨折予防 ……………… 石橋英明　102

## 第VI章　椎体骨折の治療と予後

- VI-1　臨床骨折の治療　保存治療の現状 ……………… 大川　淳　108
- VI-2　手術療法の考慮が必要な病態
  - (1) 椎体骨折癒合不全 ……………… 豊田宏光・中村博亮　111
  - (2) 椎体骨折による麻痺 ……………… 大島正史・徳橋泰明　116
  - (3) 椎体骨折による脊柱変形 ……………… 宮腰尚久　120
- VI-3　手術療法　手術療法の現状 ……………… 戸川大輔　123
  - (1) 椎体形成術 ……………… 123
  - (2) 後方固定術 ……………… 126
  - (3) 前方固定術 ……………… 130

## 第VII章　椎体手術と椎体の強度

- VII-1　骨粗鬆症と椎体強度 ……………… 斎藤　充・丸毛啓史　134
- VII-2　椎体形成術後の続発性骨折 ……………… 戸川大輔　138
- VII-3　骨粗鬆症性椎体骨折に対する手術と注意点 ……… 宮腰尚久　142

## 第VIII章　椎体骨折用語

- VIII-1　骨粗鬆症診療の立場 ……………… 遠藤直人　146
- VIII-2　骨折治療の立場 ……………… 澤口　毅　149
- VIII-3　脊椎脊髄病専門医の立場 ……………… 加藤義治　152
- VIII-4　疫学の立場 ……………… 藤原佐枝子　156

## 第IX章　椎体骨折の症例集 ……………… 森　諭史　160

- IX　椎体骨折の症例集 ……………… 160
- IX　椎体骨折の症例集　解答編 ……………… 163

索引 ……………… 164

# 第1章
# 椎体骨折の診断，治療の意義

# I 椎体骨折の診断，治療の意義

## はじめに

本来「骨折」とは骨組織の連続性が断たれたものであり，椎体以外の「骨折」は現在でもおもにこの定義・概念が通用している。しかし，骨粗鬆症の診断，治療の分野では骨粗鬆症の診断と薬物効果判定の必要性から「骨折」の概念・定義が拡大してきた。また，骨折の診断はおもにエックス線像でなされてきたが，骨折治療の分野では診断機器の発達によってエックス線像で診断できない骨折の診断が可能になった。このように，複数の分野で「骨折」という用語が別の定義・概念で使用されており，その摺合せが必要となっている。椎体骨折以外の骨折では「骨折」の定義の混乱は少ないため，以降，本稿では椎体骨折に限ってその語句の解説を行う。

## 椎体骨折の定義
### （脊椎の解剖と種々の「骨折」という病名）

脊椎は椎骨，椎間板，椎間関節，靭帯などから構成されている。椎骨は椎体，椎弓根，椎弓，各突起より構成されている。青壮年者の脊椎の損傷は強い外力により発生し，椎骨だけでなく椎間板，椎間関節，靭帯なども同時に損傷する。しかし，骨粗鬆症のある高齢者では弱い外力で椎体のみが骨折することが多く，高齢者の脊椎骨折は椎体骨折という病名が使用される。また，受傷機序から圧迫骨折という病名も使われている。つまり，椎体骨折と高齢者の脊椎骨折と圧迫骨折はほぼ同義語である。なお，青壮年者では椎体以外の椎骨さらに骨以外の脊椎構成要素も損傷されることが多いため脊椎損傷という用語を用いることが多い。高齢者では椎体以外の椎骨に骨折が及ぶ場合は例外的である。しかし，このような例では治療法が異なるので注意を要する。

## 椎体骨折の診断，治療の意義

椎体骨折の診断は骨粗鬆症分野と骨折治療分野では病態も診断意義も異なっている。骨粗鬆症分野における椎体骨折の多くはすでに治癒した骨折であり，骨折治療分野からみれば「椎体骨折後の変形治癒」である。よって骨粗鬆症分野における椎体骨折は「形態骨折」と呼ばれる。一方，骨折治療分野での椎体骨折，特に発生初期の骨折の一部はエックス線像で判定できない不顕性骨折が含まれるが，これは形態骨折の基準では椎体骨折ではない。しかし，この骨折こそ骨折自体の治療がもっとも有効な骨折である(図1)。

### 骨粗鬆症分野における椎体骨折診断の意義

骨粗鬆症分野での椎体骨折の診断意義としてもっとも重要なものは，①骨粗鬆症の診断と②治療効果判定である。椎体骨折は脆弱性骨折のうちもっとも発生頻度が高い骨折であり，原発性骨粗鬆症の診断基準(2012年度改訂版)では，脆弱性椎体骨折の既往があれば骨密度の値に関係なく骨粗鬆症の診断が確定する。これは，ある1時点における椎体の変形の程度で判定を行うが，「既存骨折」があればさらなる骨折が発生する可能性が高いという事実より決定されたものであり，椎体骨折の診断は骨粗鬆症の診断において重要な要素である。この場合の椎体骨折の診断は骨折の治療を目的としたものではなく，今後の骨折発生を予測する目的で行われるため，椎体骨折判定はいわばマーカーとしての意義が大きい。また，骨粗鬆症治療薬の多くは椎体骨折の発生率がプラセボに対して有意に低いことによって薬物の効果判定を行っており，この場合も「新規椎体骨折の診断」は治療効果判定のマーカーとして使用されていることになる。

### 骨折治療分野における椎体骨折診断の意義

骨折自体の治療を目的とした分野での椎体骨折診

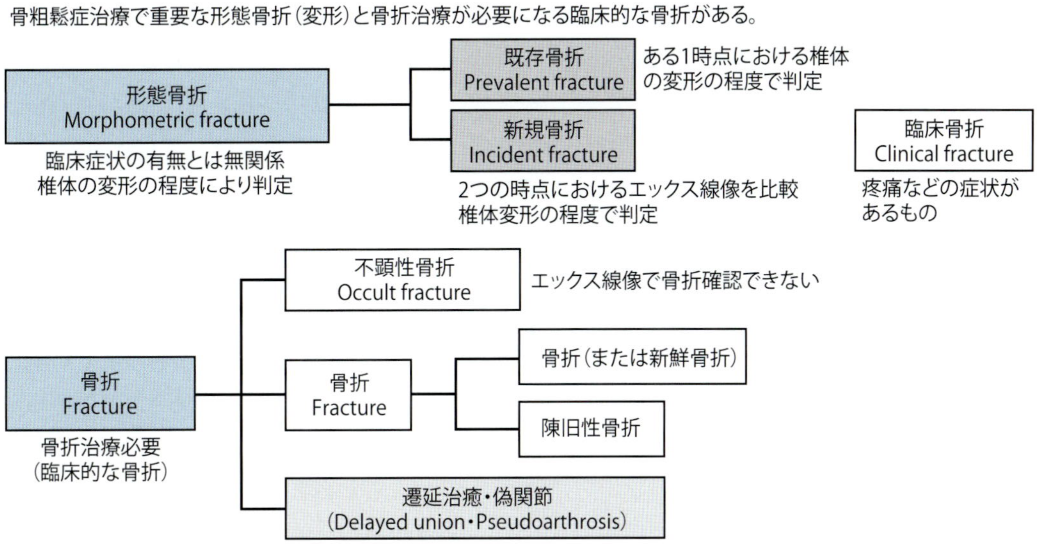

骨粗鬆症治療で重要な形態骨折（変形）と骨折治療が必要になる臨床的な骨折がある。

**図1　椎体骨折関連用語の解説**（文献5より引用）

断の意義は，①疼痛の原因の鑑別診断，②骨癒合を早く確実に得ること（骨折の治癒），③椎体圧潰変形の可及的な予防である。骨折発生のごく初期における椎体骨折はエックス線像では診断が困難なことが少なくない。骨折は一般的に発生初期に適切な固定をすることにより治癒がスムーズになるため，初期診断が重要である。

### 脊椎外科分野における椎体骨折診断

手術を要する椎体骨折の診断意義は，①疼痛あるいは麻痺の原因の鑑別，②保存療法と手術療法の適応の見極めである。

### 関連用語の解説[5]

**形態骨折（morphometric fracture）**

骨粗鬆症分野で用いられる用語で，一定の基準（日本骨代謝学会の基準や，GenantのSQ法など）を満たす椎体の変形。ここでいう変形とは椎体の圧潰変形のことであり，変形性脊椎症などにみられる骨棘などの変形や側弯など脊柱の変形のことではない。なお，椎体骨折以外の骨折では形態骨折という用語は用いない。

**既存骨折（prevalent fracture）**

骨粗鬆症分野で用いられる用語で新規骨折と対になる言葉である。ある1時点（臨床試験の場合は登録あるいは薬物投与開始時，一般臨床であれば，通常，初回エックス線像撮影時）にすでに発生していた骨折。

**新規骨折（incident fracture）**

骨粗鬆症分野で用いられる用語で既存骨折と対になる言葉である。ある時点より以降に発生した骨折。ある時点の観察では正常であった椎体が，次の時点の観察で新たに骨折と判定されたもの。または，ある時点と比較し次の時点において椎体変形の度合いが増強したもの（後者を増悪（worsening）として区別する場合もある）。

**臨床骨折（clinical fracture）**

新規骨折のうち疼痛などの臨床症状を伴い診断される骨折。

**不顕性骨折（occult fracture）**

エックス線像では確認できない骨折。おもにMRIあるいは骨シンチグラムで診断される。骨折自体の治療ではこの時期に正確な診断をすることが重要である。受傷直後は不顕性骨折であったものが，追跡エックス線像で顕性の骨折となるものが多い。

**骨折（fracture）**

骨折とは骨組織の連続性が破綻した状態である。椎体のように荷重を受け止める骨では圧潰変形を起こ

3

すことが多い。エックス線像で圧潰変形がほとんど無くとも，終板の破壊像や前壁の特徴的な変形により診断できる場合がある。

　骨折後の時間の経過により，(新鮮)骨折，陳旧性骨折を区別する。(新鮮)骨折とは受傷直後から数週間の間で，骨癒合していない状態の骨折を指すことが多い。陳旧性骨折とは受傷数週間以上経過したもので，いまだ骨癒合していない場合に用いられることが多い。変形し骨癒合が完成した状態は変形治癒と呼ばれ陳旧性骨折と区別することがある。

### 遷延治癒・偽関節(delayed union, pseudoarthrosis)

　骨折の治癒が当該骨折の部位と型における平均速度(通常3〜6ヵ月)で進んでいない状態。偽関節とは保存療法を継続しても骨癒合が期待できない状態をいう。

　実際の症例では遷延治癒と偽関節を明確に区別することは難しい。骨癒合が明らかに遅れている状態では遷延治癒と判断され，部分的にも骨癒合の所見がなく，遷延治癒骨折がその後3ヵ月以上治癒傾向がない場合は偽関節と判断されることが多い。

　椎体骨折後のクレフト形成は上記の基準から考えると必ずしも偽関節の概念にはあてはまらない。

### 文　献

1) 骨粗鬆症の予防と治療ガイドライン2011年版．骨粗鬆症の予防と治療ガイドライン作成委員会(委員長 折茂肇)編，東京，ライフサイエンス出版 2011.
2) Genant HK, Wu CY, van Kuijk C, et al. Vertebral fracture assessment using a semiquantitative technique. J Bone Miner Res 1993; 8: 1137-48.
3) 標準整形外科学第9版．鳥巣岳彦，国分正一，総編集，東京，医学書院 2005, 631-3.
4) キャンベル整形外科手術書 第7巻 骨折と脱臼．S.テリー・カナリ原著編集．藤井克之 総監訳．中村孝志 編集，東京，エルゼビア・ジャパン株式会社 2005.
5) 椎体骨折評価委員会．椎体骨折評価基準(2012年度改訂版)．Osteoporosis Japan 2013; 21.

# 第Ⅱ章
# 椎体骨折の疫学

# Ⅱ-1　有病率・発生率

## 有病率

　疫学調査や薬物の臨床試験における形態骨折の判定では，以前は椎体計測に基づく定量的評価法（QM法）が使われていたが，最近では，半定量的評価法（SQ法）あるいは両者が併用されている。

　日本人の形態骨折の有病率は，いくつか報告がある。広島の調査[1]は，QM法，すなわち，各椎体の前縁高，中央高，後縁高を計測し，各椎体の平均値，標準偏差（SD）を求め，平均値から－3SD以上低下している場合に形態骨折ありと判定した。和歌山の調査[2]は日本骨代謝学会の判定基準，山梨の調査[3]はSQ法，JPOS[4]はMcCloskey-Kanis基準を使用した。和歌山の有病率が高いように見えるが（図1），4つの集団は，同じ診断基準を使用していないので厳密な比較はできない。日本人女性の形態骨折の有病率は，60歳代では5～10％で，60歳以降に急増し，70歳代の有病率は調査によって18～45％まで幅がある。70歳代以降では2つ以上の形態骨折を持つ割合が増加した（図2）[1]。

## 発生率

　疫学調査や臨床試験における新規の椎体骨折の判定は，SQ法や，追跡前後のエックス線椎体像の椎体高を比較して，「15％以上低下」あるいは「20％以上低下」，あるいは椎体高が何ミリ低下したかで判定するQM法がよく用いられている。

　広島の疫学集団男女2,356人（年齢47～95歳）を4年間追跡し，「20％以上低下」を新規骨折として発生率を求めた（図3）[5]。発生率は，女性は男性の約2倍で，男女とも年齢とともに指数関数的に増加した。女性の発生率は70歳代で40/1,000人年，80歳代で84/1,000人年であった。

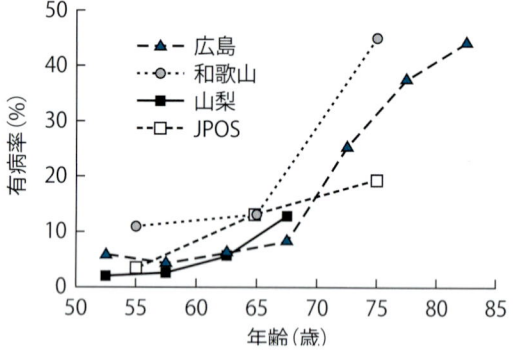

**図1　椎体の形態骨折有病率（女性）**　広島，和歌山，山梨，JPOS（文献1～4より作図）

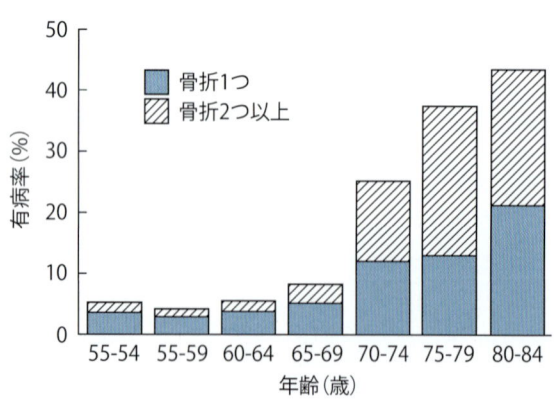

**図2　形態骨折数別の有病率　広島女性**（文献1より作図）

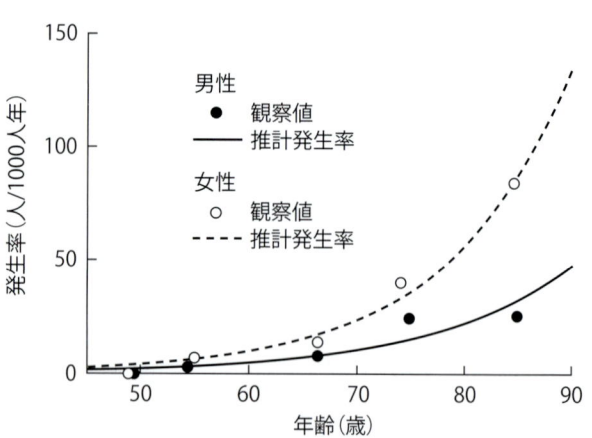

**図3　日本人の形態骨折発生率**（文献5より引用）

# 第Ⅱ章 ● 椎体骨折の疫学

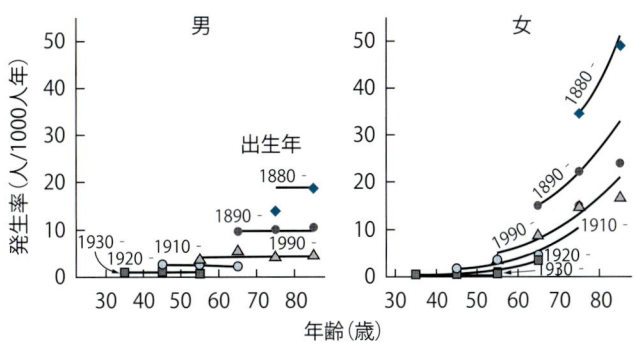

図4　出生コホート別の椎体(胸椎)骨折発生率(広島1958～86年)(文献6より引用)

椎体骨折の発生率の長期の継時的な変化について，広島，長崎のコホート14,609人を対象に，1958年から1986年まで2年に1回の胸部エックス線像(正面，側面)より放射線科医が定性的に椎体(胸椎)骨折を診断し，その発生率が報告された。出生コホート別に分けると，近年に生まれた人ほど発生率は低く，出生年が10年若いと発生率は約半分になった(図4)[6]。この調査の対象となった1945年までに生まれた世代は，第二次世界大戦後のライフスタイルの欧米化，特に食習慣の変化により，体格が向上し，骨密度が増加し，椎体骨折発生率は低下したと考えられる。この調査は1986年までの調査であるが，佐渡において，2004～6年における椎体の臨床骨折の発生率の推移が求められた[7]。臨床骨折発生率は2年間で上昇したが統計的には有意ではなかった(図5)。臨床骨折の発生率は，医療機関を受診するかどうかという受診動向の影響を受けるので，実際の形態骨折の発生率の動向はわからないが，医療経済を検討する上では，臨床骨折の動

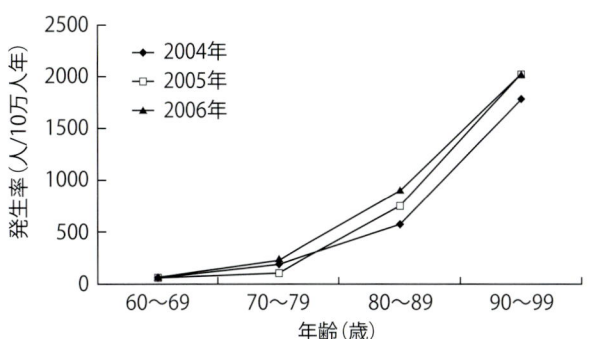

図5　臨床椎体骨折の年次推移(文献7より引用)

態は重要な情報になる。

## まとめ

わが国では，形態骨折の有病率に関する報告がいくつかあるものの，同じ基準で地域を比較した調査はない。同じ基準を使用した有病率の地域比較や，形態骨折や臨床骨折の発生率の報告は少なく，今後多くの疫学調査からの結果が望まれる。

## 文献

1) Ross PD, Fujiwara S, Huang C, et al. Vertebral fracture prevalence in women in Hiroshima compared to Caucasians or Japanese in the US. Int J Epidemiol 1995; 24: 1171-7.
2) Yoshimura N, Kinoshita H, Danjoh S, et al. Prevalence of vertebral fractures in rural Japanese population. J Epidemiology 1995; 5: 171-5.
3) Kitazawa A, Kushida K, Yamazaki K, et al. Prevalence of vertebral fractures in a population-based sample in Japan. J Bone Miner Metab 2001; 19: 115-8.
4) Kadowaki E, Tamaki J, Iki M, et al. Prevalent vertebral deformity independently increases incident vertebral fracture risk in middle-aged and elderly Japanese women: The Japanese Population-based Osteoporosis (JPOS) Cohort Study. Osteoporos Int 2010; 21: 1513-22.
5) Fujiwara S, Kasagi F, Masunari N, et al. Fracture prediction from bone mineral density in Japanese men and women. J Bone Miner Res 2003; 18: 1547-53.

6) Fujiwara S, Mizuno S, Ochi Y, et al. The incidence of thoracic vertebral fractures in a Japanese population, Hiroshima and Nagasaki, 1958-86. J Clin Epidemiol 1991; 44: 1007-14.

7) Oinuma T, Sakuma M, Endo N. Secular change of the incidence of four fracture types associated with senile osteoporosis in Sado, Japan: the results of a 3-year survey. J Bone Miner Metab 2010; 28: 55-9.

# II-2　国際比較

## 有病率の国際比較

骨折の有病率や発生率を国際比較することで，骨折発生に影響を与える要因の解明につながる。

形態骨折の有病率を，同じ診断基準（QM法）を使って日本人（広島），日系米国人（ハワイ），米国白人（ミネソタ）で比較すると，日本人の有病率がもっとも高く，日系米国人に比べ，日本人，米国白人の有病率は有意に高く1.3倍，日本人は1.8倍であった（図1）[1]。形態骨折の数が1つの場合の有病率は，3集団で変わらなかったが，2つ以上骨折の割合は，日系米国人に比べ，日本人，米国白人で高かった。日系米国人は，日本人と同じ遺伝的背景を持っているが，西欧化した食生活によって日本人に比べて体格がよく，初経年齢が早く，閉経年齢が遅い。その結果，骨密度が高く，形態骨折の有病率は低くなったと考えられる[2]。骨折部位は3集団ともに，胸腰椎境界がもっとも頻度が高いが，日本人は腰椎，米国白人は胸椎の骨折頻度も高かった（図2）。

アジア各国における有病率の比較では，香港，タイ，インドネシアに比べ日本人女性（和歌山）の有病率がもっとも高かった[3]。香港，台湾の中国人女性は，米国白人女性に比べ有病率が低いという報告[4,5]や，北京の中国人と米国白人（サンフランシスコ）で差がないという報告がある（図1）[6]。香港中国人男女各2000人を対象とした有病率調査では，これまで報告されている北京中国人[6]，ラテンアメリカ人，日本人（JPOS）[7]の有病率と差がないと報告された[8]。各報告で，必ずしも同じ結果が得られていないのは，同じ民族でも，地域による有病率の違いがあることや，日本人では近年椎体骨折発生率の低下がみられることから，調査時期によって有病率が異なった可能性も考えられる。しかし，少なくとも大腿骨近位部骨折の発生率にみられた，欧米は高くアジアは低いという明らかな差は形態骨折の有病率にはみられないようである。

ヨーロッパにおける国別の形態骨折の比較では，北ヨーロッパで高く，南ヨーロッパで低い傾向がみられた（図3）[9]。

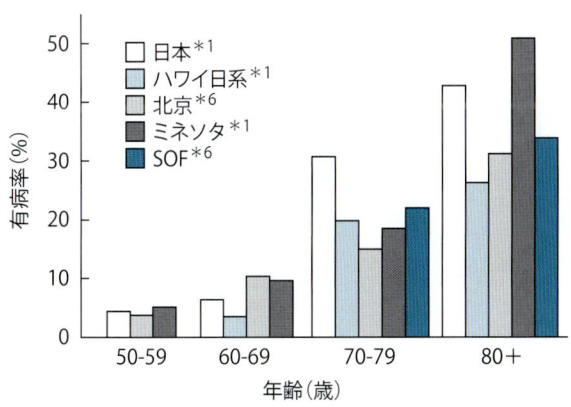

**図1**　形態骨折有病率の比較（*1: 文献1, *6: 文献6より作図）

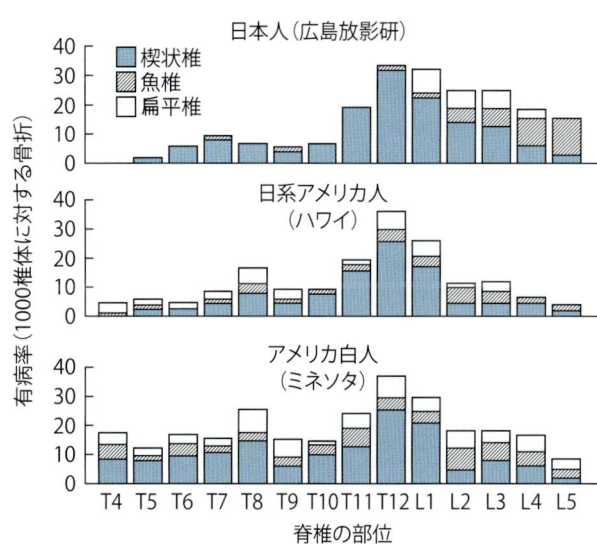

**図2**　日本人，日系アメリカ人，白人女性の椎体別の形態骨折有病率（文献1より引用）

## 発生率の国際比較

広島コホートの形態骨折発生率を，同じ診断基準（QM法「20％以上低下」）を使ったEPOS（European Prospective Osteoporosis Study）[10]から求められた発生率と文献的に比較すると，広島の発生率のほうが高かった。

香港およびスウェーデンの臨床椎体骨折発生率，および広島の形態骨折発生率の約30％を臨床骨折発生率とし，3つの集団の発生率を比較すると，広島と香港の発生率はほぼ同じで，スウェーデンよりも高かった（図4）[11]。椎体の臨床骨折/大腿骨近位部骨折発生率比はスウェーデンに比べ香港，広島で高く，日本人，香港中国人では，スウェーデン白人に比べ，大腿骨近位部骨折よりも椎体骨折の比率が高いことが示され

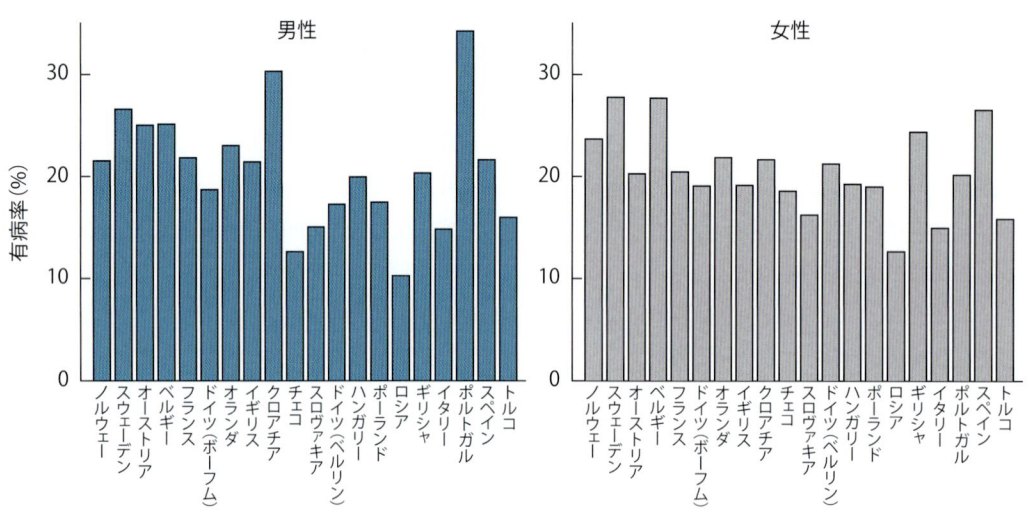

**図3** ヨーロッパにおける国別の形態骨折有病率[9]

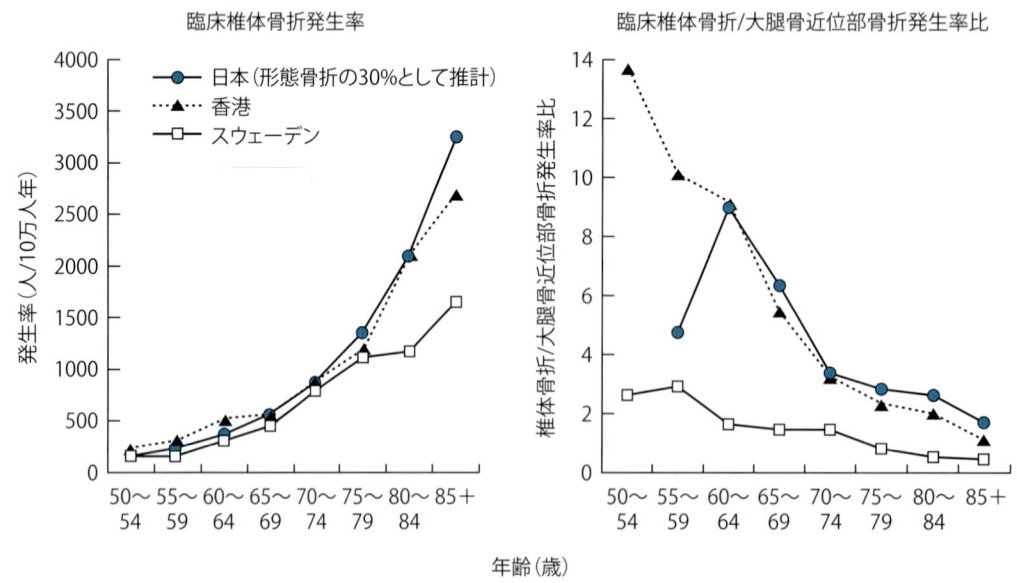

**図4** 日本，香港，スウェーデン女性における椎体の臨床骨折発生率と臨床骨折/大腿骨近位部骨折発生率比（文献11より作図）

た。

## まとめ

　大腿骨近位部骨折の発生率にみられた欧米に高くアジアは低いという明らかな差は椎体骨折の有病率にはみられないようである。大腿骨近位部骨折に比べ椎体骨折の比率が，欧米白人に比べアジア人で高いのかどうか，アジア各国において違いがあるのか，今後多くの疫学調査が行われることが期待される。

## 文　献

1) Ross PD, Fujiwara S, Huang C, et al. Vertebral fracture prevalence in women in Hiroshima compared to Caucasians or Japanese in the US. Int J Epidemiol 1995; 24: 1171-7.
2) Huang C, Ross PD, Fujiwara S, et al. Determinants of vertebral fracture prevalence among native Japanese women and women of Japanese descent living in Hawaii. Bone 1996; 18: 437-42.
3) Kwok AW, Leung JC, Chan AY, et al. Prevalence of vertebral fracture in Asian men and women: comparison between Hong Kong, Thailand, Indonesia and Japan. Public Health 2012; 126: 523-31.
4) Lau EM, Chan HH, Woo J, et al. Normal ranges for vertebral height ratios and prevalence of vertebral fracture in Hong Kong Chinese: a comparison with American Caucasians. J Bone Miner Res 1996; 11: 1364-8.
5) Tsai K, Twu S, Chieng P, et al. Prevalence of vertebral fracture in Chinese men and women in urban Taiwanese communities. Calcif Tissue Int 1996; 59; 249-53.
6) Ling X, Cummings SR, Mingwei Q, et al. Vertebral fractures in Beijing, China: The Beijing Osteoporosis Project. J Bone Miner Res 2000; 15: 2019-25.
7) Kadowaki E, Tamaki J, Iki M, et al. Prevalent vertebral deformity independently increases incident vertebral fracture risk in middle-aged and elderly Japanese women: The Japanese Population-based Osteoporosis (JPOS) Cohort Study. Osteoporos Int 2010; 21: 1513-22.
8) Kwok AW, Gong JS, Wang YX, et al. Prevalence and risk factors of radiographic vertebral fractures in elderly Chinese men and women: results of Mr.OS (Hong Kong) and Ms.OS (Hong Kong) studies. Osteoporos Int 2013; 24: 877-85.
9) O'Neill TW, Felsenberg D, Varlow J, et al. The prevalence of vertebral deformity in European men and women: the European Vertebral Osteoporosis Study. J Bone Miner Res 1996; 11: 1010-8.
10) European Prospective Osteoporosis Study (EPOS) Group, Felsenberg D, Silman AJ, et al. Incidence of vertebral fracture in Europe: results from the European Prospective Osteoporosis Study (EPOS). J Bone Miner Res 2002; 17: 716-24.
11) Bow CH, Cheung E, Cheung CL, et al. Ethnic difference of clinical vertebral fracture risk. Osteoporos Int 2012; 23: 879-85.

# II-3　椎体骨折の危険因子

## 椎体骨折の危険因子

椎体骨折は転倒などの大きな外力が加わらなくても，体を曲げたり，捻じることで発生することがあり，他の骨粗鬆症性骨折（大腿骨近位部，橈骨遠位端，上腕骨近位端）に比べ，転倒に関連する因子の影響は少ない。椎体骨折の発生は，年齢，性，骨密度，骨折既往歴，家族歴，喫煙，ステロイド薬使用など多くの因子が関与している。その中で，年齢，骨密度，骨折既往歴は，椎体骨折発生に強く関与しており，椎体骨折の危険因子を求めた多くの調査において共通して認められる危険因子である。

年齢，性は，椎体骨折の基本的な危険因子で，女性の椎体骨折発生率は男性の2倍であり，男女とも年齢が10歳高いと椎体骨折のリスクは1.5倍から2倍増加する。

## 骨密度

骨密度と骨折リスクに関するメタアナリシスでは，骨密度が1標準偏差（SD）低いと椎体骨折のリスクは1.7〜2.4倍に増加した（表1）[1]。骨密度測定部位は，腰椎骨密度，橈骨，踵骨，大腿骨頚部のどの部位でも，ほぼ同じ程度に椎体骨折を予測する。このメタアナリシスは，欧米の白人を対象にした報告から求められているが，日本人においても，骨密度1SD低下に対する椎体骨折の相対リスクは，1.5〜1.8であり欧米の結果と差はなかった[2〜4]。

## 既存骨折

既存骨折と骨折リスクに関するメタアナリシスでは，どの部位の骨折でも将来の椎体骨折リスクは約2倍になる。特に，既存椎体骨折がある場合，将来の椎体骨折リスクは4倍に高まる[5]。日本人でも，椎体骨折の既往があると将来の椎体骨折のリスクは女性で3〜4倍に上昇した[2,3]。さらに，既存椎体骨折数が多いほど（図1），椎体骨折の程度が重いほど将来の椎体骨折リスクは高くなる[6]。椎体骨折の既往は骨の微細構造の欠陥を反映し，椎体骨折後には姿勢の変化が生じ，脊柱周辺の筋肉の緊張が起こって，新たな椎体骨折を起こしやすくなると考えられる。

将来の椎体骨折リスクのおもな予測因子は，年齢，骨密度，既存形態骨折であり，この3つの危険因子を使った方が，Fracture Risk Assessment Tool（FRAX®）よりも椎体骨折を強く予測できることが報告された[7]。

表1　椎体骨折の危険因子

| 危険因子 | 成績 | エビデンスレベル | 文献 |
| --- | --- | --- | --- |
| 骨密度 | 骨密度1SD低下に対する相対リスク（RR）1.7〜2.4 | I<br>IVa | 1<br>2〜4 |
| 既存骨折 | 既存椎体骨折RR4.4　その他RR1.7-2.0 | I<br>IVa | 5<br>2〜4他 |
| 体重 | 体重低，body mass index(BMI)低 | IVa | 2〜4他 |
| 喫煙，カルシウム，ミルク摂取少，運動量少，閉経からの年数<br>握力，親の大腿骨近位部骨折，転倒 | | IVa | Bone 2013;52:393<br>Arch Osteoporsis 2012;7:201<br>JBMR 2005;20:131<br>JBMR 2004;19:764他 |

## 体重，body mass index（BMI）

体重が少ない場合やbody mass index（BMI）が低いと椎体骨折リスクは高まる。しかし，体重と骨密度は強い相関関係があり，骨密度を調整すると体重の影響は弱くなる，あるいは消失する。すなわち，体重が椎体骨折に与える影響は，骨密度を介するものと考えられる。

## その他の因子

椎体骨折の危険因子については，多くの報告があり，喫煙，カルシウム摂取が少ない，運動量が少ない，握力が弱い，閉経からの年数，骨折家族歴，ステロイド薬の使用などが危険因子として挙げられている（**表1**）。

## まとめ

椎体骨折の発生は，年齢，性，骨密度，骨折既往歴，家族歴，喫煙，ステロイド薬の使用など多因子が関与している。中でも，年齢，骨密度，骨折既往歴は，強く関与しており，多くの調査において共通して認められている危険因子である。

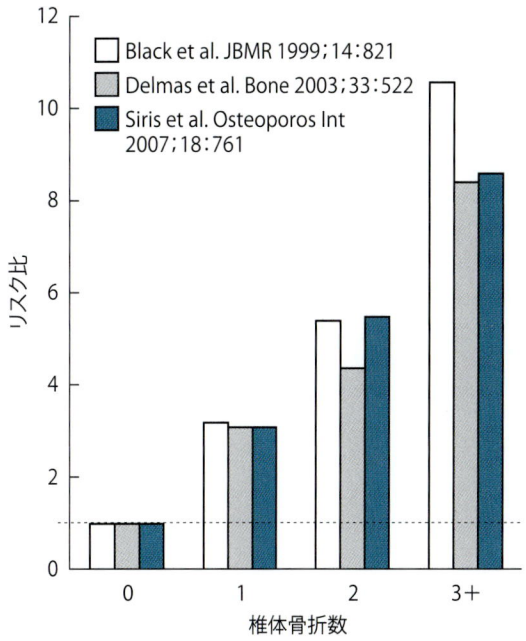

**図1　椎体骨折数と椎体骨折リスク**（文献6より作図）

## 文献

1) Marshall D, Johnell O, Wedel H, et al. Meta-analysis of how well measures of bone mineral density predict occurrence of osteoporotic fractures. BMJ 1996; 312: 1254-9.
2) Fujiwara S, Kasagi F, Masunari N, et al. Fracture prediction from bone mineral density in Japanese men and women. J Bone Miner Res 2003; 18: 1547-53.
3) Kadowaki E, Tamaki J, Iki M, et al. Prevalent vertebral deformity independently increases incident vertebral fracture risk in middle-aged and elderly Japanese women: The Japanese Population-based Osteoporosis (JPOS) Cohort Study. Osteoporos Int 2010; 21: 1513-22.
4) Shiraki M, Kuroda T, Nakamura T, et al. The sample size required for intervention studies on fracture prevention can be decreased by using a bone resorption marker in the inclusion criteria: prospective study of a subset of the Nagano Cohort, on behalf of the Adequate Treatment of Osteoporosis (A-TOP) Research Group. J Bone Miner Metab 2006; 24: 219-25.
5) Klotzbuecher CM, Ross PD, Landsman PB, et al. Patients with prior fractures have an increased risk of future fractures: A summary of the literature and statistical synthesis. J Bone Miner Res 2000; 15: 721-39.
6) Blank RD, FRAX(R) Position Development Conference Members. Official positions for FRAX Clinical regarding prior fractures. J Clini Densitom 2011; 14: 205-11.
7) Donaldson MG, Palermo L, Schousboe JT, et al. FRAX and risk of vertebral fracture: The Fracture Intervention Trial. J Bone Miner Res 2009; 24: 1793-9.

第III章
椎体骨折の病態

# Ⅲ-1　椎体の骨密度の評価

## DXAによる評価

### DXAの原理

二重エネルギーエックス線吸収測定法(dual-energy X-ray absorptiometry：DXA)では2つの異なるエネルギーピークのエックス線を人体に照射し，透過前後の減衰率から骨塩量(bone mineral content：BMC)を求める。エックス線の吸収(減弱)は物質の原子組成，密度，厚さおよびエックス線のエネルギーによって決まり，2種類のエネルギーのエックス線を用いると軟部組織と骨の組織量を計測できる。骨塩量は既知の濃度の基準物質(calcium hydrohyapatiteなど)に換算した値として計算されるが，二重エネルギーの発生方式や基準物資の組成がDXA装置のメーカーによって異なるため，得られる骨塩量の値がメーカーによって少し異なる。

### 腰椎DXAの方法

一般に前後方向でL1からL4の椎体領域をスキャンし，BMCと骨面積(bone area)が計測される。BMCを骨面積で除した値が骨密度(bone mineral density：BMD)である。

スキャン時の体位(腰椎の前弯／後弯，側弯，回旋など)によって測定値が変化しやすいので注意を要する。DXAスキャンおよびスキャン結果の解析時に注意すべき点を表1に示す。

### 測定結果の評価

DXAの測定結果としては，椎体ごとおよび複数の椎体を合計した領域の，BMD，BMC，骨面積が得られる。診断には主にBMDが用いられ，Tスコアや%YAMの値で標準化して評価される(表2)。

DXAで測定したBMDはいわゆる面積密度で，エックス線透過方向の骨の厚さの補正が行われていない。一般に大きな骨では厚さも増すため，同じ体積密度の骨の場合，大きな骨ではDXAによるBMDが少し高めになる。このため，椎体を円柱形に仮定して椎体の横幅から椎体体積を求め，DXAによるBMDを補正する方法[1]が考案されており，小児などで使用されることがある。

通常はL1のBMDがもっとも低く，BMCと骨面積はL1からL4にかけて増加の傾向を示す。また，BMDは椎体の骨折や退行変性の影響を受ける。大動脈の石灰化や脊椎後方成分の硬化性変化などと椎体との重なりも誤差の原因となる。

骨粗鬆症の診断や骨折リスクの評価には，骨折や退行変性の影響が考えられる椎体を除いて，残りの椎体について平均したBMDを用いる。除外する際の目安としては隣接椎体と比べて，Tスコアで1以上の偏りがあげられている[2]。なお，評価対象となる椎体が

### 表1　腰椎正面DXAの注意点　(著者作成)

Ⅰ. 不適例
・BMD評価の椎体に高度の変形，骨折や骨硬化
・高度の側弯
・測定範囲内に骨外石灰沈着や金属

Ⅱ. 再測定例
・測定時のポジショニングの不良
・スキャン中の体動
・スキャン不足
・経過観察時におけるスキャン・モードの変更

Ⅲ. 再解析例
・測定椎体レベルの誤認
・測定椎体の外縁や椎間の設定の誤り
・骨面積値の大きな変動

### 表2　%YAM，Tスコア，Zスコア　(著者作成)

%YAM＝健常若年成人の平均値(YAM)に対する%
Tスコア＝(骨密度測定値－若年成人平均値)/若年成人のSD
Zスコア＝(骨密度測定値－同年齢平均値)/同年齢のSD

男女別に対象集団の平均値と標準偏差(SD)を用いて計算する。
若年成人の年齢層には20〜29歳(大腿骨近位部)や20〜44歳(腰椎)が用いられる。

1椎体しか残らない場合は評価に用いない。

## QCT による評価

### QCT の原理
CTでは断層面の画素値(CT値)がその部位のエックス線吸収係数に応じて変化する。したがって，同じ原子組成の物質であればCT値と密度は比例する。濃度の異なる基準物質($K_2HPO_4$など)を含むファントムと比較すれば，骨密度の測定が可能である(quantitative CT：QCT)。

QCTは断面での評価が出来るためDXAと違って軟部組織との重なりはあまり問題とならない。一方，空間分解能の限界による部分容積効果や多色エックス線に起因する線質硬化(beam hardening)の影響は避けられない。また，海綿骨の骨密度は骨髄組織を含めた領域のCT値から計算されるが，赤色髄と黄色随ではCT値が大きく異なる。椎体では成人になっても加齢とともに赤色髄と黄色随の比率が変わるため骨密度測定値の誤差の原因となる。

### 腰椎 QCT の方法
椎体の上下中央部分の断面を撮影し，海綿骨領域や皮質骨領域に適宜，関心領域を設定してその部分のCT値を得る。同時に撮影したファントムの値で標準化し，BMDを求める。線質硬化の影響を少なくするためにファントムは骨に出来るだけ近づける。低い電圧(80〜90 kVp)で撮影することで骨髄脂肪によるばらつきが小さくなる[3]。

従来は，側面のスカウト像を見ながら椎体中央部の横断像(8〜10mm厚)を撮影する方法(single slice scan法)がとられており，再現性を保つために細心の注意が必要であった。近年では，多列検出器型のヘリカルCTによるvolumetric CTが一般的になっており，評価領域に関する再現性が著しく向上した。

### 測定結果の評価
Th12からL3までの2椎体以上の海綿骨領域の測定結果が用いられることが多い。椎体骨折のリスクや治療効果の評価に腰椎DXAと同等かそれ以上の意義が報告されている[4]。ただし，原発性骨粗鬆症の診断基準には適用できない。また，わが国では普及しておらず，日常診療で利用する場合には，用いるQCTシステムに合わせて独自に評価方法を決める必要がある。

## まとめ
骨粗鬆症診療における椎体骨密度の標準的評価法は腰椎正面DXAである。ただし，骨折や退行性変化，スキャン時の体位によって値が変化するため注意を要する。QCTでは後方成分に影響されない椎体の骨密度評価が可能であるが，骨粗鬆症の診断基準には適用できない。

## 文献

1) Carter DR, Bouxsein ML, Marcus R. New approaches for interpreting projected bone densitometry data. J Bone Miner Res 1992; 7: 137-45.
2) Baim S, Binkley N, Bilezikian JP, et al. Official Positions of the International Society for Clinical Densitometry and executive summary of the 2007 ISCD Position Development Conference. J Clin Densitom 2008; 11: 75-91.
3) Lang F. Bone mineral assessment of the axial skeleton: technical aspects. Osteoporosis, Pathophysiology and Clinical Management, ed by Adler RA, 2nd edition, Humana Press, 2011, p.23-50.
4) Engelke K, Adams JE, Armbrecht G, et al. Clinical use of quantitative computed tomography and peripheral quantitative computed tomography in the management of osteoporosis in adults: the 2007 ISCD Official Positions. J Clin Densitom 2008; 11: 123-62.

# Ⅲ-2 椎体の骨形態の評価

## はじめに

椎体骨折の有無は骨粗鬆症の診断・治療を進める上で重要な位置を占めているが，この椎体骨折の判定は必ずしも容易ではない。骨折に伴う重度の変形ではその判定に特に問題はないが，軽度の椎体変形の判定に際しその評価が難しくなる場合がある。椎体変形には骨粗鬆症以外の要因による変形もあり，椎体の傾斜や椎体の立体的構造を考慮しながらエックス線像を読影することが重要である。そこで，本項では椎体変形を fracture deformity と non-fracture deformity に分け，椎体骨折判定における椎体の骨形態評価上の注意点などについてエックス線像を中心に述べる。

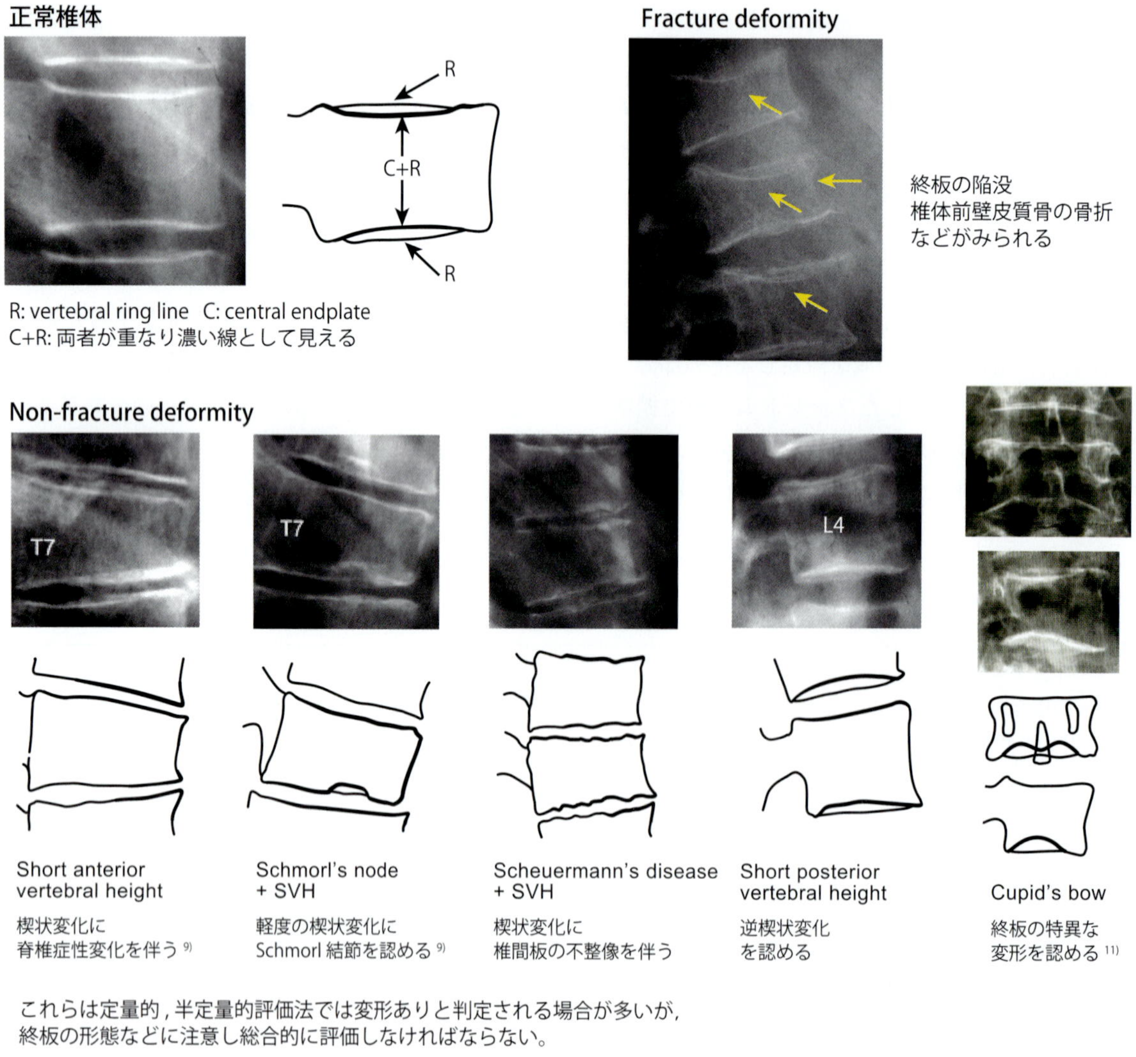

### 正常椎体

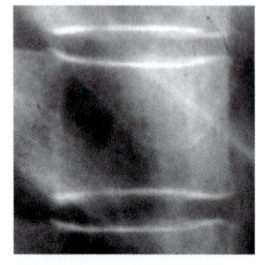 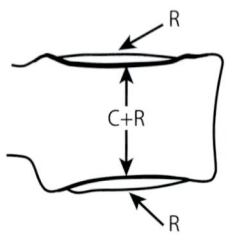

R: vertebral ring line　C: central endplate
C+R: 両者が重なり濃い線として見える

### Fracture deformity

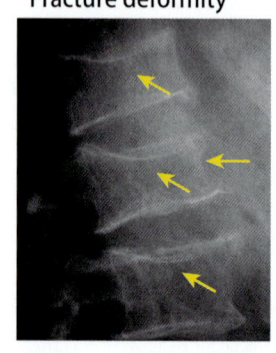

終板の陥没
椎体前壁皮質骨の骨折
などがみられる

### Non-fracture deformity

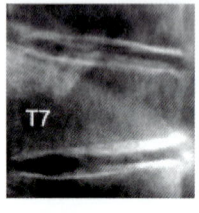 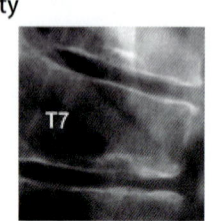 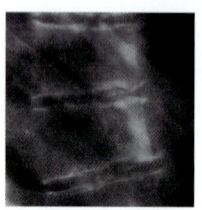 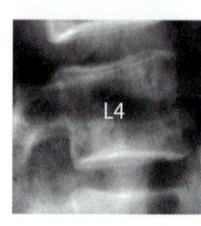 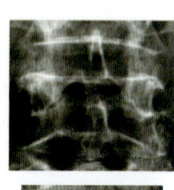

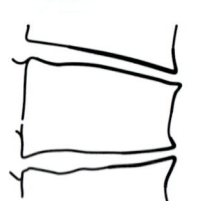 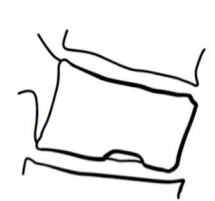 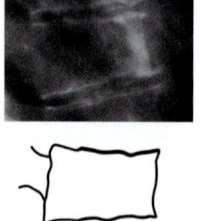 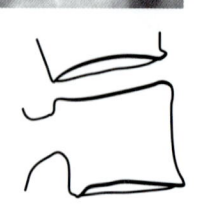 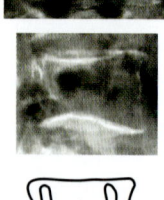

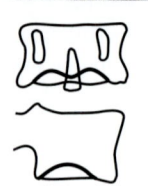

| Short anterior vertebral height | Schmorl's node + SVH | Scheuermann's disease + SVH | Short posterior vertebral height | Cupid's bow |

楔状変化に脊椎症性変化を伴う[9]　　軽度の楔状変化にSchmorl結節を認める[9]　　楔状変化に椎間板の不整像を伴う　　逆楔状変化を認める　　終板の特異な変形を認める[11]

これらは定量的，半定量的評価法では変形ありと判定される場合が多いが，終板の形態などに注意し総合的に評価しなければならない。

**図1　種々の椎体骨形態**

## 正常椎体（椎体変形がない正常椎体）

椎体を立体的に観察すると，円柱状の椎体の上下面の椎体終板(end-plate)は平坦ではあるが，その辺縁はリング状に隆起している。そのため正常椎体の典型的な側面像では，一方のvertebral ring line（リング状に隆起した辺縁を示す線）が淡く見え，もう一方のvertebral ring lineは終板中央の線と重なるため濃い線として見えることが多い[1,2]（図1）。しかし，エックス線が椎体に対して斜方向に入射された場合には見え方が変化するため，これらの立体的構造を考慮しながら判定する必要がある[2]。

## Fracture deformity（骨折に伴う椎体変形）

### 椎体骨折の初期像

骨折の急性期には椎体高の減少が診断基準値以下であっても，エックス線像上の明らかな骨皮質連続性の途絶などがあれば骨折ありと診断することができる。吉田[3]はこの椎体骨折の初期像を4型に分けているが（図2），椎体骨折初期像を評価する方法として大変有用である。

### 椎体変形の評価

骨折の判定は単純エックス線像の読影により，定量的[4〜6]あるいは半定量的方法[6,7]を用いて行われる。すなわち，明らかに正常あるいは骨折と診断できる椎体では定量的方法は必要ないが，椎体高比が80％前後の場合には定量的方法が診断の助けとなる。現行の椎体骨折評価基準は全椎体共通に設けられているが，脊柱には生理的な胸椎後弯と腰椎前弯があることを考えれば，椎体形状の椎体間差を考慮した椎体ごとの設定が合理的ではある。しかし，臨床に用いるには大変煩雑であるため全椎体共通の基準が用いられている。そのため，胸椎では中央高減少の判定に際し偽陽性の増加，腰椎では前縁高減少の判定に際し偽陰性の増加が起こる[8]。これらの判定基準はいずれも椎体変形判定の目安であり，椎体高の減少が前述の診断基準値以下であっても，エックス線像上の明らかな骨皮質非連続性などの形態所見と併せて定性的に評価することが重要である。とりわけ，終板の陥没(end-plate

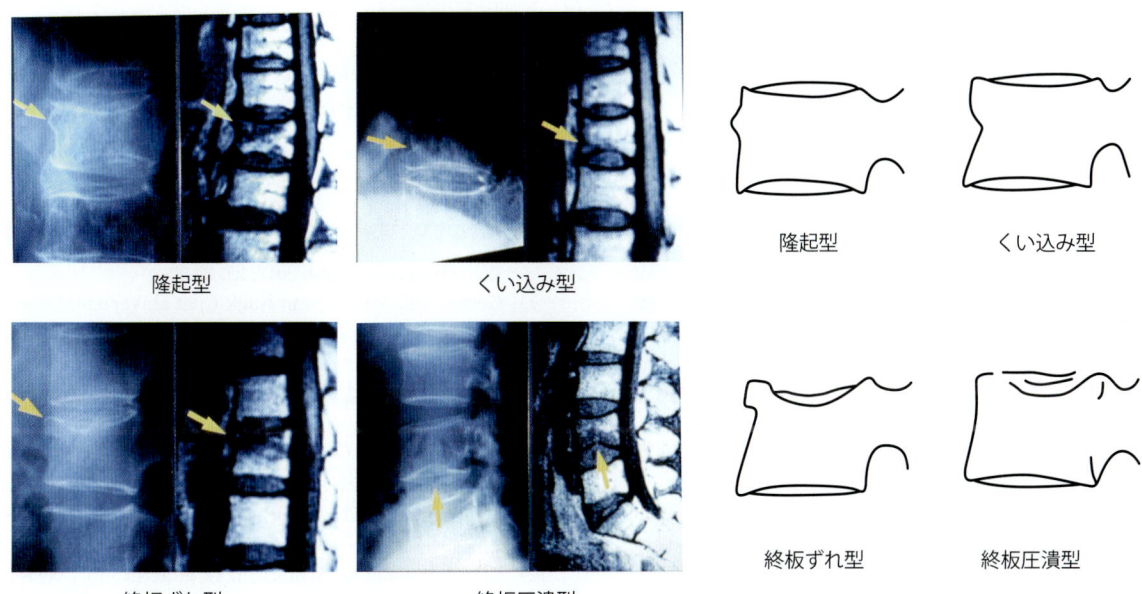

隆起型：椎体前壁の膨隆あるいは突出を呈するもの。くい込み型：小児の橈骨下端若木骨折のような折れ込み状を呈するもの。
終板ずれ型：椎体の上端または下端が舟のへさき状に突出したもの。終板圧潰型：椎体終板の落ち込みを呈したもの。
左図：左に単純エックス線像，右にMRIを示す。右図：シェーマを示す。

**図2　骨粗鬆症性椎体骨折の初期像**　（文献3より引用）

depression)はfracture deformityを示唆する重要な所見である[1]（図1）。

## Non-fracture deformity（骨折と関連のない椎体変形）（図1）

non-fracture deformityには以下に示す形態・大きさの変化，終板の変性変化，発育性変化などの椎体変形が含まれる[9,10]。

### degenerative deformity（Short vertebral height：SVH）

normal variation（正常変異）や加齢に伴う椎体変形（vertebral remodeling）の結果として，前方，中央，後方の椎体高の減少がみられるものであり，単独か，数個の隣接椎体でみられる。骨折に伴う変形ではないため，終板の断裂・陥没などはみられない[9,10]。前方椎体高が減少した場合（short anterior vertebral height）には，上下の終板が前方へ収束する。下位腰椎では，後方椎体高が減少している（short posterior vertebral height）場合が多い。前述した腰椎での前縁高減少判定時の偽陰性の増加は，このSVHに起因している。

### developmental deformity（Cupid's bow）

Cupid's bowと呼ばれる先天性変形がこの代表的なものであり，多くの場合第3, 4, 5腰椎に下方終板の陥凹としてみられる。椎体正面像では左右対称性の陥凹（二重弓形の上唇様の線）としてみられ，側面像では椎体後方の陥凹としてみられる[11]。

## その他

### Scheuermann's disease

上下終板の全域に及ぶ不整像が特徴で，short anterior vertebral heightを伴っていることが多く，単独か，数個の隣接椎体でみられる。胸椎に多くみられ，変性変化（椎体前縁の骨棘形成など）も伴っていることが多い。

### Schmorl's node

上・下終板の丸いフラスコ状の陥没としてみられ，その底部は境界明瞭な正常皮質骨陰影を呈し，終板領域の25％以上に及ぶことは稀である。骨粗鬆症性椎体骨折へと進展する可能性があるともいわれているが，いまだ明確にはされていない。

## まとめ

椎体変形には骨粗鬆症以外による変形もあり，正常変異，加齢に伴う変化，終板の変性変化，発育性変化などが含まれる。これらの椎体変形を骨粗鬆症性椎体骨折に伴う変形と判別することは必ずしも容易ではなく，本項では椎体変形をfracture deformityとnon-fracture deformityに分け椎体の骨形態評価上の注意点等についてエックス線像を中心に述べた。今後，non-fracture deformityの定義がさらに明確なものとなれば，椎体の骨形態評価もより容易となるであろう。

## 文献

1) Jiang G, Eastell R, Barrington NA, et al. Comparison of methods for the visual identification of prevalent vertebral fracture in osteoporosis. Osteoporosis Int 2004; 15: 887-96.
2) 山本吉蔵, 井上哲郎, 高橋栄明. 椎体計測のための罫線設定とpointingの基準. 整形外科 1995; 46: 5-17.
3) 吉田徹. 骨粗鬆症脊椎骨折の早期診断と治療. 西日本脊椎研究会誌 1994; 20: 150-4.
4) Orimo H, Hayashi Y, Fukunaga M, et al. Osteoporosis diagnostic criteria review committee: Japanese Society for Bone and Mineral Research. Diagnostic criteria for primary osteoporosis: year 2000 revision. J Bone Miner Metab 2001; 19: 331-7.
5) 骨粗鬆症の予防と治療ガイドライン2006年度版. 骨粗鬆症の予防と治療ガイドライン作成委員会（代表：折茂 肇）編, 東京, ライフサイエンス出版 2006.
6) 椎体骨折評価委員会. 椎体骨折評価基準（2012年度改訂版）. Osteoporosis Jpn 2013; 21: 25-32.
7) Genant HK, Wu CY, van Kuijk C, et al. Vertebral fracture assessment using a semiquantitative technique. J Bone Miner Res 1993; 8: 1137-48.
8) 岸本英彰, 山本吉蔵. 脊椎椎体骨折の定義. Osteoporosis Jpn 1994; 2: 35-9.
9) Ferrar L, Jiang G, Cawthon PM, et al. Identification of vertebral fracture and non-osteoporotic short vertebral height in men: The MrOS study. J Bone Miner Res 2007; 22: 1434-41.
10) Ferrar L, Jiang G, Armbrecht G, et al. Is short vertebral height always an osteoporotic fracture? The Osteoporosis and Ultrasound Study (OPUS). Bone 2007; 41: 5-12.
11) Chan KK, Sartoris DJ, Haghighi P, et al. Cupid's bow contour of the vertebral body: Evaluation of pathogenesis with bone densitometry and imaging-histopathologic correlation. Radiology 1997; 202: 253-6.

# III-3 有限要素法による椎体骨強度の評価

## イメージベース有限要素法

マイクロCT断層像などをもとに立体再構築した3次元モデルに対して有限要素解析を行う際には，一旦CADモデルに変換した後に四面体要素を用いる方法と，ボクセル情報をそのまま六面体要素とするボクセル要素分割の2通りのイメージベースモデリング法がある。ボクセル要素分割は完全に自動処理が可能であり，規則的な要素分割であるので精度に直結する要素寸法の記録と管理が容易である上，応力分布の描画や定量的評価が容易になる利点がある。後者に関して，応力は要素内部のガウス積分点または重心点で評価するのが適切であり，節点での応力値は精度がよくない。特に，インプラントを埋入した際のインプラント－骨界面の応力評価には特別な外挿補間の処理が本来必要であり，市販の有限要素法プログラムの節点応力の出力をそのまま用いるのは避けるべきである。また，四面体要素を用いる場合は，精度確保のために2次要素の使用が必須である。以下ではボクセル要素分割を用いた海綿骨の有限要素解析について述べる。

## 骨梁構造を反映した海綿骨の力学特性の予測

複雑な3次元ネットワーク構造を持つ海綿骨のマクロな力学特性を数値解析で予測する手法に均質化法がある。海綿骨のミクロ構造モデルに荷重や強制変位を直接与える有限要素解析で得られるマクロ特性は上下界であるが，均質化法では簡単に信頼性の高い結果が得られる。これまでに，繊維強化プラスチック複合材料[1]，多孔質アルミナ[2]，多孔質チタン[3]などの工業材料の解析において，実験との比較を通じて妥当性が検証済みである。海綿骨への適用例[4,5]において，3方向のヤング率，ポアソン比，横弾性係数の異方性を計算できることが示されている。骨梁構造の形態のみならず，生体アパタイト結晶配向に起因する異方性も考慮したマルチスケール解析[6,7]は，定量的信頼性が高い。

最近では，有限要素解析の入力データに含まれる不確かさを考慮した確率均質化法も開発され，力学的特性も確率密度分布として予測することが可能となりつつあり，個体差などに起因する実験データのばらつきを表現できるようになってきた[8]。

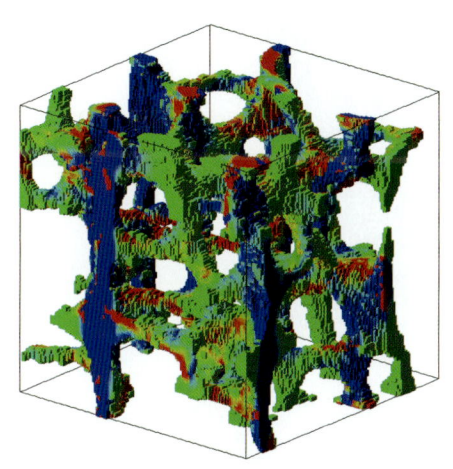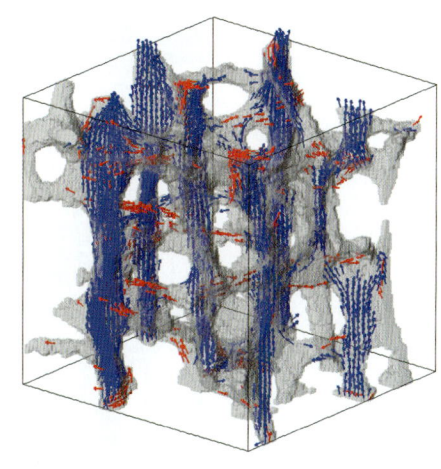

**図1** 通常の応力分布図（左）と主応力ベクトル図（右） （文献6より引用改変）

## 骨梁に生じる応力の解析

工業材料において，気孔率が高い多孔体の破壊を論じるには，ミクロな応力に基づく評価が有効であることが示されている[3]。骨梁に生じるミクロな応力を解析した例を図1に示す。紙面上下方向に自重を想定した圧縮力が作用しており，左図において青色は圧縮応力，赤色は引張応力を示す。このような通常の表示法ではなく，主応力ベクトルを立体的に表示した右図では，一次骨梁が明瞭に示されている[6]。椎体のほぼ全域を解析した図2の結果では，規則的な編目構造において，上下方向に走行する一次骨梁が圧縮荷重を分担し，横につなぐ二次骨梁が引張状態になっていること

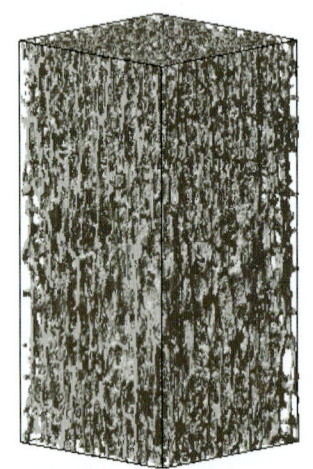
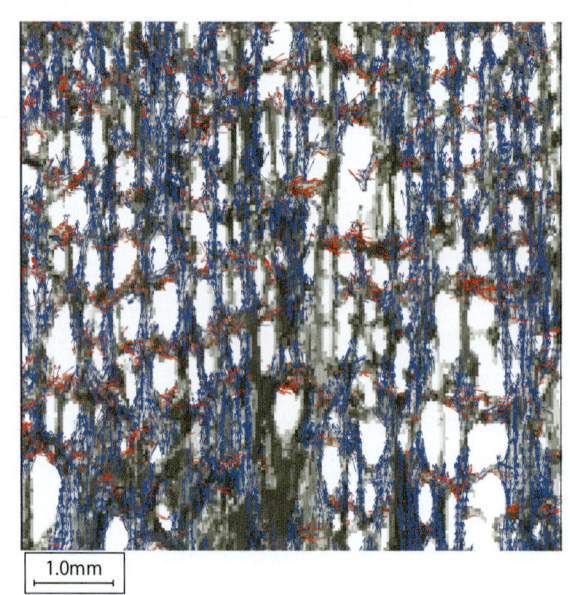

ROI：6mm×6mm×12mm
2,781,416 voxel elements

1.0mm

**図2　健常骨の棒状骨梁における主応力ベクトル表示**　（著者作成）
体軸方向に配向した一次骨梁には青色の圧縮応力が発生し，それと垂直な二次骨梁には赤色の引張応力が発生している。

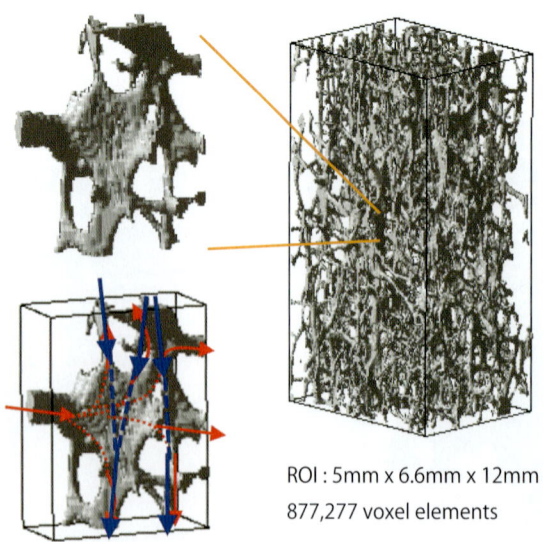

ROI：5mm x 6.6mm x 12mm
877,277 voxel elements

**図3　骨粗鬆症骨の板状骨梁における荷重分散の様子**　（著者作成）

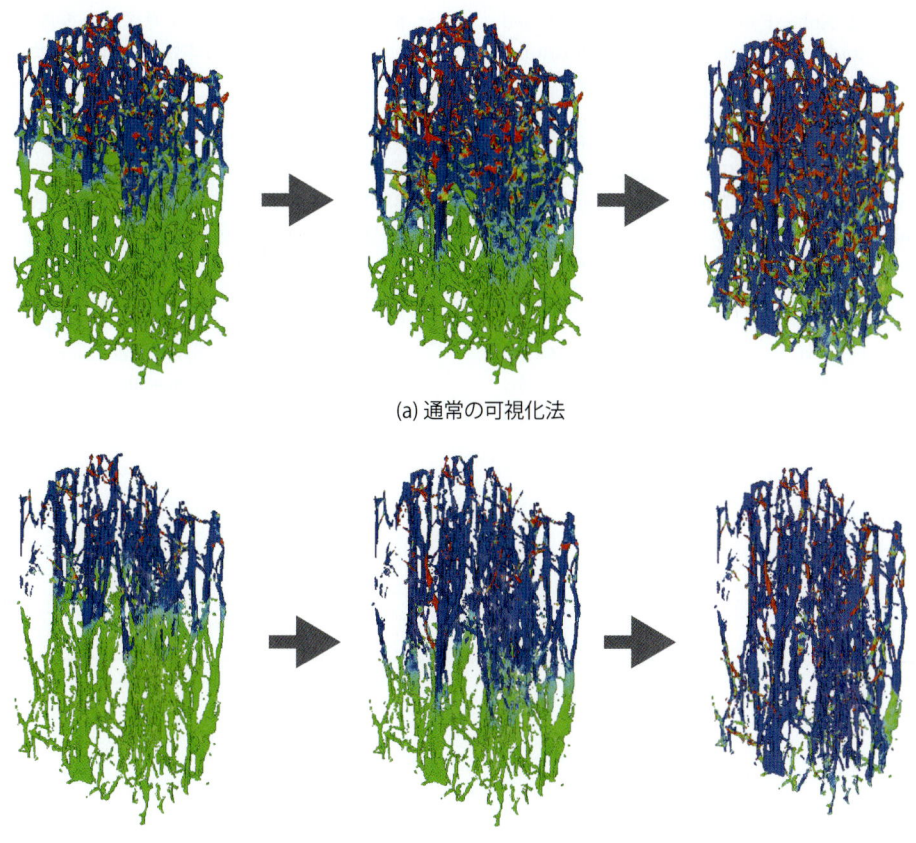

(a) 通常の可視化法

(b) 一次骨梁を抽出した可視化法

**図4　海綿骨中の応力波伝播の可視化**　（著者作成）

がわかる。

　主応力ベクトルを分析することにより荷重伝達経路がわかる。図3は板状骨梁が連結する棒状骨梁から伝達される荷重を分散している様子を描いたものである。荷重伝達経路としての骨梁ネットワーク構造において板状骨梁はいわばハブの役割を果たすことがわかる。インターネットのハブの故障がネットワークの脆弱化につながるのと同じく，板状骨梁と連結する棒状骨梁の減少は海綿骨強度の低下につながる[5]。さらに，荷重伝達経路の解析から一次骨梁と二次骨梁を分類することができ，図4に示すように衝撃荷重に対する応力波伝播の様子の視認性の向上にも寄与している[9]。

## まとめ

　有限要素解析は有力なツールであるが，結果の信頼性を保証するにはモデリング技能と最低限の専門知識を要する。最新の研究では個体差に起因する物性値のばらつき，CT画像処理手順により発生する解析モデルの不確かさを考慮した確率有限要素法が開発されている。不確かさを考慮することは，結果として解析の品質向上につながると期待される。

## 文　献

1) Takano N, Ohnishi Y, Zako M, et al. Microstructure-based deep-drawing simulation of knitted fabric reinforced thermoplastics by homogenization theory. Int J Solids Struct 2001; 38: 6333-56.

2) Takano N, Zako M, Kubo, F et al. Microstructure-based stress analysis and evaluation for porous ceramics by homogenization method with digital image-based modeling. Int J Solids Struct 2003; 40: 1225-42.
3) Takano N, Fukasawa K, Nishiyabu K, et al. Structural strength prediction for porous titanium based on micro-stress concentration by micro-CT image-based multiscale simulation. Int J Mech Sci 2010; 52: 229-35.
4) Matsunaga S, Shirakura Y, Ohashi T, et al. Biomechanical role of peri-implant cancellous bone architecture. The Int J Prosthodontics 2010; 23: 333-8.
5) Yoshiwara Y, Clanche M, Basaruddin K, et al. Numerical study on the morphology and mechanical role of healthy and osteoporotic vertebral trabecular bone. J Biomech Sci Eng 2011; 6: 270-85.
6) 田原大輔ほか. 骨質を考慮した椎体海綿骨の高分解能ミクロ応力解析. 日本臨床バイオメカニクス学会誌 2008; 20: 7-14.
7) 田原大輔ほか. マルチスケール応力解析によるヒト椎体海綿骨の力学的評価. 日本骨形態計測学会雑誌 2010; 20: S100-7.
8) Basaruddin KS, et al. Uncertainty modeling in the prediction of effective mechanical properties using stochastic homogenization method with application to porous trabecular bone. Mat Trans 2013; 54: 1250-6.
9) Basaruddin KS, Takano N, Yoshiwara Y, et al. Morphology analysis of vertebral trabecular bone under dynamic loading based on multi-scale theory. Med Biol Eng Comput 2012; 50: 1091-103.

# Ⅲ-4 骨梁構造の解析
## (1) 骨リモデリングと骨形態計測法

### 骨リモデリング

骨の組織レベルでの代謝メカニズムはモデリング(modeling)とリモデリング(remodeling)と呼ばれ，このうち，成長期の骨形状の維持や力学的環境の変化に対する形状適応がモデリングである。これに対し，骨の代謝は破骨細胞による骨吸収と連動した骨芽細胞群による骨形成の一連の活動が基本として営まれており，この吸収と形成が連動した代謝メカニズムをリモデリングと呼ぶ[1]。

リモデリングの概念は1960年代にヒトの肋骨のセメント線の観察から96.7%がscallopedであり，形成に先立って吸収が生じることを示し，成熟したヒトの骨格ではリモデリングがおもな代謝メカニズムであることが報告されている[2]。

一方，Parfittはモデリングについて，吸収と形成が異なる骨表面で進行し，細胞の連動(カップリング)が無いためセメント線が平滑であると述べている。モデリングは成長期に活発で骨組織の増加に寄与し，力学的な要請に応じた形態に適応させるメカニズムであると報告している[3]。リモデリングに関わる細胞群を骨機能単位(basic multicellular unit：BMU)と呼び，破骨細胞(osteoclast)，骨芽細胞(osteoblast)，骨細胞(osteocyte)を指すとともに，リモデリングによって完成する層板骨構造を骨構造単位(basic structural unit：BSU)と呼んでいる[4]。骨リモデリングは海綿骨梁表面もしくは皮質骨ハバース管表面で営まれ，リモデリング時間は約6ヵ月程度と考えられている。リモデリングは閉経後骨粗鬆症，骨粗鬆症薬物治療，力学的環境，慢性腎疾患など様々な状態で大きな変化を生じる。

### 骨形態計測法

骨形態計測はヒトや動物において骨の非脱灰標本から骨代謝動態を定量的に評価する方法である。骨標識薬はテトラサイクリン系の抗生物質を2回投与する。摘出骨は70%エタノールで固定後，特殊染色を施すことで類骨と石灰化骨が区別可能となる。プラスチック樹脂(methyl metacrylate)に包埋して薄切標本または研磨標本を作製する。計測は顕微鏡とパソコンが連動した計測システムによって一連のマニュアルに従って行われるが，一定の熟練を要する(図1)。1960年代に始まった骨形態計測法は骨代謝動態を示す様々なパラメーターが考案され，1988年にParfittらによって米国骨代謝学会で標準化されている[4]。わが国では日本骨形態計測学会においてパラメーターの和訳が検討され，乗松らによって報告されている[5]。近年には2012年にASBMRでアップデートされたものが報告された[6]。これに基づいて日本語用語が改訂されている[7]。

リモデリング指標は構造パラメーター(structural parameter)と動的パラメーター(kinetic parameter)に分類される(表1)。

骨石灰化速度(mineral apposition rate：MAR)と骨

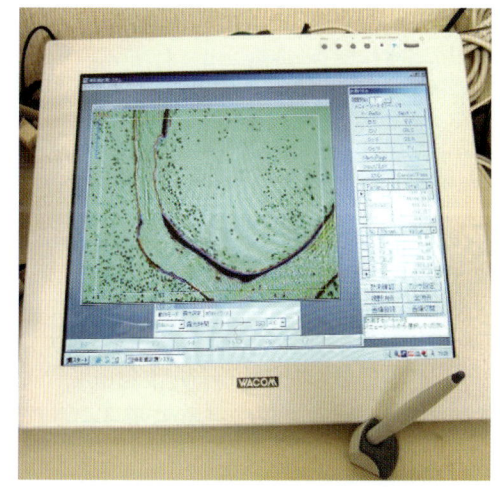

**図1　骨形態計測システム**（著者提供）
顕微鏡にカメラが連結してパネル上の画像をトレースして計測する。

**表1 骨形態計測パラメーター** (文献7より引用改変)

| | 英語 | 日本語 | 略語 |
|---|---|---|---|
| 構造指標(Structural) | Bone volume | 骨量 | BV/TV |
| | Osteoid surface | 類骨面 | OS/BS |
| | Osteoblast surface | 骨芽細胞面 | Ob.S/BS |
| | Osteoid thickness | 類骨幅 | O.Th |
| | Eroded surface | 浸食面 | ES/BS |
| | Osteoclast surface | 破骨細胞面 | Oc.S/BS |
| | Trabecular number | 骨梁数 | Tb.N |
| | Trabecular separation | 骨梁間隙 | Tb.Sp |
| | Trabecular thickness | 骨梁幅 | Tb.Th |
| | Wall thickness | 壁幅 | W.Th |
| 動的指標(Kinenic) | Mineralizing surface | 骨石灰化面(骨面基準) | MS/BS |
| | Mineral apposition rate | 骨石灰化速度 | MAR |
| | Bone formation rate | 骨形成速度(骨面基準) | BFR/BS |
| | Bone formation rate | 骨形成速度(骨量基準) | BFR/BV |
| | Mineralization lag time | 骨石灰化遅延時間 | Mlt |
| | Formation period | 形成期間 | FP |
| | Resorption period | 吸収期間 | Rs.P |
| | Reversal period | 逆転期間 | Rv.P |
| | Remodeling period | リモデリング期間 | Rm.P |
| | Quiescent period | 静止期間 | QP |
| | Total period | 全骨回転期間 | Tt.P |
| | Activation frequency | 骨(梁)単位活性化率 | Ac.f |

ヒト大腿骨頭標本から海綿骨骨梁面のミニモデリング

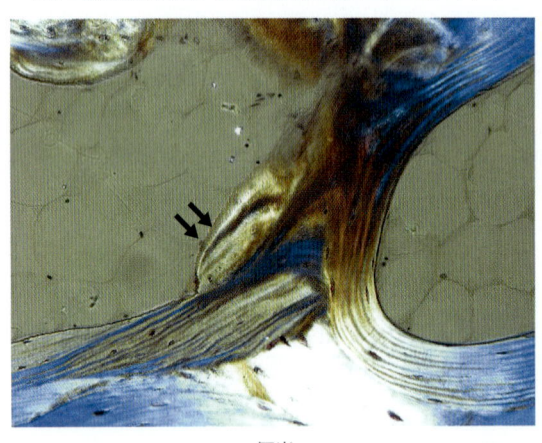

偏光

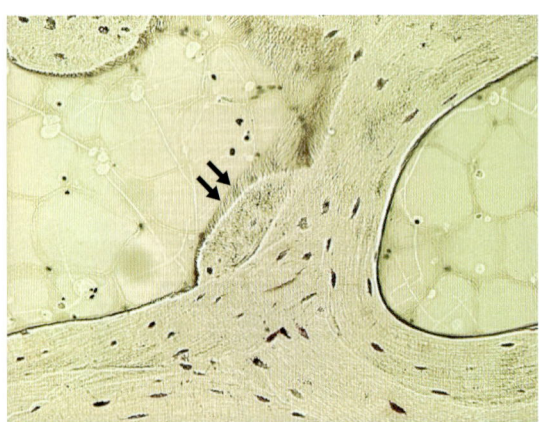

普通光

**図2 ミニモデリング：ヒト大腿骨頭標本から海綿骨骨梁面のミニモデリング** (著者提供)

形成速度(bone formation rate：BFR)は形成指標として重要であり，BSUにおける壁幅(W.Th)を計測することで，W.ThとMARの関係から形成時間(formation period：FP)，骨石灰化遅延時間(mineralization lag time：Mlt)が算出される。これらの計算式はリモデリングの平衡状態では表面長の割合がその活動時間の割合に比例すると考えられることから導き出されている。その結果，リモデリングの概念としてもっとも重要である，活性化率(activation frequency：Ac.f)が算出される[8]。

これらのパラメーターは骨代謝疾患の診断や病態解明, 薬物投与の影響や効果について判定する上で貴重な情報をもたらす.

## 骨形態計測におけるミニモデリング（minimodeling）

ミニモデリングとは成熟した骨格の海綿骨骨梁面において骨吸収が先行しない部位に生じる骨形成を指すが, そのポイントは骨標識が認められる骨形成部位においてセメント線が平滑であり, 偏光顕微鏡での観察ではセメント線でのコラーゲン線維走行が途絶されていないことである（図2）.

肋骨の観察結果から海綿骨のミニモデリングは3.3%のみであり, ヒトの成人におけるミニモデリングは極めてまれな現象と考えられていた. しかし, Kobayashiらは変形性股関節症患者の腸骨生検の所見から62%の標本にミニモデリングを認めたと報告し, 成人においてもミニモデリングに基づいた骨形成が起こりうることが示された[9].

Maはテリパラチド治療のヒト腸骨の観察から, 通常のリモデリングpacketにおける骨形成のoverfilling状態をmixed remodeling-minimodelingと呼び[10], Lindsayらはテリパラチド治療28日間の閉経後女性の腸骨生検から骨形成部位の30.8%がミニモデリングであることを報告している[11].

骨形成促進薬のミニモデリングメカニズムはbone lining cellsの活性化による骨芽細胞の増加と考えられている. これらの所見はミニモデリング活性化した場合に骨量増加や, 骨梁構造の連結性を向上させ骨癒合に対するpositiveな効果を示唆している.

## まとめ

骨形態計測法は, 骨代謝マーカーが無い半世紀前に骨が営む代謝を定量的に研究する手段として開発され, その意義が確立してきた歴史を持つ. 骨代謝状態が大きく変化する疾患の増加や, 骨形成や骨吸収を大きく変化させる薬物の登場により, 骨組織の詳細な情報が必要な場面において骨形態計測法はこれまで以上に大きな役割を果たすことが可能となる. 骨関節疾患に関わる多くの研究者や臨床医が本法について理解を深めていただきたい.

## 文献

1) 髙橋榮明. 骨のリモデリングとモデリング. 新骨の科学. 須田立雄, 小澤英浩, 髙橋榮明ほか 編, 東京, 医歯薬出版 2007, p.231-46.
2) Frost HM. Tetracycline-based histological analysis of bone remodeling. Calcif Tissue Res 1969; 3: 211-37.
3) Parfitt AM. The physiologic and clinical significance of bone histomorphometric data. In: Recker RR(ed.). Bone histomorphometry : techniques and interpretation. Boca Raton, FL: CRC Press, USA; 1983. 143-244.
4) Parfitt M, Drezner MK, Glorieux, FH, et al. Bone histomorphometry: Standardization of nomenclature, symbols, and units. J Bone Miner Res 1987; 2: 595-610.
5) 乗松尋道, 中村利孝, 大野敦也. 骨粗鬆症の組織学的形態計測法（Bone histomorphometry）における日本語用語の作成. 日本骨形態計測学会雑誌 1993; 3: 1-6.
6) Dempster DW, Compston JE, Drezner MK, et al. Standardized nomenclature, symbols, and units for bone histomorphometry: a 2012 update of the report of the ASBMR Histomorphometry Nomenclature Committee. J Bone Miner Res 2013; 28: 2-17.
7) 田中伸哉, 山本智章, 森諭史ほか. 骨の組織学的形態計測法における日本語用語（2013年版）. 日本骨形態計測学会雑誌 2014; 24: 1-8.
8) Parfitt AM. The physiologic and clinical significance of bone histomorphometric data. In: Recker RR(ed.). Bone histomorphometry : techniques and interpretation. Boca Raton, FL: CRC Press, USA; 1983. 143-244.
9) Kobayashi S, Takahashi HE, Ito A, et al. Trabecular minimodeling in human iliac bone. Bone 2003; 32: 163-9.
10) Ma YF, Zeng Q, Donley DW, et al. Teriparatide increases bone formation in modeling and remodeling osteons and enhances IGF-II immunoreactivity in postmenopausal women with osteoporosis. J Bone Miner Res 2006; 21: 855-64.
11) Lindsay R, Cosman F, Zhou H, et al. A novel tetracycline labeling schedule for longitudinal evaluation of the short-term effects of anabolic therapy with a single iliac crest bone biopsy: early actions of teriparatide. J Bone Miner Res 2006; 21: 366-73.

# III-4 骨梁構造の解析
## (2) マイクロCT

### はじめに

　高解像度マイクロCTは，摘出した骨サンプルの多スライスCTデータを二次元，三次元に可視化し，さらに種々のアルゴリズムを用いて骨微細構造の定量化を行う。マイクロCTを用いた骨微細構造の画像化および定量化は，骨代謝の病態や薬物治療による変化の解明に役立っている。正確な評価のためには適切な撮像や画像解析が重要である。

　椎体骨折の初期所見として，皮質骨断裂や終板断裂が認められ急峻に圧壊する症例があるが，こうしたメカニズムによる椎体骨折の発生頻度はそれほど高くない。椎体内部における骨梁構造のミクロレベルでの断裂で圧壊に至る症例や，長期間における変形の進行が認められる症例，また終板が軽度陥凹して終板下に硬化を伴いながら変形していく症例もある。

　椎体の皮質骨は「shell」であるため，長管骨の皮質骨に認められる微細構造や代謝は示さない。本項では海綿骨主体にマイクロCTを用いた骨微細構造と，骨粗鬆症治療薬の効果の評価について述べる。

### 海綿骨微細構造解析

　骨梁構造解析は，基本的に三次元体積データに基づき算出する。

　骨体積BV（単位：$mm^3$），全組織体積TV（$mm^3$），骨体積比BV/TV（%）は基本的な計測である。骨梁幅Tb.Th（mm），骨梁間距離Tb.Sp（mm），骨梁数Tb.N（1/mm）は直接に三次元計測で求めることができるアルゴリズムが整っており，近年ではモデル依存のアルゴリズム[1]で算出されることは少ない。

　異方性度（degree of anisotropy：DA）は，骨梁の方向性を意味する。骨梁連結性（connectivity）（図1）は，オイラー数で算出する。連結性は骨梁のサイズにも依存するので，密度の指標（connectivity density：1/$mm^3$）として，total volumeで除した指標が有用である。structure model index（SMI）（図1）は，骨梁の形態（棒状から板状）を定量化するパラメーターである。

### 海綿骨微細構造と骨強度

　加齢および骨粗鬆症化における海綿骨の構造変化の特徴は，骨体積比の減少，骨梁連結性の低下，骨梁形態のplate状からrod状への変化（SMIの増加），骨梁間距離の増加，骨梁数の減少である（図1）。

　骨梁構造は骨強度に関係する重要な因子の1つである。20～40歳と70～80歳の椎体の特徴を比較すると，それぞれの年齢層では，BV/TV（%）は15～20%，8～12%，灰分密度（g/$cm^3$）は0.200～0.250，0.100～0.150，皮質骨厚（ミクロン）は400～500，200～300で，高齢者では若年成人と比べておおよそ半分あるのに対して，骨折を起こす荷重はそれぞれ1000～1200kg，150～250kgと大きな開きがある。これは高齢者では，骨の量からは説明できない原因で骨強度が低下していることを意味する[2]。リモデリングごとに骨梁は1～3ミクロン減少し，骨減少は栄養孔周囲から始まり上下に拡大する。若年成人において骨梁幅は100～200ミクロン，骨梁間距離は600～900ミクロンである。加齢に伴い骨梁幅は菲薄化し，骨梁間距離は拡大する。荷重に対して骨を持ちこたえるために，縦方向の骨梁が残り，横方向の骨梁が細くなって，やがて穿孔する。この縦方向と横方向の骨梁の変化の違いによって，異方性度は高くなる。ヒトの椎体はplate様構造よりもrod様構造が主体であるため，曲げ（bending）や座屈（buckling）を受けやすい。骨強度は骨梁の直径の2乗に比例し，骨梁間距離の2乗に反比例するので，閉経や加齢に伴う骨梁構造の変化は，骨強度の急激な低下を引き起こす（図2）[3]。

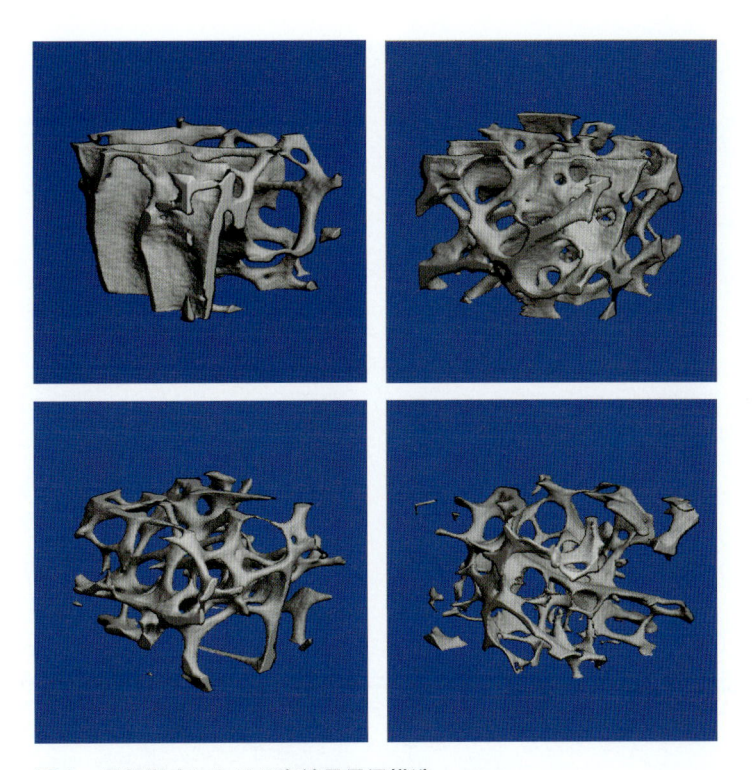

**図1　骨粗鬆症における海綿骨骨梁構造**（自験データより）
加齢・骨粗鬆化により，骨梁の形態は板状骨梁が棒状骨梁に変化（左図）し，連結性が低下（右図）する。骨量の減少，骨量数の減少，骨梁間距離の増加などの特徴も見られる。
左上図　おもに板状骨梁からなる構造，左下図　おもに棒状骨梁からなる構造
右上図　骨梁連結性が良好な構造，右下図　連結性が低下した構造

骨強度は骨梁の直径の自乗に比例し，骨梁間距離の自乗に反比例するので，閉経や加齢に伴う骨梁構造の変化は，骨強度の急激な低下を引き起こす。

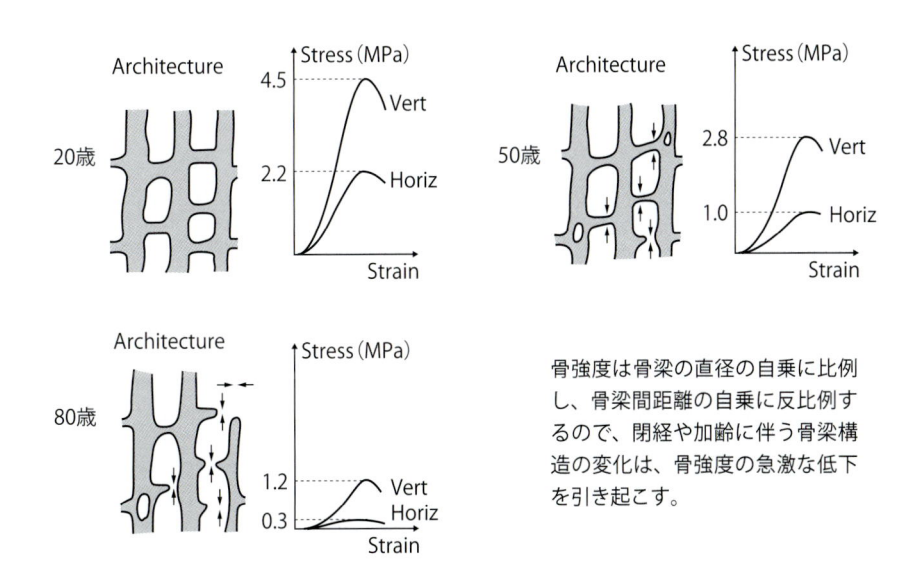

**図2　椎体骨梁構造と骨強度との関係**（文献3より引用）
骨強度は骨梁の直径の2乗に比例し，骨梁間距離の2乗に反比例するので，閉経や加齢に伴う骨梁構造の変化は，骨強度の急激な低下を引き起こす。

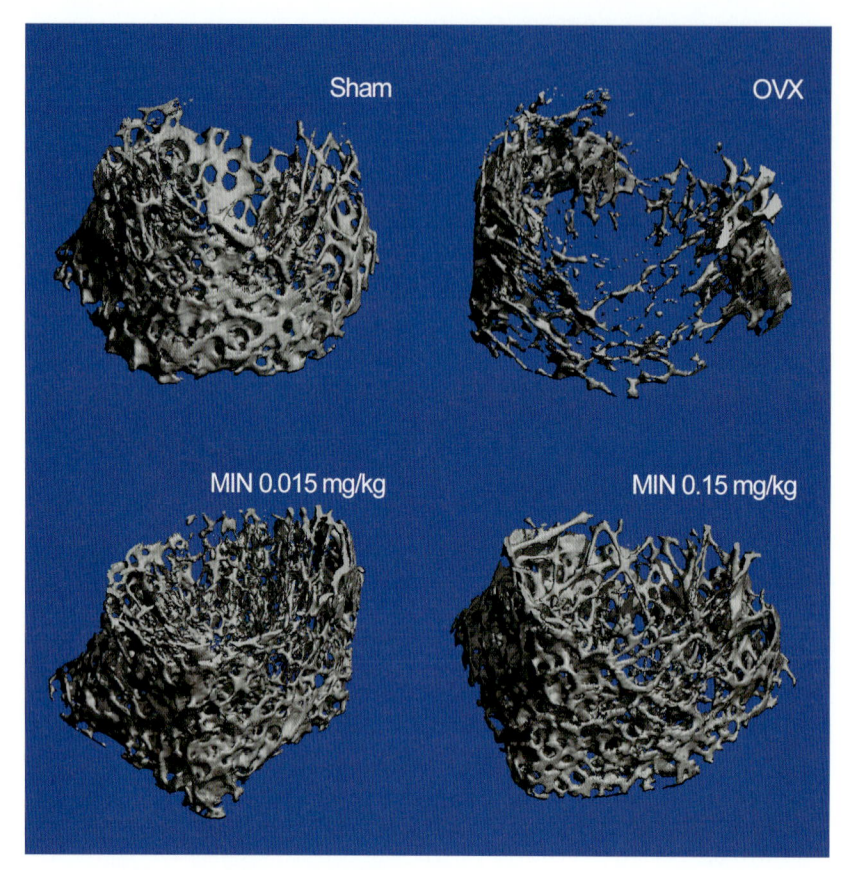

**図3 ミノドロン酸投与後の卵巣摘除（OVX）カニクイザル大腿骨遠位部海綿骨マイクロCT画像**（文献4より引用）
カニクイザルのSham群，OVX群，OVX後ミノドロン酸0.015mg/kg，0.15mg/kg投与群より摘出した大腿骨遠位部をマイクロCTで画像化，定量化した。ミノドロン酸投与によりBV/TV，骨梁数，連結性を増加させ，骨梁間距離を減少させ，骨梁の形態が板状構造から棒状構造へ変化するのを防止した。

## 皮質骨微細構造と骨強度

終板は200〜400ミクロンであり，多数の孔が存在して血管が貫通し，椎間板が直接骨髄と接している部分もある。終板の強度はその直下の骨梁が関与していると考えられる。椎体の皮質骨幅は400〜500ミクロンである。皮質骨の椎体強度への寄与度は，若年成人では20〜25％であるが，80〜90歳では70〜80％といわれている。

## 骨粗鬆症治療薬とマイクロCT解析

### ビスホスホネート（BIS）

BIS薬は，骨吸収抑制作用によって骨代謝回転を改善し，骨梁構造の劣化を抑制し，骨梁構造を維持するように働く。卵巣摘除（OVX）カニクイザルを用いて，BIS（ミノドロン酸）を投与した実験[4]によると，ミノドロン酸投与はサル椎体のBV/TV，骨梁数，連結性を維持あるいは増加させ，骨梁間距離を減少させ，骨梁の形態が板状構造から棒状構造へ変化するのを防止した（図3）。骨強度試験によると，OVXによって骨強度は低下するが，ミノドロン酸の投与によってshamレベルの強度に維持されていた。BIS薬治療は微細構造の劣化を防止し，それに伴い骨強度増加作用を示した。

### テリパラチド（PTH（1-34））

PTH（1-34）連日投与によるヒトへの効果の検討結果[5]を示す。PTH（1-34）20μg/日あるいは40μg/日，プラセボによる18ヵ月間の治療前後の腸骨生検標本を比較した研究がある。組織形態計測では，ベースラ

第Ⅲ章 ● 椎体骨折の病態

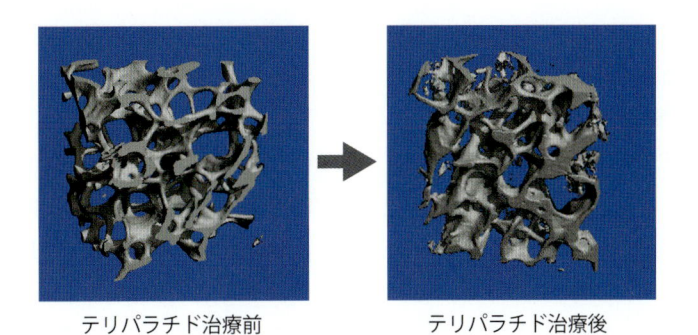

**図4 テリパラチド投与 (28.2μg/週) 週1回によるヒト腸骨骨梁構造への効果**（文献6より引用。画像は論文中の画像と異なる）
治療前後で腸骨より生検した標本をマイクロCTで解析した。BV/TV, 骨梁幅, 骨梁連結性の改善が認められる。

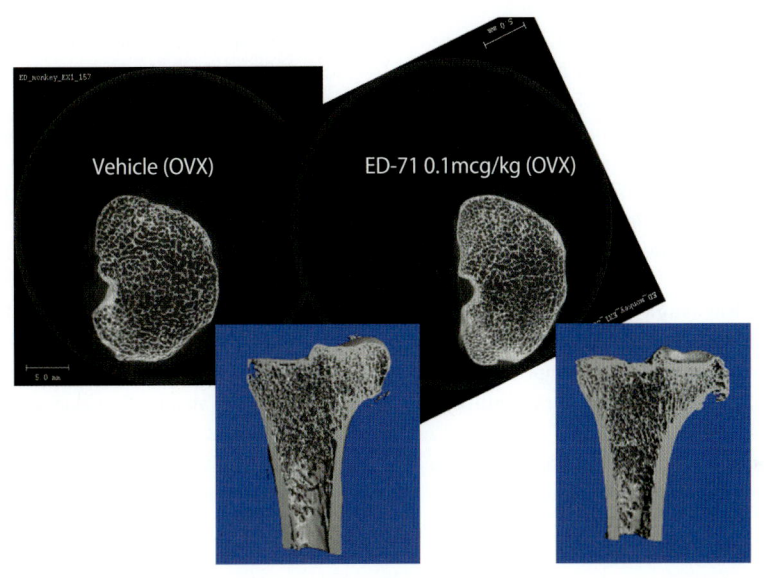

**図5 エルデカルシトール投与後の卵巣摘除 (OVX) カニクイザル脛骨近位部マイクロCT画像**（自験データ　2012年日本骨代謝学会シンポジウムにて発表）
BV/TV, 骨梁幅, 皮質骨幅が有意に増加したことが確認された。

インと比較して治療後は, PTH(1-34) 20μg連日投与群ではBVが20％から22％に増加し, PTH(1-34) 40μg連日投与群では12％から18％に増加した。プラセボ群と比較してSMI, 連結密度, 皮質骨幅の有意の改善が観察されている。有意ではないがBV/TV, 骨梁数, 骨梁幅はプラセボ群では減少したのに対して, PTH投与群では増加が認められた。

また週1回投与によるヒトへの効果については, 男性1例を含む10症例において, PTH (1-34)100単位を48週間にわたり皮下投与した試験[6]がある。そのうち6症例では治療前後の腸骨生検が施行され, マイクロCT解析の結果, BV/TV, Tb.Thは有意に増加, TBPfは有意に減少(連結性増加)(**図4**)した。

**Selective Estrogen Receptor Modulator (SERM)**

40週齢OVXラットに対して, ラロキシフェン0.1, 1.0, 3.0 mg/kg ($n=7$)を12週間投与した実験を行った(2004年骨代謝学会発表より一部抜粋)[7]。ラット第5腰椎海綿骨梁構造のマイクロCT解析をした結果, OVXによりBV/TV, Tb.Thは有意に減少し, SMIの有

意な増加を示した。連結密度はやや減少したが，有意差はみられなかった。ラロキシフェン投与によりBV/TV, Tb.Thは用量依存的に増加，SMIは減少し，骨梁の板状構造が棒状構造に変化するのを防止したと考えられた。

### エルデカルシトール（ELD）

12週齢OVXラットに術後3ヵ月後からELDを0.01, 0.05, 0.1μg/kgあるいはアルファカルシドール（ALF）を0.1μg/kgで週2回12週間経口投与した実験[8]が行われている。ELDは全投与量群でOVX対照群よりも有意にBV/TVが増加したが，ALFでは顕著な差を認めなかった。Tb.NはELD 0.1μg/kg投与群で有意に高値であり，Tb.Spは有意に低値であった。

OVXカニクイザルに，ELD 0.1μg/kgを26週間連日投与した実験では，BV/TV, 骨梁幅が有意に増加したことが確認された（図5）。

### 文献

1) Parfitt AM, Drezner MK, Glorieux FH, et al. Bone histomorphometry: standardization of nomenclature, symbols and units. J Bone Miner Res 1987; 2: 595-610.
2) Mosekilde L. Normal age-related changes in bone mass, structure and strength -consequences of the remodeling process. Dan Med Bull 1993; 40: 65-83.
3) Mosekilde L. Age-related changes in bone mass, structure, and strength -effects of loading. Z Rheumatol 2000; 59 (Suppl 1): 1-9.
4) Mori H, Tanaka M, Kayasuga R, et al. Minodronic acid（ONO-5920/YM529）prevents decrease in bone mineral density and bone strength, and improves bone microarchitecture in ovariectomized cynomolgus monkeys. Bone 2008; 43: 840-8.
5) Jiang Y, Zhao JJ, Mitlak BH, et al. Recombinant human parathyroid hormone（1-34）[teriparatide] improves both cortical and cancellous bone structure. J Bone Miner Res 2003; 18: 1932-41.
6) Miki T, Nakatsuka K, Naka H, et al. Effect and safety of intermittent weekly administration of human parathyroid hormone 1-34 in patients with primary osteoporosis evaluated by histomorphometry and microstructural analysis of iliac trabecular bone before and after 1 year of treatment. J Bone Miner Metab 2004; 22: 569-76.
7) 西田暁史, 伊東昌子, 白石綾子. アルファカルシドールおよびラロキシフェン併用療法の骨梁構造に対する効果. 第22回骨代謝学会 2004.
8) Tsurukami H, Nakamura T, Suzuki K, et al. A novel synthetic vitamin D analogue, 2 beta-(3-hydroxypropoxy) 1 alpha, 25-dihydroxyvitamin D3（ED-71）, increases bone mass by stimulating the bone formation in normal and ovariectomized rats. Calcif Tissue Int 1994; 54: 142-9.

# III-4 骨梁構造の解析
## (3) シンクロトロン放射光 CT

### 放射光とは

放射光とは，光速に近い速度で直進する電子がその進行方向を磁石などによって変えられた際に発生する電磁波で，その波長は赤外線から硬エックス線領域に渡る。一般的なエックス線CTではエックス線管が線源として用いられているが，エックス線管からのエックス線と比べて，放射光は輝度(強度)が高く，指向性(平行性)に優れている。このため，エックス線管からのエックス線の代わりに，シンクロトロン施設で得られる放射光を利用すると，より精度の高いエックス線CTシステム(synchrotron radiation micro-CT：SR-$\mu$CT)を作ることが出来る。

### SR-$\mu$CTの特徴

SR-$\mu$CTの大きな特徴は，単色エックス線の使用により定量性の高い密度測定ができることである。一般のエックス線発生装置から出力されるエックス線は連続エネルギースペクトル(異なったエネルギーのエックス線が混ざった状態)を示す。連続エックス線を用いたCTでは，低いエネルギーのエックス線が選択的に吸収されて誤差の原因となるため，特定のエネルギーのエックス線(単色エックス線)を使用した方が定量性が向上する。エックス線管から出力されるエックス線を単色化することも可能であるが，マイクロCT撮影に十分な強度は得にくい。一方，放射光の強度は市販のエックス線発生装置に比べて1億倍近く高く，1つのエネルギーを取り出しても十分な強度が得られる。

放射光の持つ高い強度は空間分解能の点でも有利である。エックス線による透視画像の分解能はエックス線管の焦点サイズに依存し，一般に焦点が小さくなるほど，分解能が上がる。一般のエックス線撮影装置で用いられるミリ単位の焦点サイズに対して，高分解能が必要とされるマイクロCT装置ではミクロン単位の焦点サイズが使われる。焦点を小さくすると十分な強度のエックス線出力を得るのが難しくなり，市販のマイクロCTの分解能を制限する要因の一つとなっている。

### SR-$\mu$CTの撮影方法

CTシステムは市販のマイクロCTと同様で，試料を回転させて多方向からの投影データを取得し，断面の画像再構成を行う。高い平行性を有した放射光エックス線がそのまま利用されるが，パラレルビームの放射光をコーンビームに変換し，市販のマイクロCTのように拡大撮影することも出来る。

一般にCTでは試料が撮影視野に収まるように撮影する必要がある。このため，得られる分解能は検出システムの画素数と試料の大きさによって制限される。例えば，2000×2000画素のCCDカメラを検出器に用いたシステムで，直径4mmの試料を撮影した場合，得られるCT画像の画素径は2$\mu$mが最小となる。

### SR-$\mu$CTによる骨石灰化度の測定

SR-$\mu$CTでは単色エックス線が用いられるため，画素値とエックス線吸収係数がよく比例し，骨内部の正確な密度計測が可能である。市販のCT装置ではSR-$\mu$CTと比べて骨密度を過小評価する傾向が報告されている[1]。

図1に前立腺癌患者における腰椎骨転移巣のSR-$\mu$CT三次元再構成像を示す[2]。転移巣の骨内部の密度分布を正常骨梁や退行性変化による骨硬化部位と比較すると図2のヒストグラムに示すような違いがみられる[2]。正常部位の骨梁と比べて石灰化の程度が低い状態が把握できる。

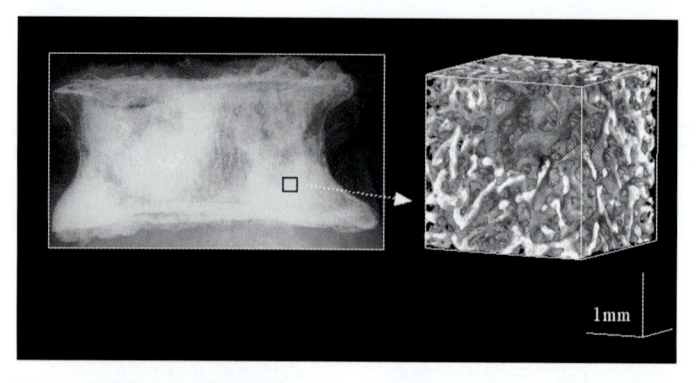

**図1** 腰椎椎体海綿骨の軟エックス線像とシンクロトロン放射光CTによる三次元再構成像（前立腺癌の造骨性骨転移）
（文献1より引用）

## SR-μCTによる骨微細構造の解析

　骨梁の三次元構造を解析する方法は，マイクロCTの場合と同様である．すなわち，CT画像で骨梁領域と骨髄領域を分離したのち，骨梁の幅，体積，表面積，連結状態などの指標を算出する．

　SR-μCTでは市販のマイクロCTよりも高い分解能の画像が得られるため，より正確な骨梁構造の把握が期待でき，骨梁表面の詳細な観察や小動物の骨梁解析などに有利である．ただし，ヒト腰椎海綿骨を対象に，分解能14μmのマイクロCTと分解能7μmのSR-μCTを比較した検討では，骨梁幅と表面積の評価がマイクロCTでやや不正確になったものの，全体的には両者で同様の結果が得られている．つまり，ヒトの海綿骨骨梁の三次元構築を評価するレベルでは市販のマイクロCTでも十分可能と考えられる[3]．

　高分解能を持つ放射光CTは海綿骨のほかに皮質骨の解析にも利用されている．皮質骨の内部にはハバース管，フォルクマン管系と骨小腔・骨細管系の2つの腔隙構造が存在する．ハバース管やフォルクマン管の径は50〜450μmと幅が広く[4]，骨リモデリングと関連して変化する．SR-μCTによる解析で，その大きさや分布が部位によって異なり，骨リモデリングの状態の部位による相違が示唆されている[4]．

　骨小腔・骨細管ネットワークの描出にはさらに高い分解能が必要であるが，最近の放射光CTでは50nm程度までの分解能が可能とされており[5]，いくつかの解析結果が報告されている．ヒトの大腿骨骨幹部皮質より採取した試料の解析結果によると，前方や後方の皮

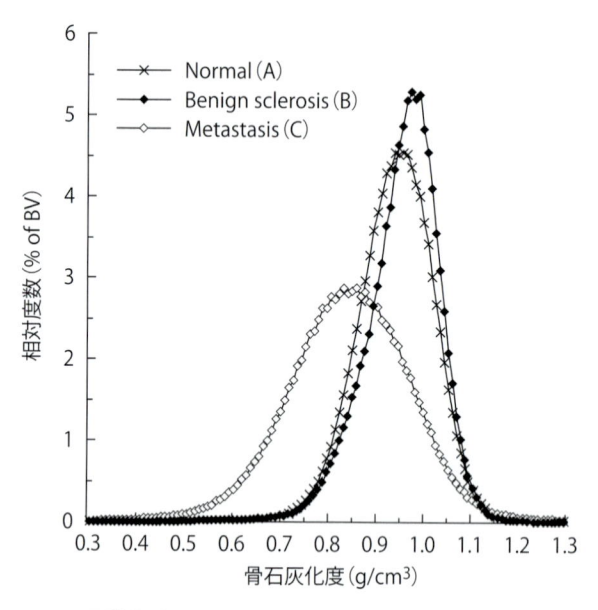

**図2** 正常海綿骨と骨硬化巣における石灰化度の違い
（文献2より引用）

質では側方に比べて骨小腔の形態が細長い楕円球を示す[6]．また，ラット皮質骨の骨小腔・骨細管ネットワークを観察した報告では，骨小腔のサイズが卵巣摘出後には小さく，テリパラチド投与では大きくなり，アレンドロン酸（アレンドロネート）投与では骨小腔の数が少なくなることが示されている[7]．これらの持つ意義についてはまだ十分な検討が進められていないが，骨細胞にはメカノセンサー機能があるとされており，そのネットワーク構造の形態的特徴を把握することは重要と考えられる．

## まとめ

SR-$\mu$CTは骨の石灰化度の定量的評価に適している。空間分解能についても，最近では50nm程度に達しており，骨小腔・骨細管ネットワークなど超微細レベルの形態的特徴の評価に応用されている。

## 文 献

1) Kazakia GJ, Burghardt AJ, Cheung S, et al. Assessment of bone tissue mineralization by conventional x-ray microcomputed tomography: comparison with synchrotron radiation microcomputed tomography and ash measurements. Med Phys 2008; 35: 3170-9.
2) Peyrin F, Salome M, Cloetens P, et al. Micro-CT examinations of trabecular bone samples at different resolutions: 14, 7 and 2 micron level. Technol Health Care 1998; 6: 391-401.
3) Sone T, Tamada T, Jo Y, et al. Analysis of three-dimensional microarchitecture and degree of mineralization in bone metastases from prostate cancer using synchrotron microcomputed tomography. Bone 2004; 35: 432-8.
4) Chappard C, Bensalah S, Olivier C, et al. 3D characterization of pores in the cortical bone of human femur in the elderly at different locations as determined by synchrotron micro-computed tomography images. Osteoporos Int 2013; 24: 1023-33.
5) Cardoso L, Fritton SP, Gailani G, et al. Advances in assessment of bone porosity, permeability and interstitial fluid flow. J Biomech 2013; 46: 253-65.
6) Carter Y, Thomas CD, Clement JG, et al. Variation in osteocyte lacunar morphology and density in the human femur--a synchrotron radiation micro-CT study. Bone 2013; 52: 126-32.
7) Tommasini SM, Trinward A, Acerbo AS, et al. Changes in intracortical microporosities induced by pharmaceutical treatment of osteoporosis as detected by high resolution micro-CT. Bone 2012; 50: 596-604.

# Ⅲ-5　骨量からみた椎体骨折の病態

骨粗鬆症のおもな臨床症状は，円背，身長の低下，腰背部の疼痛であり，椎体骨折の存在はこれらの臨床症状と密接な関係にある。また，高齢者の椎体骨折はその発生を本人が自覚していないことも多く，代表的な脆弱性骨折である。

## 骨量の低下と椎体骨折の頻度

健康な女性1,060例とエックス線写真により椎体骨折の存在を確認した162例を対象にDXAにより腰椎骨密度（腰椎BMD）を測定し，腰椎BMDと椎体骨折の頻度を検討した自験例を紹介する[1]。健康な女性の中で数値がもっとも高い年代の骨密度をpeak bone massと設定し，その数値から1標準偏差を減ずる腰椎骨密度ごとに椎体骨折の出現頻度を求め図1に示す。椎体骨折を有する症例の頻度は，腰椎BMDの低下に伴って徐々に増加し，著しく腰椎BMDが低下した場合には全例に椎体骨折を認める。この骨折頻度の増加は特にpeak bone massから2SDあるいは3SD低下した症例で顕著である。なお，このデータは年齢の要素を調整していないため，同一年齢の症例においても骨折の頻度が腰椎BMDに依存するか否かは不明である。

## 椎体骨折症例と種々の骨量測定法

椎体骨折を有する症例と有さない症例で骨量の値を比較した横断的研究は多数報告されているが，これに関する自験例を紹介する。エックス線写真を撮影して椎体骨折の有無を評価した症例から年齢を一致させた38ペアを無作為に抽出し，その腰椎BMD，大腿骨頚部BMD，QUS法の数値を比較した（図2）。椎体骨折例38例の平均年齢は77.8歳，非骨折例38例は75.2

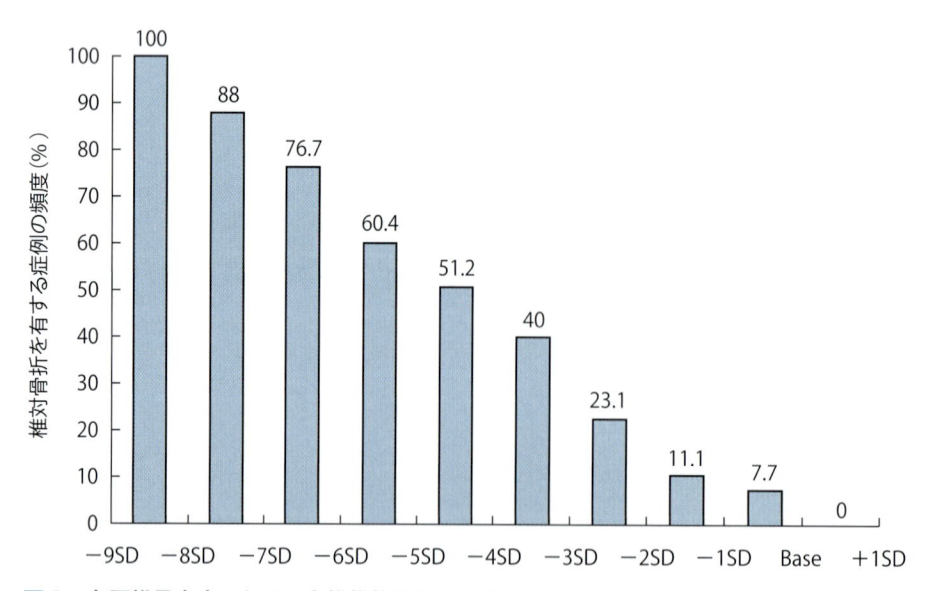

**図1　各腰椎骨密度における脊椎椎体骨折の頻度**　（自験データより）
腰椎骨密度の低下に伴って椎体骨折頻度は徐々に増加する。特に，健常女性のpeak bone massから2〜3SD低下した骨密度の症例では骨密度が低下するごとに椎体骨折の頻度が倍増する。

第Ⅲ章 ● 椎体骨折の病態

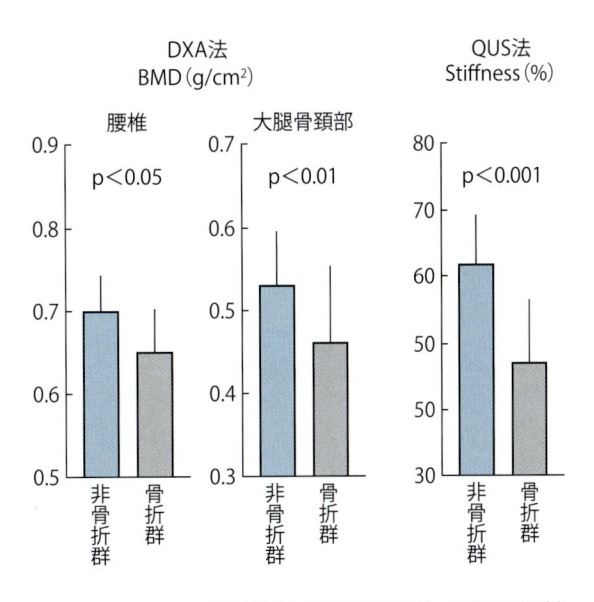

非骨折群：38例（平均年齢　75.2±5.8歳）
骨折群：38例（平均年齢　77.8±6.0歳）

**図2　椎体骨折例と非骨折例の骨量値**　（自験データより）
年齢をマッチさせた両群間で比較すると，いずれの測定値も椎体骨折例が有意に低値である。

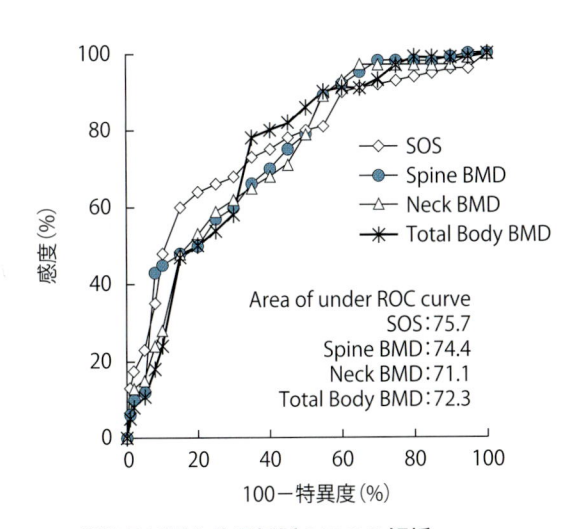

**図3　椎体骨折例と非骨折例のＲＯＣ解析**
（自験データより）
診断の感度を示す area of under ROC curve の数値はいずれも有意差はなく，椎体骨折症例は，腰椎 BMD のみでなく，他の部位の測定値でも両群間の識別が可能である。

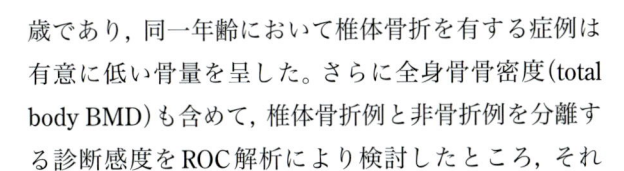

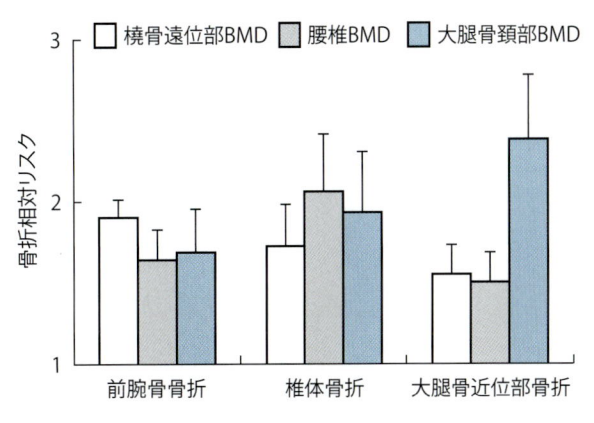

**図4　骨密度の低下と骨折リスク**　（自験データより）
骨密度が1SD低下した場合に増加する骨折相対リスクを示す。前腕骨骨折，椎体骨折，大腿骨近位部骨折ともに当該部位の骨密度がもっとも高い骨折リスクを示し，椎体骨折では腰椎 BMD の相対リスクがもっとも高い。

歳であり，同一年齢において椎体骨折を有する症例は有意に低い骨量を呈した。さらに全身骨骨密度（total body BMD）も含めて，椎体骨折例と非骨折例を分離する診断感度を ROC 解析により検討したところ，それぞれの測定法に優劣はなかった。腰椎 BMD のみでなく他の部位の測定法においても椎体骨折症例は非骨折例より有意に低値で，またその程度は同等であることが明らかとなった（図3）。

## 骨量と椎体骨折の発生リスク

骨密度による椎体骨折の予測に関する研究は，米国で行われた骨粗鬆症性骨折に関する多施設研究(SOF)が代表的である[2]。この研究ではあらかじめ骨密度を測定した65歳以上の女性9,704例を平均10.4年追跡し，その後に発生した骨折を調査している。その結果，椎体骨折を予測する相対リスク(RR)は，腰椎BMDがもっとも高く2.06(95％信頼区間 1.80〜2.35)である(図4)。また，代表的なメタアナリシスの1つであるMarshallらの報告でも，椎体骨折を予測するRRは2.3(1.9〜2.8)と報告されている[3]。

## まとめ

骨粗鬆症性骨折が骨量に依存して発生することは今日までの横断的，縦断的研究から疑いのない事実となっている。また，椎体骨折の骨折予測には腰椎測定，大腿骨近位部骨折の骨折予測には大腿骨近位部測定が重要であることも明らかとなっており，DXA法による腰椎，大腿骨近位部測定が骨量測定のゴールドスタンダードと称される根拠である。

### 文献

1) 山崎薫, 井上哲郎. 骨粗鬆症と骨折閾値. CLINICAL CALCIUM 1992; 2: 79-80.
2) Stone KL, Seeley DG, Lui L-Y et al. BMD at multiple sites and risk of fracture of multiple types : long-term results from the Study of Osteoporotic Fractures. J Bone Miner Res 2003; 18 : 1947-54.
3) Marshall D, Johnell O, Wedel H. Meta-analysis of how well measures of bone mineral density predict occurrence of osteoporotic fracture. BMJ 1996; 312: 1254-9.

# Ⅲ-6　骨構造からみた椎体骨折の病態

## 脆弱性骨折が椎体骨折から始まるのは骨構造に要因がある

　骨粗鬆症が原因で発生する脆弱性骨折の中でも椎体骨折は骨量減少がもっとも早期から発生する。その要因の1つとして椎体の構造的な特徴をあげることができる。骨は血管と接する骨表面に骨芽細胞，破骨細胞を動員して骨吸収あるいは骨形成を行う。構造的にはハバース管を中心とする円筒状のオステオンを基本構造に持つ皮質骨と，骨髄腔と広く接する皿状のパケットが骨梁を形成する海綿骨に分類される（図1）。オステオン，パケットはいずれも1回の骨リモデリングで入れ替わる骨単位である。全骨格の骨容積は皮質骨が全体の80％，海綿骨が20％を占めるが，骨代謝は80％が海綿骨で，20％が皮質骨で行われる。海綿骨の骨表面積／骨容積比は皮質骨の10倍あり，この構造的な特徴から同じ骨であっても海綿骨は皮質骨の約10倍の骨代謝活性を有する。すなわち，女性ホルモンの低下など全身の骨吸収刺激のスイッチが入ると海綿骨が多い椎体にその影響がもっとも早く顕著に出現し，早期から骨折を発生する。

## 骨減少により海綿骨の骨梁構造は劣化する

　海綿骨の骨梁はそこにかかる荷重を支えるように分布している。骨吸収が盛んになると骨梁に吸収窩が空き（trabecular perforation）が板状構造から棒状構造へと変化する（図2）。さらに骨減少が進むと骨梁は細くなって途絶し，連結性が低下する。椎体には荷重を支える縦方向の骨梁とそれを連結する横方向の骨梁が存在する。骨減少が始まるとまず横方向の骨梁が途絶する。すると縦の骨梁長が長くなり，長さの

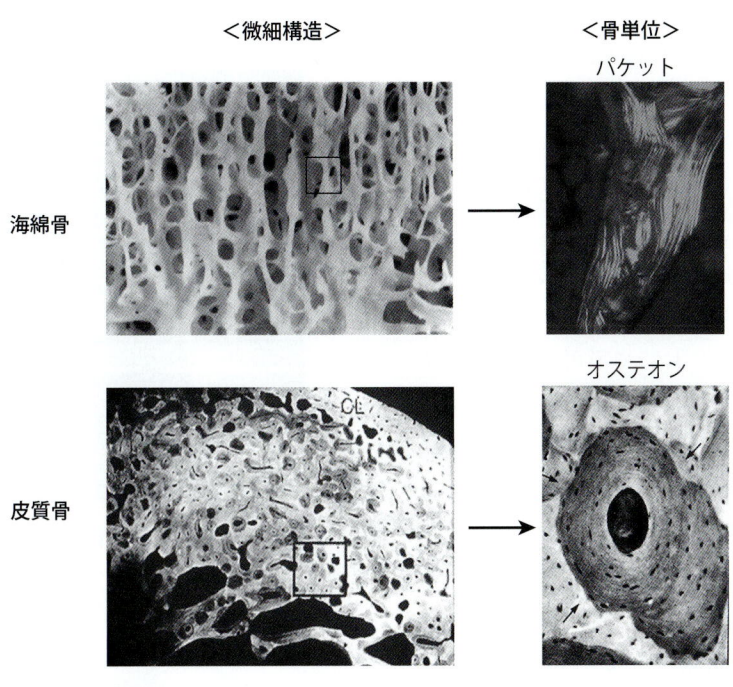

**図1　骨の構造**

正常　　　　　　　　骨粗鬆症

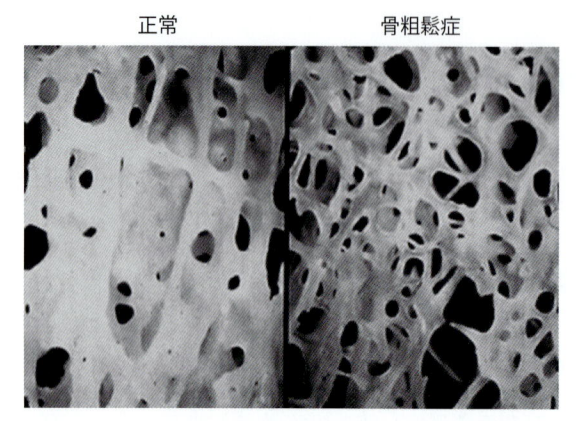

**図2　骨減少による海綿骨構造の変化（椎体海綿骨）**
骨量減少により骨梁は板状から棒状構造に変化し，骨梁の途絶が起きる。

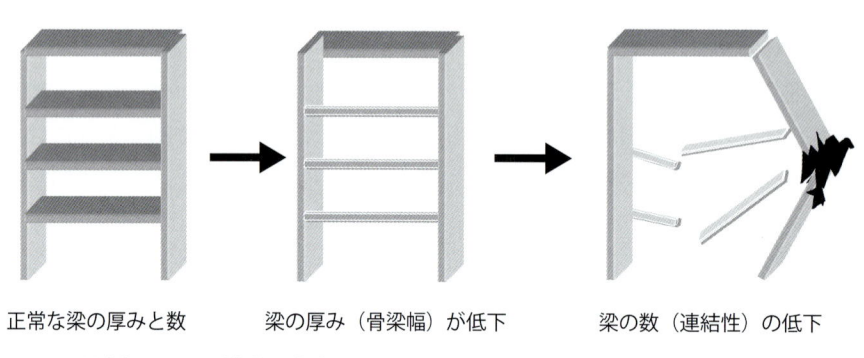

正常な梁の厚みと数　　梁の厚み（骨梁幅）が低下　　梁の数（連結性）の低下

**図3　骨減少による骨構造の劣化**

2乗に反比例して骨梁の圧縮強度が低下する(Euler's Buckling)[1]。続いて縦方向の骨梁数も減少すると椎体の力学的強度はますます低下する(図3)。

### 骨梁の途絶

　骨減少により骨梁が途絶すると骨は代謝の足場を失い，その場所に再度骨を作ることができなくなる。骨梁の途絶は骨減少過程において不可逆的な劣化と考えられる。骨梁の途絶は，①骨梁幅よりも深い骨吸収窩ができ骨梁が穿破した場合[2](図4)，②骨梁骨折(trabecular microfracture)が発生して骨折が治癒しなかった場合(図5)に起きる。

　破骨細胞は骨を吸収して骨表面に吸収窩を形成する。骨吸収窩はできる場所により骨梁の強度を著しく低下させることがある。骨梁の中央部に骨吸収窩ができた場合，吸収窩の部分に応力集中が起きて骨梁骨折

（走査電子顕微鏡写真）

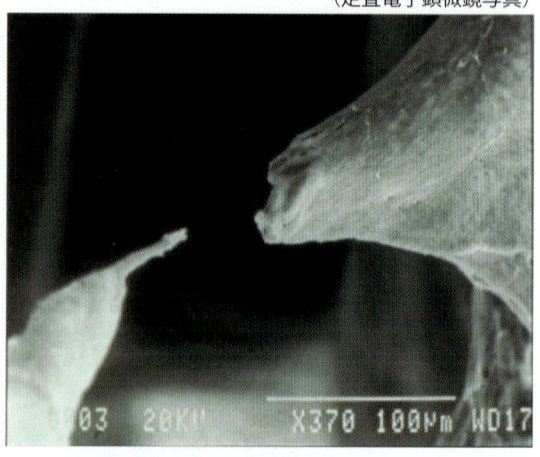

**図4　骨吸収による骨梁の穿破**（文献2より引用）

骨梁骨折の治癒過程でできた仮骨

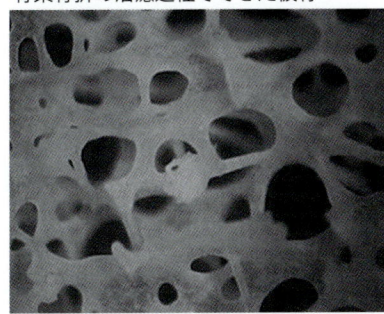

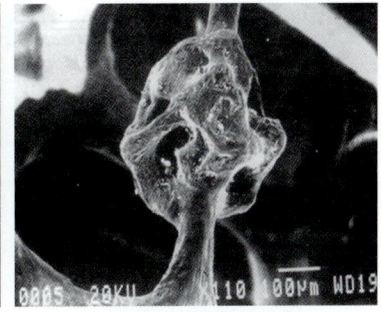

（実体顕微鏡像）　　　　　（走査電子顕微鏡写真）

**図5　骨梁骨折（trabecular microfracture）**（文献2より引用）

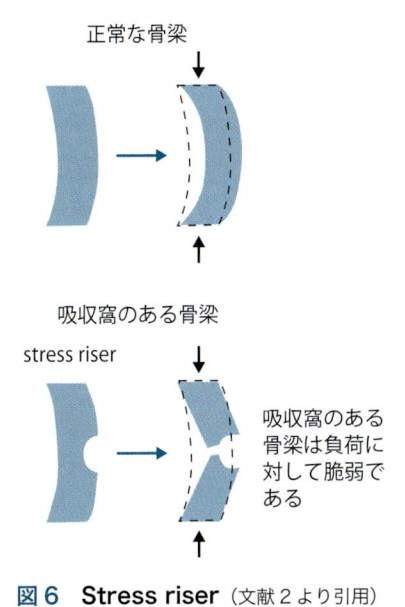

正常な骨梁

吸収窩のある骨梁
stress riser

吸収窩のある骨梁は負荷に対して脆弱である

骨梁の中央部にできた骨吸収窩

**図6　Stress riser**（文献2より引用）

が発生しやすくなる(stress riser)(図6)。骨梁の微小骨折は骨梁途絶を起こす一因と考えられている。

## まとめ

海綿骨では骨密度が低下したりエックス線写真で変形を認める前から骨梁構造の劣化が発生している。

## 文献

1) Frost HM. The principal structural adaptation. The Utah Paradigm of Skeletal Physiology. ISMNI 2004; 1: 86-90.
2) Mosekilde L. Consequences of the remodelling process for vertebral trabecular bone structure: a scanning electron microscopy study (uncoupling of unloaded structures). Bone and Mineral 1990; 10: 13-53.

# III-7 骨質と椎体骨折の病態
## (1) 石灰化度

### はじめに

近年，骨強度に関与する骨量以外の因子として「骨質」が重要視されてきているが，その構成因子として骨微細構造，骨代謝回転，骨微細損傷，石灰化，コラーゲン架橋などが挙げられており，さらにこれらの因子は互いに密接に関わり合っていることが分かってきた。本稿では，骨粗鬆症性骨折と，骨質の構成因子である石灰化度との関連につき知見を述べたい。

### 骨の石灰化過程と石灰化度

骨の石灰化は最小単位である骨単位で個々に営まれ，その過程は一次石灰化と二次石灰化に分けられる。一次石灰化はコラーゲンを中心とする骨基質(類骨)形成後，5～10日から始まる急速かつ能動的な石灰化過程であり，テトラサイクリン系の抗生物質が石灰化前線に沈着して蛍光標識する性質を利用することにより，そのスピードは二重骨標識に基づく組織形態計測パラメーターである石灰化速度として算出される。一方，二次石灰化は一次石灰化により骨単位の外形が完成してから始まる受動的な石灰化過程で，数ヵ月から数年かけて緩徐にミネラルが沈着していく[1,2]。

新しい骨単位は石灰化度が低くエックス線透過性が高いためcontact microradiograph(微量のエックス線を長時間露出して撮像する特殊なエックス線写真)を用いることにより黒く写り，古い骨単位は石灰化度が高いため透過性が低く白く写ることが知られている。この白黒の程度(グレーレベル)を定量化することにより個々の骨単位の石灰化度を算出することができる[1,2]。石灰化度は個々の骨単位ごとに異なるため，骨石灰化度に関する骨質指標として，平均石灰化度や石灰化度分布などが用いられている[2,3]。二次石灰化は骨単位が骨吸収を受けるまで受動的に進行するため，石灰化度もまた骨の新陳代謝機構であるリモデリングに

よってコントロールされていると考えられている。すなわち，高リモデリング状態では石灰化度が低い新しい骨単位が多く存在するため平均石灰化度も低く，骨石灰化度の分布は低石灰化領域と高石灰化領域が混在したheterogenic patternを示す。これに対し，低リモデリング状態では石灰化度が高い古い骨単位が吸収されることなく存在し続けるため時間の経過とともに平均石灰化度が増加し，その分布も高石灰化領域が大多数を占めるhomogenic patternとなる(図1)。

これまで閉経に伴う骨代謝回転の亢進に伴い骨石灰化度が低下することや，閉経後骨粗鬆症患者にビスホスホネートを投与しリモデリングを抑制すると石灰化度が上昇することが報告されている[3]。ビスホスホネートによる骨密度の増加効果は骨組織量の増加よりはむしろ石灰化度の上昇に依存するところが大きいと推察されている。ただし，石灰化度の高い骨単位と低い骨単位が隣接して混在することは骨微細損傷の伸展，蓄積を防止する上では重要と考えられ，骨粗鬆症治療にあたっては組織全体としての石灰化度上昇のみならず，石灰化度分布が均一化しないことも重要であると考えられる。Boivinらは，閉経後骨粗鬆症患者に2年間選択的エストロゲン受容体モジュレーター(SERM)であるラロキシフェンを2年間投与したところ，同薬は石灰化度分布の不均一性を維持したまま平均石灰化度を増加させ，閉経前の生理的なレベルとほぼ同等の石灰化度特性を獲得したことを報告している[4]。一方，副甲状腺ホルモン(PTH)はリモデリングを亢進させるanabolic agentであるが，閉経後骨粗鬆症に対して1年半から2年の投与を行い，腸骨をフーリエ変換赤外分光(FTIR)イメージングで評価した場合，matrix mineralizationとmineral crystallinityが低下することが報告されているが[5]，他の報告では平均石灰化度も石灰化度分布も有意に変化しなかったとして

第Ⅲ章 ● 椎体骨折の病態

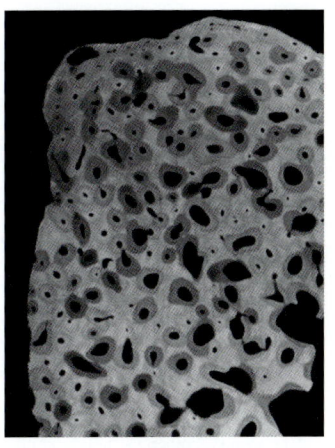

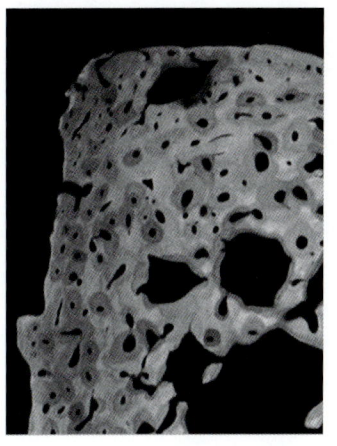

50歳女性　　　　　　　　　　75歳女性

**図1　腓骨骨幹部皮質骨の石灰化度分布**
若年者では高リモデリング状態を反映して高石灰化度の骨単位と低石灰化度の骨単位がheterogenicに分布するのに対し，高齢者で低リモデリング状態のため大半を高石灰化度の骨単位が占めるhomegenicな石灰化度分布を示す。

おり[6]，未だに一定の見解を得ていない。

## 骨折患者における石灰化度

　骨折患者の石灰化度を評価した報告は少ないが興味深い知見が得られている。Back-scattered electron microscopyによる腸骨海綿骨の評価においては，骨粗鬆症性椎体骨折患者における海綿骨平均石灰化度は正常群と変わらないが，石灰化度分布のバリエーションは骨折群で分布が拡大して，高石灰化の骨単位（パケット）と低石灰化のパケットが増加していたとCiarelliらは報告している[7]。また，彼らは腸骨生検の形態計測によって得られた骨形成速度が高い症例は骨折群，正常群を問わず平均石灰化度が低く，骨形成速度が低い症例では石灰化度が高いことを明らかにしている。彼らは後に，腸骨海綿骨のパケットの内部における石灰化度の分布を評価しており，椎体骨折患者では1個1個のパケット内における層板骨パターンの低下に伴い石灰化度分布のバリエーションが低下することを報告しており，この層板パターンの低下はマイクロダメージの発生と伸展に関与するため，骨折しやすくなっている可能性を指摘している[8]。

　骨粗鬆症性椎体骨折患者においては骨折部海綿骨の石灰化度は低下していることが報告されている。Hofstaetterらは椎体形成術などを施行する椎体骨折患者から採取した海綿骨の平均石灰化度は骨折発生後いかなる時期においても対照群より低値であり，骨折発生後早期よりも後期の方が骨折修復による新生仮骨の添加により石灰化度は低下し，石灰化度分布も拡大することを報告している[9]。さらに彼らはビスホスホネート治療を受けていた椎体骨折症例の骨折発生後後期においては，石灰化度は上昇しないものの，分布が均一化することを明らかにしている。

　大腿骨頚部骨折患者の骨折部においては石灰化度が低下していることが報告されている。Loveridgeらは大腿頚部内側骨折手術患者の頚部を走査電子顕微鏡（scanning electron microscope：SEM）による後方散乱（backscattered electron：BSE image）をもちいて定量的に解析したところ，皮質骨と海綿骨の石灰化度が年齢をマッチさせた対照群と比較して有意に低値であったことを報告している[10]。Saitoらも大腿骨頚部骨折患者の頚部皮質骨を石灰化度の高低で二分すると，全体骨に対する低石灰化骨の分画が対照群よりも有意に高値であり，さらに対照群と骨折群の低石灰化骨分画同士の比較においても骨折群の方がカルシウムとリンの含有量が少ないことを報告している[11]。彼らはさらにコラーゲンの架橋分析を行い，骨折群の低石灰化骨（新しい骨単位）において古い骨に蓄積されていくはずの老化型悪玉架橋が増加していることを明らかにしてい

るが，これを生理的な老化過程を超えた「過度の老化パターン」と位置づけており，酸化ストレス増大の関与を示唆している．

一方で，非定型大腿骨骨折をきたした症例における腸骨の石灰化度を調査した報告も出てきており，Tjhiaらは非定型骨折症例の腸骨の石灰化度は通常の骨粗鬆症性椎体骨折症例より高い傾向にあり[12]，海綿骨の表層と深部のパケット間の石灰化度の変化が乏しいことを明らかにしている[13]．

## おわりに

骨強度に影響を及ぼす骨質因子である骨石灰化度につき概説した．石灰化度はリモデリングによって規定されることは明らかになったが，骨折患者においては石灰化度変化は必ずしも一定ではない．これは，骨折発生には，リモデリングや石灰化度以外にもマイクロダメージ，コラーゲン架橋などの骨質因子や骨量，骨構造，さらには転倒，脊椎アライメントなどの複合的な因子が関与するためであろうと考えられる．しかし近年では骨粗鬆症性骨折患者では層板パターンの減少によって，骨単位内の石灰化度分布も均一化することや，非定型骨折症例における石灰化度分布の均一化なども明らかになってきており，さらなる研究の進展，臨床検討の蓄積により，石灰化度の骨脆弱性への関与，ひいては骨力学特性への関与の解明が期待される．

## 文　献

1) 真柴賛. 骨ミネラル化からみた骨質－骨粗鬆症の治療における骨の質の評価を求めて. Clinical Calcium 2004; 14: 581-8.
2) Boivin G, Meunier PJ. The degree of mineralization of bone tissue measured by computerized quantitative contact microradiography. Calcif Tissue Int 2002; 70: 503-11.
3) Boivin GY, Chavassieux PM, Santora AC, et al. Alendronate increases bone strength by increasing the mean degree of mineralization of bone tissue in osteoporotic women. Bone 2000; 27: 687-94.
4) Boivin G, Lips P, Ott SM, et al. Contribution of raloxifene and calcium and vitamin D3 supplementation to the increase of the degree of mineralization of bone in postmenopausal women. J Clin Endocrinol Metab 2003; 88: 4199-205.
5) Paschalis EP, Glass EV, Donley DW, et al. Bone mineral and collagen quality in iliac crest biopsies of patients given teriparatide: new results from the fracture prevention trial. J Clin Endocrinol Metab 2005; 90: 4644-9.
6) Arlot M, Meunier PJ, Boivin G, et al. Differential effects of teriparatide and alendronate on bone remodeling in postmenopausal women assessed by histomorphometric parameters. J Bone Miner Res 2005; 20: 1244-53.
7) Ciarelli TE, Fyhrie DP, Parfitt AM. Effects of vertebral bone fragility and bone formation rate on the mineralization levels of cancellous bone from white females. Bone 2003; 32: 311-5.
8) Ciarelli TE, Tjhia C, Rao DS, et al. Trabecular packet-level lamellar density patterns differ by fracture status and bone formation rate in white females. Bone 2009; 45: 903-8.
9) Hofstaetter JG, Hofstaetter SG, Nawrot-Wawrzyniak K, et al. Mineralization pattern of vertebral bone material following fragility fracture of the spine. J Orthop Res 2012; 30: 1089-94.
10) Loveridge N, Power J, Reeve J, et al. Bone mineralization density and femoral neck fragility. Bone 2004; 35: 929-41.
11) Saito M, Fujii K, Soshi S, et al. Reductions in degree of mineralization and enzymatic collagen cross-links and increases in glycation-induced pentosidine in the femoral neck cortex in cases of femoral neck fracture. Osteoporos Int 2006; 17: 986-95.
12) Tjhia CK, Odvina CV, Rao DS, et al. Mechanical property and tissue mineral density differences among severely suppressed bone turnover (SSBT) patients, osteoporotic patients, and normal subjects. Bone 2011; 49: 1279-89.
13) Tjhia CK, Stover SM, Rao DS, et al. Relating micromechanical properties and mineral densities in severely suppressed bone turnover patients, osteoporotic patients, and normal subjects. Bone 2012; 51: 114-22.

# III-7 骨質と椎体骨折の病態
## (2) マイクロダメージとの関係

### はじめに

骨粗鬆症に伴う椎体骨折は骨量の減少だけでなく，骨構造や骨質の変化も関与すると考えられている。このうち骨質に影響する要因の1つに骨疲労が挙げられる。疲労とは材料に1回で破綻するよりもはるかに小さい荷重を反復して加えると材質劣化が生じることで，骨疲労の主体は骨微細損傷（マイクロダメージ）の蓄積である。マイクロダメージの蓄積は産生と修復のバランスによって決定されるため，産生の増加，修復の抑制のいずれによってもマイクロダメージの蓄積は増加し得る[1〜3]と考えられている。本稿ではこれまでのいくつかの骨マイクロダメージに関する研究を概説し，椎体における骨疲労に対する理解の一助としたい。

### 加齢に伴うマイクロダメージの蓄積

骨疲労の主体であるマイクロダメージの蓄積は加齢とともに増加すると考えられている。ヒト肋骨においてFrostは40歳以降にマイクロダメージが増加することを[4]，森らは60歳以降の女性において年齢とマイクロダメージの密度が正の相関を示すことを[5]報告している。大腿骨ではSchafflerらが大腿骨骨幹部においてもマイクロダメージは40歳以降に加速度的に増加するとし[6]，Moriらは70歳未満の若年群と70歳以上の老年群における大腿骨骨頭の海綿骨を比較すると海綿骨量は老年群が若年群より低値で，microcrack密度は老年群が有意に高値であったことを報告した[7]。一方，椎体海綿骨においては生理学的なマイクロダメージが観察されているものの年齢との相関を認めないとする報告[8]もあるが，Arlotらはマイクロダメージの密度が年齢と相関して増加することを報告し[9]，Heleneらも骨量で補正するとヒト第2腰椎のマイクロダメージが年齢と相関して増加することを報告している[10]。また椎間板髄核を摘出した脊椎に疲労荷重を加えると終板近傍で著明にマイクロダメージが増加する[11]ことからも，椎体の骨疲労は椎間板変性すなわち加齢との関与が推察される。

マイクロダメージが加齢により蓄積される要因として[1]骨量が低下した結果，骨梁の単位面積に対する応力上昇が起きてマイクロダメージの発生が増加したこと[2]，骨リモデリングの低下によりマイクロダメージの修復が阻害されたことの2つが考えられている。

### マイクロダメージ蓄積と骨力学特性

マイクロダメージの蓄積が骨強度を低下させ骨粗鬆症性の椎体骨折を引き起こすことを直接的に証明した報告はない。Heleneら[10]はヒト第2腰椎を用いてマイクロダメージと骨強度の試験を行ったが，加齢とともにマイクロダメージの蓄積を認めるものの弾性係数，破壊応力，エネルギーとの間に相関は無かったと報告している。

一方，骨にcyclic loadingを負荷すると骨の剛性が低下することが知られているが，この際マイクロダメージが増加する。Burrら[12]はイヌ大腿骨骨幹部に4点曲げfatigue loadingを加え，徐々に剛性を低下させ発生するマイクロダメージを観察したところ，剛性の低下が15％以下の場合ではマイクロダメージは増加せず，15〜25％の低下をきたしてから増加し始め，25％以上低下すると線状のマイクロダメージが加速度的に増加していた。これらの結果はマイクロダメージ蓄積と剛性の低下の関係が単なる反比例ではなく，ある閾値を超えると著しく変化することを示している。生体内で生じる骨疲労過程でこのような閾値があるかどうかは不明であるが，これらの結果よりマイクロダメージの蓄積がそれほど多くない状態では，まず内在性の骨力学特性が低下し，マイクロダメージの成長，進展に伴い通常の力学強度も低下することが推察され，椎体骨

折をきたす直前には多くのマイクロダメージが蓄積していると推察される。

## マイクロダメージの修復

骨疲労の修復は生体に特有の現象であるが，その過程は感知と修復に大別される。海綿骨，皮質骨を問わずあらゆる場所で起こり得る疲労に効率的に対応しないといけないことを考えると，感知は骨基質内に密なネットワークを有する骨細胞が，修復は生理的な骨代謝機構である骨リモデリングがその役割を担っていると推察されている。

イヌの前腕に疲労試験を行い骨内にマイクロダメージを発生させると，1週間後には歪みのかかった部位で骨吸収が開始される[2]。また，通常ではhaversian remodeling systemを持たないラットにおいても尺骨の長軸方向に疲労荷重をかけて骨幹部にマイクロダメージを発生させると，1日後にはマイクロダメージ周囲の骨細胞はTUNEL染色陽性となり，その後収縮，空隙化といった異常な形態を呈し[13]，10日後には皮質骨内リモデリングにより吸収窩が形成されることが報告されている[14]。これらの事実はマイクロダメージ産生が周囲の骨細胞のアポトーシスを惹起し骨リモデリングを誘発することを強く示唆している。さらにCardosoら[15]は同様のラットのfatigue modelにおいてcaspase inhibitorを投与すると骨細胞のアポトーシスが抑制され，かつ皮質骨内の吸収窩が増加しないことを報告した。一方，Mulcahyら[16]は骨芽細胞様細胞であるMLO-Y4細胞の培養ネットワークにマイクロダメージを与えるとMLO-Y4細胞のアポトーシスが増加しRANKLとOPGが増加したと報告した。これらのことはマイクロダメージが骨細胞のアポトーシスを引き起こし，RANKLが増加し破骨細胞が活性化され，targetされたリモデリングが起きマイクロダメージが修復されることを示すと考えられる。

## 骨リモデリングの抑制と椎体のマイクロダメージ蓄積

骨に生じたマイクロダメージが骨リモデリングによって修復されるのであれば，リモデリングの抑制はマイクロダメージの修復を阻害しその蓄積を増加させ

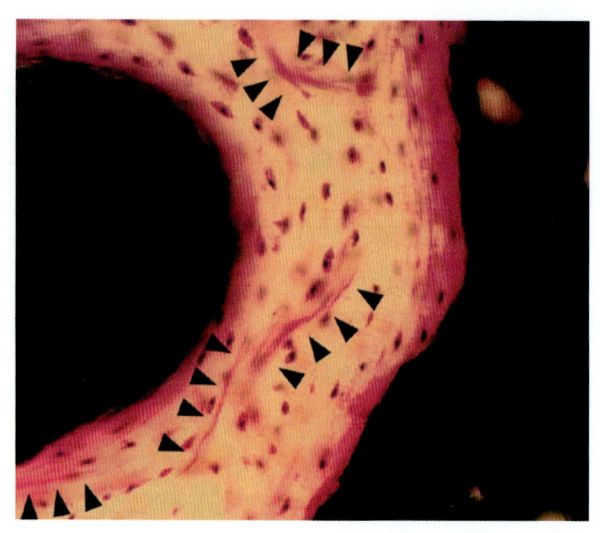

**図1** リセドロネート投与群の腰椎海綿骨に認められたマイクロダメージ（文献18から引用）
局所に集中したマイクロダメージが確認された。

ると考えられる。強力なリモデリングの抑制が長期間に及べばマイクロダメージの蓄積が修復されず骨折が起こる可能性が危惧される。以前よりリモデリング抑制効果の強いビスホスホネート薬（BP）の使用に対してその危険性は指摘されていた。われわれは高用量のBPをイヌに投与し，著明な低リモデリング状態がマイクロダメージ蓄積と骨力学特性に及ぼす影響を調べた[17,18]。正常雌ビーグル犬（1〜2歳齢）に骨粗鬆症患者に対する臨床投与量の6倍のリセドロネート，アレンドロネートを12ヵ月間連日経口投与した腰椎椎体において，海綿骨のマイクロダメージの指標の1つであるmicro crackの密度はリセドロン酸（リセドロネート）投与群で2.3倍，アレンドロネート投与群で3.5倍と有意に増加していた。興味深い所見として約30％のBP投与動物には複数のmicro crackが1本の骨梁に集中して存在している，局所に集中したマイクロダメージが確認された（図1）。椎体の圧縮試験では最大荷重は海綿骨量の増加を反映してリセドロネート，アレンドロネート投与群でコントロール群に比べ20％有意に増加しており，剛性，吸収エネルギーも増加傾向を示していたが，試験片のサイズおよび海綿骨量で標準化した海綿骨の内在性力学特性は両BP投与群でむし

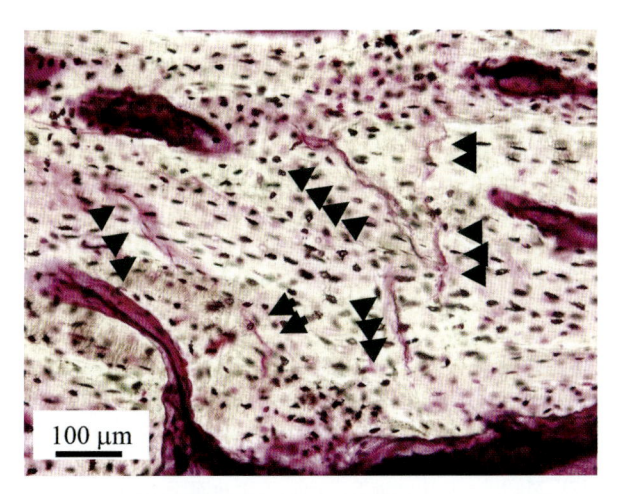

**図2** 非定型大腿骨骨折近傍の皮質骨内のマイクロダメージ（文献21から引用）
骨折部近傍の皮質骨に多数のマイクロダメージの蓄積を認めた。

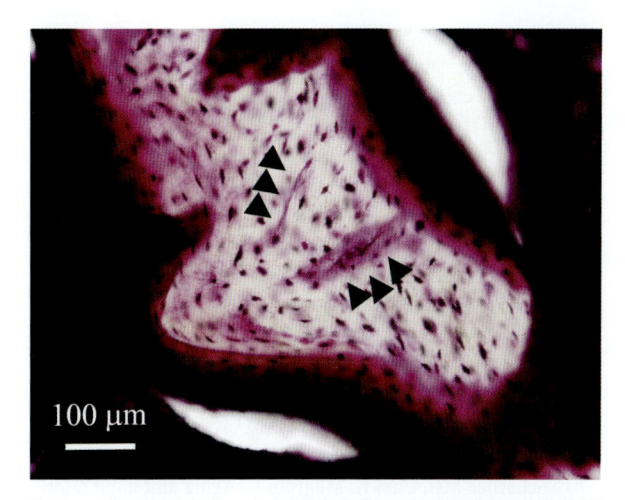

**図3** ビスホスホネート長期投与後の大腿骨頭脆弱性骨折後の骨頭内のマイクロダメージ（文献22から引用）
大腿骨頭の海綿骨に多くのマイクロダメージの蓄積を認めた。

ろ低下傾向にあり，特に靭性はリセドロネート，アレンドロネート投与群ともに約20％低下していた。このことは同様の試験を行ったイヌの腰椎に対して生体外で疲労荷重試験を行うとアレンドロネート投与群ではコントロール群よりも多くのマイクロダメージの蓄積を認めていたこと[19]から，BP投与によって骨質が変化し，マイクロダメージが発生しやすい状態になっている可能性が示唆された。

一方，ヒトにおいてはアメリカ骨代謝学会がtask forceとして調査報告したように長期のビスホスホネート使用が非定型大腿骨骨折を引き起こすことが問題となっている[20]。その病態はマイクロダメージの蓄積である可能性が指摘されているが，われわれの施設では本骨折における骨折部近傍の骨の採取を行い調査しマイクロダメージの蓄積を報告した[21]（図2）。また，大腿骨骨頭の脆弱性骨折をきたし，その後，急速破壊型股関節症を発症したビスホスホネート長期投与患者の大腿骨骨頭の海綿骨を調査したところ，骨頭の海綿骨内に多くのマイクロダメージの蓄積が認められた[22]（図3）。これらのことからもビスホスホネートの過剰な骨リモデリングの抑制は皮質骨のみならず海綿骨内へのマイクロダメージの蓄積と骨折の発生の可能性を示唆するものと考えられる。

## おわりに

骨内のマイクロダメージは骨細胞に感知され骨細胞がアポトーシスすることによってその部位で骨リモデリングを活性化し修復されていることが明らかになってきた。リモデリングによりマイクロダメージがコントロールされているならば，リモデリングの異常である骨粗鬆症においてマイクロダメージが増加しても矛盾はないはずであろう。一方，骨粗鬆症によって骨脆弱性骨折が起こるのであるから椎体骨折とマイクロダメージは密接な関連があるはずである。椎体骨折を起こす直前のヒトの椎体骨内のマイクロダメージを調査した報告はないが，本稿で述べたことを鑑みればマイクロダメージの蓄積と骨粗鬆症性椎体骨折は深く関連があると考えるのが自然である。

## 文 献

1) Burr DB, Forwood MR, Fyhrie DP, et al. Bone microdamage and skeletal fragility in osteoporotic and stress fractures. J Bone Miner Res 1997; 12: 6-15.
2) Mori S, Burr, DB. Increased intracortica 4 l remodeling following fatigue microdamage. Bone 1993; 14: 103-9.
3) Frost HM. A brief review for orthopedic surgeons: fatigue damage (microdamage) in bone (its determinants and clinical implications). J Orthop Sci 1998; 3: 272-81.
4) Frost HM. Presence of microscopic cracks in vivo in bone. Bull Henry Ford Hosp 1960; 8: 25-35.
5) 森諭史. 骨の微細損傷とその修復−骨疲労の病態生理. 臨床整形外科 1998; 33: 975-81.
6) Schaffler MB, Choi K, Milgrom C. Aging and bone matrix microdamage accumulation in human compact bone. Bone 1995; 17: 521-5.
7) Mori S, Harruff R, Ambrosius W, et al. Trabecular bone volume and microdamage accumulation in the femoral heads of women with and without femoral neck fractures. Bone 1997; 21: 521-6.
8) Wenzel TE, Schaffler MB, et al. In vivo trabecular microcracks in human vertebral bone. Trans Orthop Res Soc 1994; 19: 57.
9) Arlot ME, Burt-Pichat B, Roux JP, et al. Microarchitecture Influences microdamage accumulation in human vertebral trabecular bone. J Bone Miner Res 2008; 23: 1613-8.
10) Helene F, Viguet-Carrin S, et al. Effects of preexisting microdamage, collagen cross-Links, degree of mineralization, age, and architecture on compressive mechanical properties of elderly human vertebral trabecular bone. J Orthop Res 2011; 29: 481-8.
11) Hasegawa K, Turner CH, Chen J, et al. Effects of disc lesion on microdamage accumulation in lumbar vertebrae under cyclic loading. Clin Oth Res 1995; 311: 190-8.
12) Burr DB, Turner CH, Naick P, et al. Does microdamage accumulation affect the mechanical properties of bone? J Biomech 1998; 31: 337-45.
13) Verborgt O, Gibson GJ, Schaffler MB, et al. Loss of osteocyte integrity in association with microdamage and bone remodeling after fatigue in vivo. J Bone Miner Res 2000; 15: 60-7.
14) Bentolila V, Boyce TM, Fyhrie DP, et al. Intracortical remodeling in adult long bones after fatiugen loading. Bone 1998; 23: 275-81.
15) Cardoso L, Herman BC, Verborgt O, et al. Osteocyte apoptosis controls activation of intracortical resorption in response to bone fatigue. J Bone Miner Res 2009; 24: 597-605.
16) Mulcahy LE, Taylor D, Lee TC, et al. RANKL and OPG activity is regulated by injury size in networks of osteocyte-like cells. Bone 2011; 48: 182-8.
17) Mashiba T, Hirano T, Turner CH, et al. Suppressed bone turnover by bisphosphonates increases microdamage accumulation and reduces some biomechanical properties in dog rib. J Bone Miner Res 2000; 15: 613-20.
18) Mashiba T, Turner CH, Hirano T, et al Effects of suppressed bone turnover by bisphosphonates on microdamage accumulation and biomechanical properties in clinically relevant skeletal sites in beagles. Bone 2001; 28: 524-31.
19) Iwata K, Allen MR, Phipps R, et al. Microcrack initiation occurs more easily in vertebrae from beagles treated with alendronate than with risedronate. Bone 2006; 38(Suppl): 42.
20) Shane E, Burr D, Abrahamsen B, et al. Atypical subtrochanteric and diaphyseal femoral fractures: Report of a task force of the american society for bone and mineral research. J Bone Miner Res 2010; 25: 2267-94.
21) Iwata K, Mashiba T, et al. A large amount of microdamages in the cortical bone around fracture site in a patient of atypical femoral fracture after long-term bisphosphonate therapy. Bone 2014; 64: 183-6.
22) 岩田憲, 真柴贊ほか. ビスフォスフォネート製剤投与中に大腿骨頭軟骨下脆弱性骨折をきたした1例. Osteoporosis Jpn 2010; 18: 272-6.

# III-7　骨質と椎体骨折の病態
## （3）コラーゲン架橋

　原発性骨粗鬆症は，性ホルモンの減少に伴う骨吸収の亢進により骨微細構造の破綻と骨密度の低下が起こり，骨脆弱性が高まる疾患とされている。骨吸収の亢進を評価する骨吸収マーカーは，将来の骨密度の低下や骨構造の劣化を予測するマーカーである。しかし，骨脆弱化の原因として，骨吸収の亢進とは独立した機序，すなわち骨質の劣化（コラーゲンの過剰老化）が関与していることが明らかにされている[1]。骨質の劣化は，骨コラーゲンの分子間に終末糖化産物（advanced glycation end products：AGEs）が過剰に形成されることによってもたらされる[2〜4]。ペントシジンはAGEsの代表的構造体であり，コラーゲンの分子間をつなぎ止める悪玉架橋である[1]。AGEsは加齢とともに組織中のコラーゲンに形成される老化産物といえる。骨の代謝回転を反映する骨形成あるいは骨吸収マーカーの測定では，コラーゲンの過剰老化という点からの骨質を評価することができない。こうした骨コラーゲンの異常は，加齢や生活習慣病因子（動脈硬化，血中ホモシステイン高値，腎機能低下，糖尿病）によりもたらされる[1,3〜6]。そこで，現在，血中や尿中のペントシジンの測定や，骨質劣化の一因となる血中ホモシステイン測定により骨質を評価し，骨折というイベントを予測す

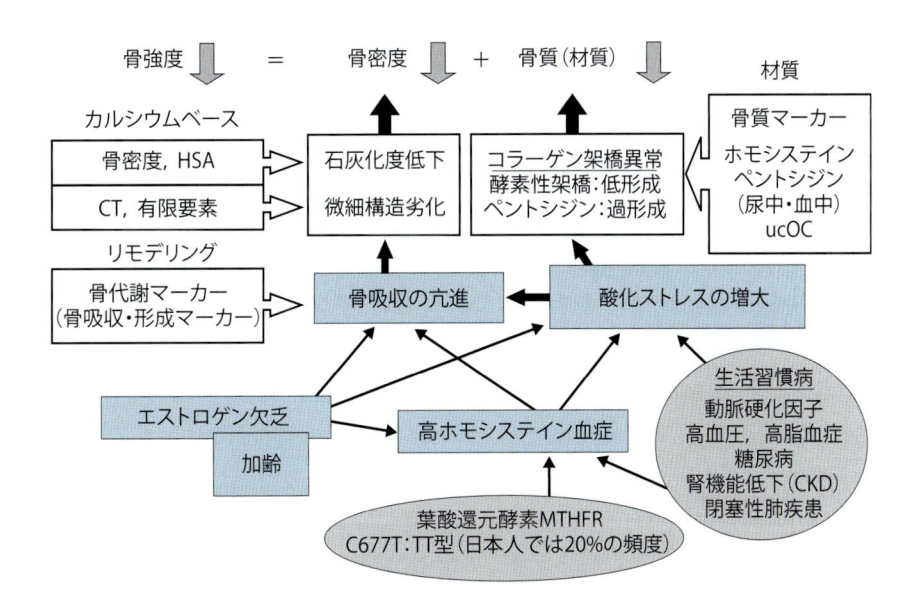

### 図1　骨強度の低下要因の多様性（著者作成）

骨質は，骨の素材としての質である材質特性と，その素材を基に作り上げられた構造特性（微細構造）により規定されるが，骨の構造を作り上げているのは石灰化した骨基質であることから，ナノレベルでの基質の性状の変化は，骨強度を規定する最小単位ともいえる。エストロゲン欠乏や加齢，生活習慣病は，骨密度のみならず骨質（特に材質）に対しても悪影響をもたらす。骨質因子の良し悪しは，骨の新陳代謝機構である骨リモデリングや，細胞機能の良し悪し，基質周囲の環境（酸化ストレスや糖化のレベル）によって制御されている。すなわち，骨強度を評価する際には，カルシウムベースあるいは骨リモデリングに依存する解析のみならず，材質の良し悪しを骨質マーカーにより非侵襲的に評価することが必要である。

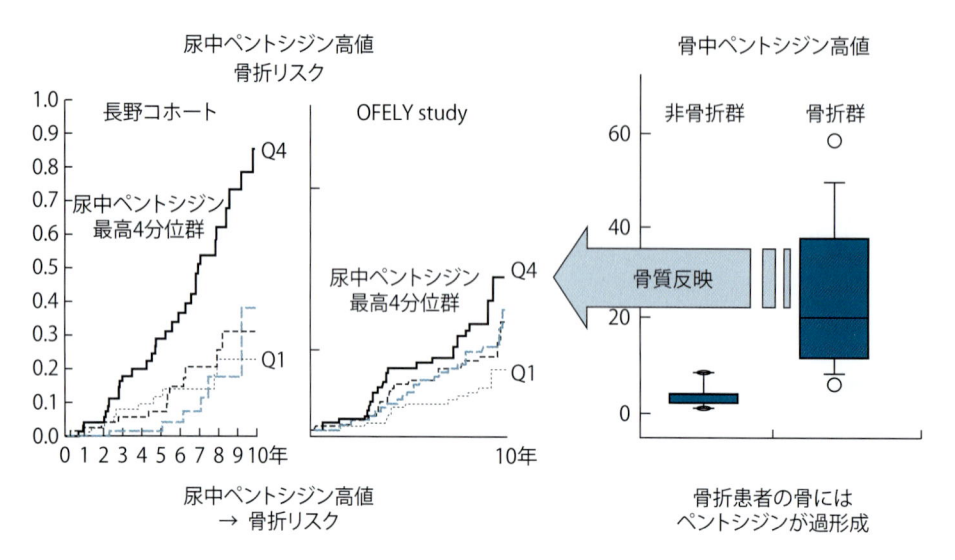

**図2 尿中ペントシジン高値と骨折リスク** (文献1,2,4,7より改変引用)
ベースライン時の尿中ペントシジンの高値(最高4分位)は骨折リスクとなる(長野コホート, OFELY study)。尿中ペントシジン高値が骨折リスクとなることは, 骨折を伴う骨粗鬆症例の骨コラーゲンにペントシジンが過形成であることを反映している可能性がある。

る試みがなされている[7〜10] (**図1**)。

## 骨コラーゲンのペントシジン架橋とマイクロダメージの関係

悪玉架橋ペントシジンは加齢とともに増加し[11], 骨を硬くて脆い状態にする[12]。また構造学的な不利益をもたらすだけではなく, 骨芽細胞の分化をも抑制する悪玉架橋である[13]。骨コラーゲン中のペントシジンは, 加齢のみならず酸化ストレスの増大(加齢, 動脈硬化因子)や持続的高血糖(糖尿病)などで著しく増加する[1,2,4]。酸化ストレスの増大によるAGEsの過形成は, 代謝回転の亢進した骨粗鬆症例における骨コラーゲンへのペントシジン過形成を説明する[1]。近年の骨質研究の進歩により, マイクロダメージの発生・進展は, よりミクロレベルの骨の材質規定因子であるコラーゲンへのペントシジン過形成に起因することが明らかとなっている[1,14]。こうした骨質因子の相互関係は, 骨を鉄筋コンクリートの概念にあてはめるとわかりやすくなる。鉄筋コンクリートの外壁に見かけるひび割れは, 鉄筋の老朽化やコンクリートの劣化によって発生することはよく知られているが, マイクロダメージは鉄筋コンクリートのひび割れに相当する。こうしたミクロレベルでの材質劣化はナノレベルでの材質の劣化, す

なわち, コラーゲン架橋の異常により生じることが明らかとなった。

## 加齢に伴うペントシジン架橋の変化

ヒト骨における骨コラーゲン架橋の加齢変化(0〜84歳：上腕骨近位端, 橈骨遠位端, 腸骨, 大腿骨頚部, 第4腰椎椎体, 脛骨中央部)が報告されている[11,15]。興味深いことに, 椎体および腸骨のコラーゲンに形成されるペントシジン量は, 四肢骨に比べて有意に高値であり, 椎体は同一個体内でも骨質が悪いことが明らかとなっている。すなわち, 椎体の骨強度に及ぼす骨質(コラーゲン)の寄与度は, 他の部位より大きいといえる。こうした加齢に伴うペントシジンの増加を反映するように, 血中[16]および尿中[7]のペントシジン量は加齢に伴い増加する。さらに骨コラーゲン中のペントシジン量と血中や尿中のペントシジン量は正の相関があることから体液中のペントシジン測定は骨質劣化を評価するサロゲートマーカーとなる[17]。

## 骨質マーカー：ペントシジンとホモシステイン

大腿骨頚部骨折をきたした原発性骨粗鬆症例(15〜25例：糖尿病罹患無し)の骨生検(皮質骨, 海綿骨)の

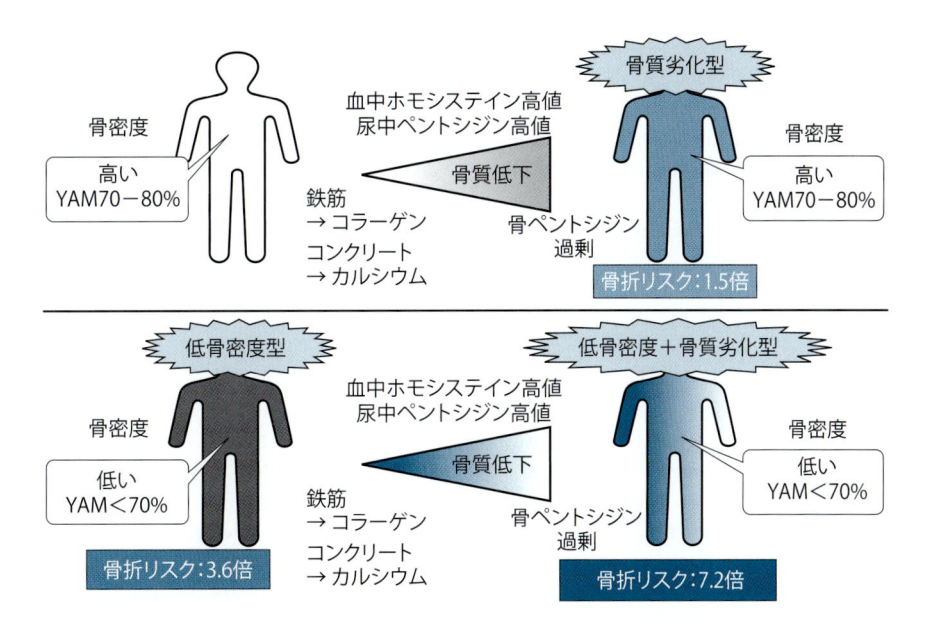

**図3 骨密度・骨質マーカーによる骨粗鬆症病型分類**（文献18より改変引用，著者作成）
高ホモシステイン血症が悪玉架橋ペントシジン増加をもたらすというデータから，骨粗鬆症における骨折リスク増大は3つのパターンに分けることができる。すなわち，骨密度が若年成人平均値（YAM値）の70%以上であっても，ホモシステイン代謝異常が存在すると，それだけで骨折リスクが上昇する「骨質劣化型骨粗鬆症」と，ホモシステイン代謝が良くても低骨密度により骨折リスクが高まる（骨密度低下型骨粗鬆症），さらには骨密度低下とホモシステイン代謝が共に低下している「骨密度低下＋骨質劣化型骨粗鬆症」である。骨質劣化型の骨折リスクは1.5倍，骨密度低下型は3.6倍，骨密度低下＋骨質劣化型は7.2倍であった。
YAM：骨密度若年平均値

検討[2,4]から，骨コラーゲンにペントシジンの過形成が生じており，コラーゲンが過剰に老化した状態にあることが明らかとなった[2,4]。さらに，尿中ペントシジンの高値（クレアチニン補正で，47.5 pM/mg Cr）が独立した骨折リスク因子になることを明らかにした[7]（**図2**）。また，骨コラーゲン中のペントシジンが高値の症例では，動脈硬化因子である血中のホモシステインが高値であることが報告されている[4]。日本人は20%の頻度で高ホモシステイン血症を呈する遺伝的背景を有することから骨質劣化をきたしやすい人種といえる[18]。血中ホモシステイン高値（＞15 mol/mL）は，酸化ストレスを高めてペントシジンを過剰に誘導する[3]。高ホモシステイン血症を呈する高齢者は，骨密度が高くても骨折リスクが上昇することがメタアナリシスで明らかにされている[19]。ホモシステインは動脈のみならず骨コラーゲンのAGEs化を過剰に誘導することで骨の脆弱性を高めるといえる[1,3,4]。また，閉経後女性502名（長野コホート）の検討から，骨粗鬆症は骨密度と骨質の組み合わせによって「3タイプ」に分けられることが示されている[18]（**図3**）。①低骨密度型骨粗鬆症（YAM80%以上の症例と比べて骨折リスク3.6倍上昇），②骨質劣化型骨粗鬆症（同じく1.5倍），③低骨密度＋骨質劣化型骨粗鬆症（同じく7.2倍）である。また，閉経後骨粗鬆症患者，251名の縦断研究から，「低骨密度＋骨質劣化型骨粗鬆症例」では，骨吸収抑制薬であるビスホスホネート薬で骨密度を高めても骨折リスクが高いことが示されている[20]。骨質劣化を伴う症例においては，骨密度の上昇のみならず骨質の改善を行うことが必要である。骨粗鬆症の治療にあたっては，多様な病態を個別に評価し，個々の症例ごとに治療薬の選択および併用を考慮する個別化治療が必要だと考えられる[21]。

## 文献

1) Saito M, Marumo K. Collagen cross-links as a determinant of bone quality: a possible explanation for bone fragility in aging, osteoporosis, and diabetes mellitus. Osteoporos Int 2010; 21: 195-214.
2) Saito M, Fujii K, Soshi S, et al. Reductions in degree of mineralization and enzymatic collagen cross-links and increases in glycation induced pentosidine in the femoral neck cortex in cases of femoral neck fracture. Osteoporos Int 2006; 17: 986-95.
3) Saito M, Marumo K, Soshi S, et al. Raloxifene ameliorates detrimental enzymatic 5 and nonenzymatic collagen cross-links and bone strength 6 in rabbits with hyperhomocysteinemia. Osteoporos Int 2010; 21: 655-66.
4) Saito M, Marumo K, Fujii K. Degree of mineralization-related collagen crosslinking in the femoral neck cancellous bone in cases of hip fracture and controls, Calcif Tissue Int 2006; 79: 160-8.
5) Mitome J, Yamamoto H, Saito M, et al. Nonenzymatic cross-linking pentosidine increase in bone collagen and are associated with disorders of bone mineralization in dialysis patients. Calcif Tissue Int 2011; 88: 521-9.
6) Saito M, Fujii K, Mori Y, et al. Role of collagen enzymatic and glycation induced cross-links as a determinant of bone quality in the spontaneously diabetic WBN/Kob rats. Osteoporos Int 2006; 17: 1514-23.
7) Shiraki M, Kuroda T, Tanaka S, et al. Non-enzymatic collagen cross-links induced by glycoxidation (pentosidine) predicts vertebral fractures. J Bone Miner Metab 2008; 26: 93-100.
8) Gineyts E, Munoz F, Bertholon C, et al. Urinary levels of pentosidine and risk of fracture in post menopausal women: the OFELY study. Osteoporosis Int 2010; 21: 243-50.
9) Yamamoto M, Yamaguchi T, Yamauchi M, et al. Serum pentosidine levels are positively associated with the presence of vertebral fractures in postmenopausal women with type 2 diabetes. J Clin Endocrinol Metab 2007; 93: 1013-9.
10) Schwartz AV, Garnero P, Hillier TA, et al. Pentosidine and increased fracture risk in older adults with type 2 diabetes. J Clin Endocrinol Metab 2009; 94: 2380-6.
11) Saito M, Marumo K. Fujii K, et al. Single column high-performance liquid chromatographic-fluorescence detection of immature, mature and senescent cross-links of collagen. Anal Biochem 1997; 253: 26-32.
12) Karim L, Vashishth D. Heterogeneous glycation of cancellous bone and its association with bone quality and fragility. PLoS One 2012; 7: e35047.
13) Sanguineti R, Storace D, Monacelli F, et al. Pentosidine effects on human osteoblasts in vitro. Ann N Y Acad Sci 2008; 1126: 166-72.
14) Saito M, Mori S, Mashiba T, et al. Collagen maturity, glycation induced-pentosidine, and mineralization are increased following 3-year treatment with incadronate in dogs. Osteoporos Int 2008; 19: 1343-54.
15) 斎藤充．ヒトの荷重・非荷重骨におけるコラーゲンの生化学的特性とその加齢変化．東京慈恵会医科大学雑誌 1999; 114: 327-37.
16) Takahashi M, Oikawa M, Nagano A. Effect of age and menopause on serum concentrations of pentosidine, an advanced glycation end product. J Gerontol A Biol Sci Med Sci 2000; 55: M137-140.
17) 木田吉城, 斎藤充, 曽雌茂, 丸毛啓史．非侵襲的骨質（材質）評価法の確立．Osteoporosis Jpn 2010; 18: 639-42.
18) Shiraki M, Urano T, Kuroda T, et al. The synergistic effect of bone mineral density and Methylenetetrahydrofolate reductase (MTHFR) polymorphism (C677T) on fractures J Bone Miner Metab 2008; 26: 595-602.
19) Yang J, Hu X, Zhang Q, et al. Homocysteine level and risk of fracture: A meta-analysis and systematic review. Bone 2012; 51: 376-82.
20) Shiraki M, Kuroda T, Shiraki Y, et al. Urinary pentosidine and plasma homocysteine levels at baseline predict future fractures in osteoporosis under bisphosphonate treatment. J Bone Miner Metab 2011; 29: 62-70.
21) 斎藤充, 丸毛啓史．骨粗鬆症治療のテーラーメイド化と薬剤選択．骨強度の規定因子の多様性における骨密度と骨質の関与．THE BONE 2011; 25: 25-32.

# 第Ⅳ章
# 椎体骨折の診断

# Ⅳ-1 椎体骨折の評価基準

## (旧)椎体骨折評価基準(1996年度版)

1996年度版の椎体骨折評価基準では定量的評価(QM:Quantitative Measurement)が定められた[1](図1)。

定量的評価法は脊椎の側面エックス線画像で椎体の前縁(A),中央(C),後縁(P)を計測し,其の比率により楔状椎(A/P＜0.75),魚椎(C/A＜0.8 or C/P＜0.8),扁平椎(上位または下位椎体と比較してA,C,Pおのおのが20％以上減少)と判定する。椎体骨折の判定は骨粗鬆症の日常臨床はもちろん薬物などの臨床試験,疫学研究に加え,骨折の治療においても重要である。しかしながらその使いにくさが指摘され,一部の治験を除きほとんど使用されていなかった。

## (旧)椎体骨折評価基準の問題点

a. 脊椎エックス線撮影時のポジショニングの影響を受けやすい。
b. 計測が必要で評価に時間がかかる。
c. 臨床試験では使用されているものの,疫学,実臨床では使いにくくほとんど使用されていない。
d. 椎体骨折治療では椎体の形態的変化がなくても椎体骨折と診断する場合がある。

## 椎体骨折評価基準(2012年度版)作成の経緯

骨粗鬆症と椎体骨折の診断,治療に関与する7学会(日本骨形態計測学会,日本骨粗鬆症学会,日本骨代謝学会,日本整形外科学会,日本脊椎脊髄病学会,日本骨折治療学会,日本医学放射線学会)の合同委員会が2009年に結成され,各分野で共通に使用できる判定基準の検討を重ねてきた。原則として1996年度版で示された定量的評価法はそのままにしつつ,以下の点を追加した。

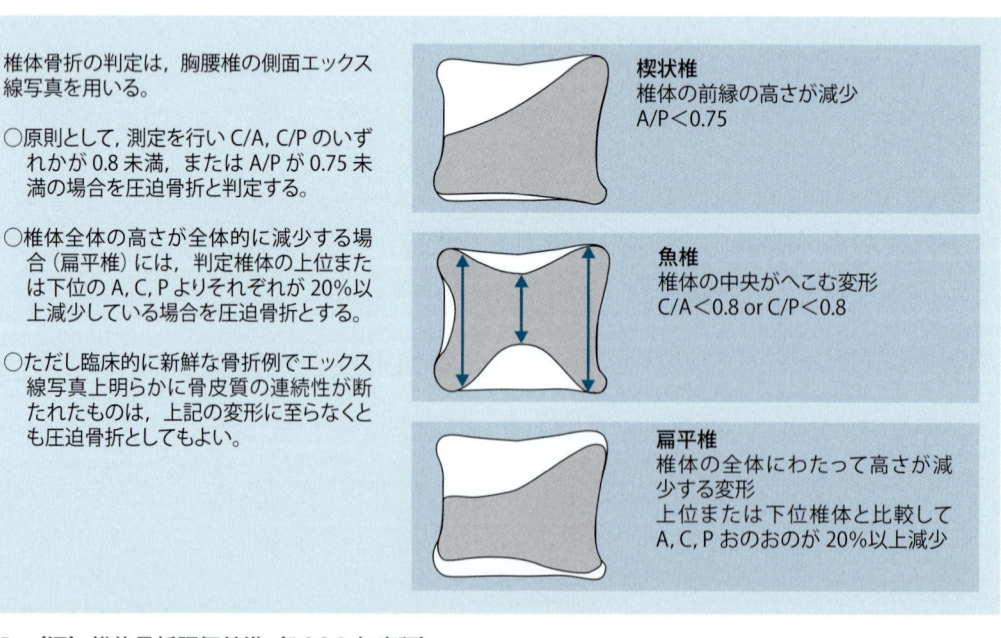

**図1 (旧)椎体骨折評価基準(1996年度版)** (文献1より引用)

椎体骨折の判定は,胸腰椎の側面エックス線写真を用いる。
○原則として,測定を行いC/A,C/Pのいずれかが0.8未満,またはA/Pが0.75未満の場合を圧迫骨折と判定する。
○椎体全体の高さが全体的に減少する場合(扁平椎)には,判定椎体の上位または下位のA,C,Pよりそれぞれが20％以上減少している場合を圧迫骨折とする。
○ただし臨床的に新鮮な骨折例でエックス線写真上明らかに骨皮質の連続性が断たれたものは,上記の変形に至らなくとも圧迫骨折としてもよい。

楔状椎:椎体の前縁の高さが減少 A/P＜0.75
魚椎:椎体の中央がへこむ変形 C/A＜0.8 or C/P＜0.8
扁平椎:椎体の全体にわたって高さが減少する変形 上位または下位椎体と比較してA,C,Pおのおのが20％以上減少

### 表1 各種薬物治験における椎体骨折判定法

| | 薬剤 | 試験名 | 文献 | 既存椎体骨折 方法 | 既存椎体骨折 基準 | 新規椎体骨折 方法 | 新規椎体骨折 基準 |
|---|---|---|---|---|---|---|---|
| 海外 | アレンドロネート | FIT I | 8 | 計測 | −3SD以下 | 計測&SQ＆調整 | −20％以上＆−4mm以上 Gradeが1以上進行 |
| | | FIT II | 9 | 計測 | −3SD以下 | 計測&SQ＆調整 | −20％以上＆−4mm以上 Gradeが1以上進行 |
| | リセドロネート | VERT-NA | 10 | 計測 SQ | A/PまたはC/P≦0.8 Grade 1以上 | SQ＋計測＆調整 | Gradeが1以上進行 −15％以上 |
| | | VERT-MN | 11 | 計測 SQ | A/PまたはC/P≦0.8 Grade 1以上 | SQ＋計測＆調整 | Gradeが1以上進行 −15％以上 |
| | ラロキシフェン | MORE | 12 | SQ | Grade 1以上 | SQ＆SQ＋計測＆調整 | Gradeが1以上進行 −20％以上＆−4mm以上 |
| | サケカルシトニン | PROOF | 13 | 計測 SQ | −3SD以下 Grade 1以上 | SQ＋計測＆調整 | Gradeが1以上進行 −20％以上＆−4mm以上 |
| | テリパラチド | | 14 | SQ | Grade 1以上 | SQ | Gradeが1以上進行 |
| | ストロンチウム | SOTI | 15 | SQ | Grade 1以上 | SQ＋計測 | Gradeが1以上進行 −15％以上＆−3mm以上 |
| | イバンドロネート | BONE | 16 | 計測 SQ | 不明 | 計測 | −20％以上＆−4mm以上 |
| | ゾレドロネート | HORIZON | 17 | 計測 SQ | −3SD以下 Grade 1以上 | 計測&SQ | −20％以上＆−4mm以上 Gradeが1以上進行 |
| | バゼドキシフェン | | 18 | SQ | Grade 1以上 | SQ＆計測＆調整 | Gradeが1以上進行 −20％以上＆−4mm以上 |
| | デノスマブ | FREEDOM | 19 | SQ | Grade 1以上 | SQ | Gradeが1以上進行 |
| 国内 | アレンドロネート | | 20 | 計測 | 日本骨代謝学会の基準 | 計測 | −20％以上 |
| | リセドロネート | | 21 | 計測 | 日本骨代謝学会の基準 | 計測 | −20％以上 |
| | ミノドロン酸 | | 22 | 計測 | 日本骨代謝学会の基準 | 計測＋SQ＆調整 | −15％以上＆4mm以上 Gradeが1以上進行 |

### a. 半定量的評価法（SQ：Semi-Quantitative method）を併記した

従来のQM法に加えてSQ法を併記した。SQ法は1993年にGenantらが提唱した方法[2]で対照表を用いて骨折を判定する方法である。SQ法はすでに国内外の多くの臨床試験で使用され、多くのエビデンスが構築されている[3]（**表1**）。

### b. 脊椎エックス線の読影時の注意点を付記した

椎体骨折の判定には椎体に対して水平に入射されたエックス線画像が理想的であるが、実際には多椎体を一度に撮影するため画面の端に位置する椎体では斜入射となる。このようなエックス線撮影時の入射方向、椎体の傾斜や立体構造の影響[4]を考慮して読影することが重要である。

### c. MRIによる判定を導入[5,6]

骨折治療では椎体に形態的な変化を認めなくても椎体骨折として治療する場合がある（不顕性骨折）。また多発性の椎体骨折を認める場合などには骨折の新旧の判定が必要になることもある。そのような場合にはMRIによる評価が有効である。

2012年度改訂版の椎体骨折評価基準と椎体骨折評価法を**図2**に示す[7]。

## 椎体骨折の判定は以下のいずれかの方法で行う。
椎体骨折により生じる椎体変形を胸椎・腰椎エックス線像で判定する方法

### I. 定量的評価法（Quantitative Measurement：QM 法）

### II. 半定量的評価法（Semiquantitative Method：SQ 法）

【付記】
1) エックス線像の読影では椎体の傾斜や椎体の立体構造を考慮することが重要である。
2) 骨折治療の観点からは上記の椎体変形を認めなくても以下のいずれかにあてはまれば椎体骨折と判定できる。
   ① エックス線写真上（正面像も含む）明らかに骨皮質の連続性が断たれている場合
   ② MRI 矢状面像の T1 強調画像で椎体に限局してその一部が帯状あるいはほぼ全部が低信号の場合（STIR 像では同領域にほぼ一致して高信号を認める）

図 2-1 （新）椎体骨折評価基準（2012 年度版） （文献 7 より引用）

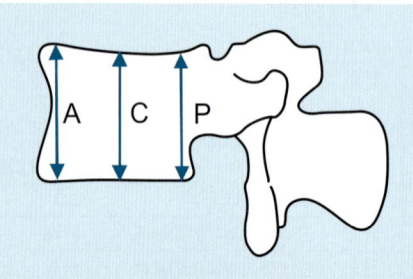

C/A，C/P のいずれかが 0.8 未満，または A/P が 0.75 未満の場合を椎体骨折と判定する。
椎体の高さが全体的に減少する場合（扁平椎）には判定椎体の上位または下位の A，C，P よりおのおのが 20％以上減少している場合を椎体骨折とする。

図 2-2　I. 定量的評価法 (Quantitative Measurement：QM 法) （文献 7 より引用）

グレード 0 から 3 までに分類し，グレード 1 以上にあてはまる場合を椎体骨折と判定する。

| | | | | 椎体高 / 椎体面積 |
|---|---|---|---|---|
| グレード0 正常（非骨折椎体） | | | | |
| グレード1 軽度の骨折 | | | | 20〜25％低下 / 10〜20％減少 |
| グレード2 中等度の骨折 | | | | 25〜40％低下 / 20〜40％減少 |
| グレード3 高度の骨折 | | | | 40％以上低下 / 40％以上減少 |

Bouxsein ML, Genant HK. International Osteoporosis Foundation. The breaking spine. 2010; Genant HK, et al. J Bone Miner Res1993; 8: 1137-48 より著者が改変

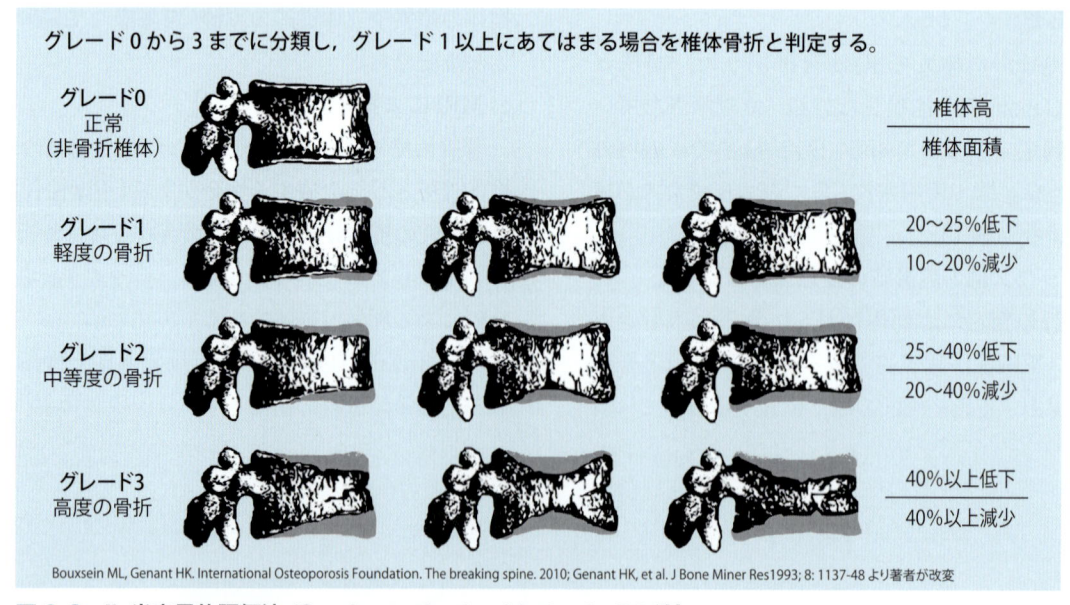

図 2-3　II. 半定量的評価法 (Semiquantitative Method：SQ 法) （文献 7 より引用）

## まとめ

2012年の原発性骨粗鬆症診断基準では椎体骨折を判定できれば骨密度検査なしで骨粗鬆症と診断できるようになり，椎体骨折の判定は骨粗鬆症分野において重要性が高まっている．新しい椎体骨折判定基準の導入で骨粗鬆症治療と骨折治療において椎体骨折の共通スケールができた．今後，椎体骨折において骨折治療と骨粗鬆症治療が切れ目なく体系的に進められることが望まれる．

## 文献

1) 折茂肇, 杉岡洋一, 福永仁夫ほか. 原発性骨粗鬆症の診断基準(1996年度版). 日骨代謝誌 1997; 14: 219-33.
2) Genant HK, Wu CY, van Kuijk C, et al. Vertebral fracture assessment using a semiquantitative technique. J Bone Miner Res 1993; 8: 1137-48.
3) 宗圓聰. 椎体骨折のX線評価と薬物療法の効果. CLINICAL CALCIUM 2011; 21: 963-9.
4) 山本吉蔵, 井上哲郎, 高橋栄明. 椎体計測のための罫線設定とpointingの基準. 整形外科 1995; 46: 5-17.
5) 中野哲雄, 稲葉大輔, 高田興志ほか. 新鮮椎体骨折のMRIによる診断の正診率と自然経過. Osteoporosis Jpn 2003; 11: 747-50.
6) 加藤義治, 金谷幸一, 和田圭司ほか. 骨粗鬆症性椎体骨折のMRIによる急性期からの追跡. Osteoporosis Jpn 2009; 17: 218-21.
7) 椎体骨折評価委員会. 椎体骨折評価基準(2012年度版). Osteoporosis Jpn 2013; 21: 25-32.
8) Black DM, Cummings SR, Karpf DB, et al. Randomised trial of effects of alendronate on risk of fracture in women with existing vertebral fractures. Lancet 1996; 348: 1535-41.
9) Cummings SR, Black DM, Thompson DE, et al. Effect of alendronate on risk of fracture in women with low bone density but without vertebral fractures. Results from the Fracture Intervention Trial. JAMA 1998; 280: 2077-82.
10) Harris ST, Watts NB, Genant HK, et al. Effects of risedronate treatment on vertebral and nonvertebral fractures in women with postmenopausal osteoporosis. JAMA 1999; 282: 1344-52.
11) Reginster J, Minne HW, Sorensen OH, et al. Randomized trial of the effects of risedronate on vertebral fractures in women with established postmenopausal osteoporosis. Osteoporos Int 2000; 11: 83-91.
12) Ettinger B, Black DM, Mitlak BH, et al. Reduction of vertebral fracture risk in postmenopausal women with osteoporosis treated with raloxifene. JAMA 1999; 282: 637-45.
13) Chesnut CH III, Silverman S, Andriano K, et al. A randomized trial of nasal spray salmon calcitonin in postmenopausal women with established osteoporosis: the prevent recurrence of osteoporotic fractures study. PROOF Study Group. Am J Med 2000; 109: 267-76.
14) Neer RM, Arnaud CD, Zanchetta JR, et al. Effect of parathyroid hormone (1-34) on fractures and bone mineral density in postmenopausal women with osteoporosis. N Engl J Med 2001; 344: 1434-41.
15) Meunier PJ, Roux C, Seeman E, et al. The effects of strontium ranelate on the risk of vertebral fracture in women with postmenopausal osteoporosis. N Engl J Med 2004; 350: 459-68.
16) Chesnut CH III, Skag A, Christiansen C, et al. Effects or oral ibandronate administered daily or intermittently on fracture risk in postmenopausal osteoporosis. J Bone Miner Res 2004; 19: 1241-9.
17) Black DM, Delmas PD, Eastell R, et al. Once-yearly zoledronic acid for treatment of postmenopausal osteoporosis. N Engl J Med 2007; 356: 1809-22.
18) Silverman SL, Christiansen C, Genant HK, et al. Efficacy of bazedoxifene in reducing new vertebral fracture risk in postmenopausal women with osteoporosis; Results from a 3-year, randomized, placebo-, and active- controlled clinical trial. J Bone Miner Res 2008; 23: 1923-34.
19) Cummings SR, San Martin J, McClung MR, et al. Denosumab for prevention of fractures in postmenopausal women with osteoporosis. N Engl J Med 2009; 361: 756-65.
20) Kushida K, Shiraki M, Nakamura T, et al. Alendronate reduced vertebral fracture risk in postmenopausal Japanese women with osteoporosis: a 3-year follow-up study. J Bone Miner Metab 2004; 22: 462-8.
21) Kushida K, Fukunaga M, Kishimoto H, et al. A comparison of incidences of vertebral fracture in Japanese patients with involutional osteoporosis treated with risedronate and etidronate: a randomized, double-masked trial. J Bone Miner Metab 2004; 22: 469-78.
22) Matsumoto T, Hagino H, Shiraki M, et al. Effect of daily oral minodronate on vertebral fractures in Japanese postmenopausal women with established osteoporosis: a randomized placebo-controlled double-blind study. Osteoporos Int 2009; 20: 1429-37.

# Ⅳ-2　鑑別診断

## はじめに

　骨粗鬆症性椎体骨折と鑑別すべき疾患としては，高齢者で腰背部痛を訴え，画像上椎体骨折(圧潰)を示す疾患である原発性あるいは転移性脊椎腫瘍，化膿性椎体椎間板炎(結核性脊椎炎を含む)などがある。これらの疾患は見逃してはならない重要な疾患であり，その椎体骨折が良性あるいは悪性かの鑑別が必要となる。

## 椎体骨折の良性，悪性を鑑別する特徴的なMRI所見（表1）

　本骨折が良性か悪性を鑑別するうえで，良性を示唆する特徴的なMRI所見がある(表1)。これらの所見のうち，椎体内の液体貯留およびガス像は椎体内の骨壊死あるいは偽関節を示唆し，脊椎腫瘍，脊椎炎ではまれである[1]。

## 骨粗鬆症性椎体骨折と鑑別すべき脊椎疾患

### 1. 脊椎腫瘍

#### a) 転移性脊椎腫瘍

(1) 臨床的特徴

　本疾患の代表的なものは癌の転移で，男性では前立腺癌，女性では乳癌が多く，さらに肺癌，甲状腺癌，腎癌も多く認められる。多くは経動脈性転移であり，骨吸収(骨溶解)あるいは骨形成(骨硬化)が優位かで画像所見が異なる。通常は骨吸収が優位であるが，前立腺癌，乳癌などは骨硬化像を示すものも多く，実際には両者が混在する場合が少なくない。また特殊な形態として腫瘍が骨梁間に浸潤する骨梁間転移(intertrabecular metastasis)も起こるが，この場合にはMRIでしか診断できない。

(2) 単純エックス線所見

　骨吸収性腫瘍では，骨溶解像，椎体の圧潰，椎弓根の消失(wink owl sign)などが認められ，骨形成性腫瘍では骨硬化像が特徴的である。

(3) MRI所見(図1)

○骨吸収(溶解)性腫瘍

　特徴的所見，特に椎体骨折との鑑別点を中心に述べる

　MRI信号変化：腫瘍組織は正常の骨髄組織(中高年以降では脂肪髄の頻度が高い)よりも細胞の増殖速度が速く，密度も高いためT1強調画像でより均一な低信号となり，この所見は信頼性が高い。T2強調画像では高信号が多いが，低信号〜高信号までさまざまで，正常骨髄と等信号も少なくない。これは高齢者では椎体内の脂肪髄の頻度が高くなり，T2強調画像では高信号(脂肪)にまぎれ転移巣が判別しにくいためである。脂肪抑制像であるSTIR画像では高信号としてより判別しやすくなる。またGd-DTPA造影T1強調画像では，実質腫瘍のほとんどに造影効果がある。これは腫瘍内の炎症や浮腫の領域にGd-DTPAによる増強効果が出るためで，腫瘍の境界と広がりが明瞭になる。すなわちGd造影画像では腫瘍組織＞造血組織＞脂肪(髄)の

表1　椎体骨折が良性を示唆する特徴的なMRI所見(頻度の高い順)
(文献1より一部改変)

| |
|---|
| 1) 骨折線を認める(T2強調画像あるいは造影後T1強調画像) |
| 2) 骨折椎体内に液体の貯留(fluid sign)を認める |
| 3) 骨折椎体内にガス像(intravertebral vacuum cleft)を認める |
| 4) 傍椎体軟部組織に腫瘤(骨外病変)がない |
| 5) 椎弓根，椎弓，棘突起などには病変がない(椎体のみ) |
| 6) 椎体後壁の皮質が保たれている(連続性は断たれてもよい) |
| 7) 椎体のV字型変形 |

|  | 骨粗鬆症性椎体骨折 | 転移性脊椎腫瘍 |
|---|---|---|
| 形態 | 後壁の角状突出<br>上下の椎体壁破壊<br>破壊は椎体のみ | 後壁の半円状膨隆<br>上下の椎体壁保持<br>破壊は椎弓根・後方要素などにも及ぶ |
| 信号変化 | 不均一・部分型 | 均一・全体型 |
| 骨外浸潤<br>（水平断像） | なし | 傍椎体・硬膜外腫瘤などあり |

**図1** 骨粗鬆症性椎体骨折と転移性脊椎腫瘍とのMRIでの鑑別（著者作成）

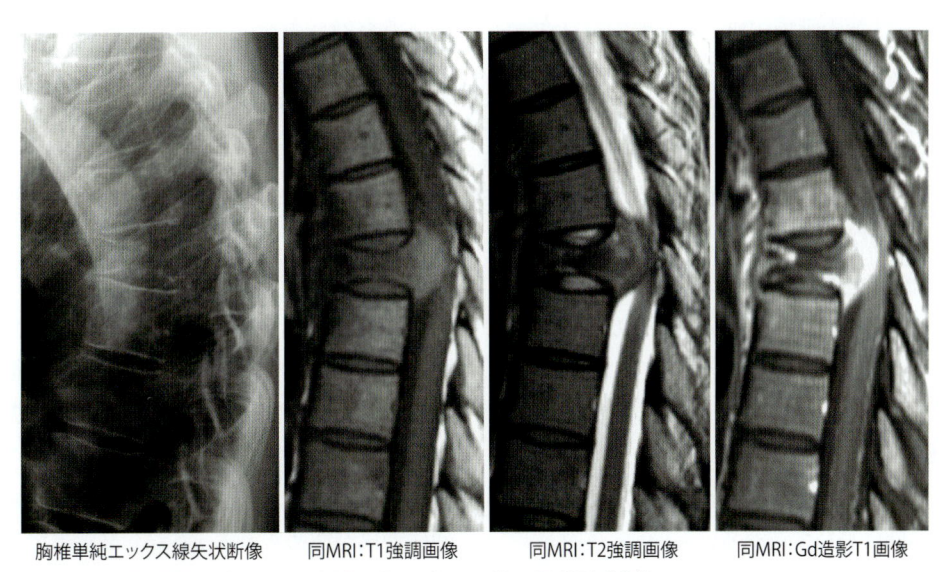

**図2** 転移性脊椎腫瘍のMRI画像（58歳，男性，甲状腺癌例）（自験データ）

順に取り込みが強いため転移性腫瘍では，より造影効果の強い画像として認められる（図2）。さらに進行し腫瘍内に脂肪がなくなった場合には信号がより均一となる。

MRI信号強度の異常の部位：骨折では椎体のみであるが，腫瘍では椎骨の椎弓根，椎弓など後方部にまで異常が認められる。

圧潰椎体の形状：骨折と腫瘍では椎体後壁の形状，椎体上壁・下壁の破壊に違いがある場合が多い。

骨外浸潤：腫瘍では皮質骨が破壊され，骨外にも腫瘍塊が形成される。

上記の特徴のうち，病変が脊椎後方要素に及ぶこと，骨外に腫瘤を形成すること，腫瘍内に脂肪がなく均一であること，などが良性，悪性疾患の鑑別に有用である。

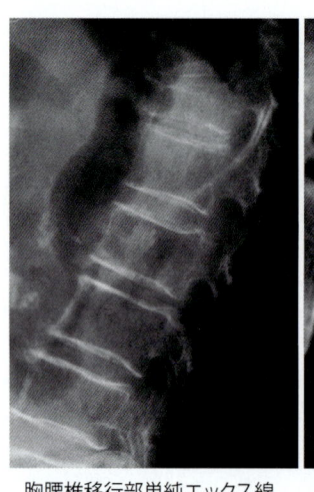

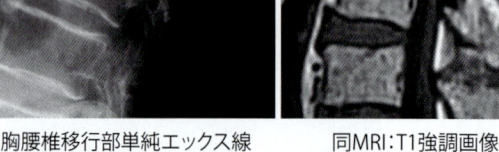

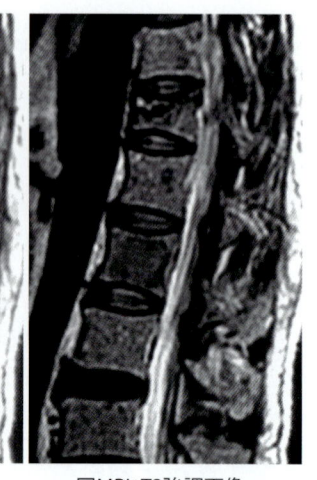

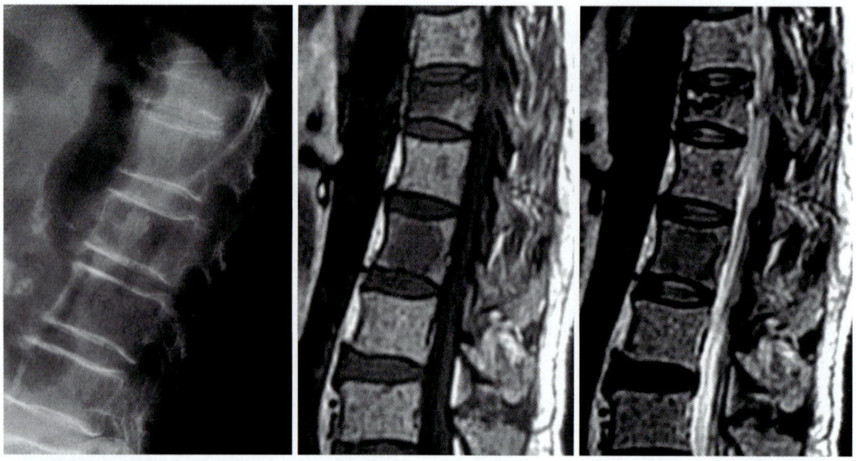

図3　原発性脊椎腫瘍画像（a：多発性骨髄腫症例）(自験データ)

胸腰椎移行部単純エックス線矢状断像　　同MRI：T1強調画像　　同MRI：T2強調画像

〇骨形成(硬化)性腫瘍
　前立腺癌，乳癌などは造骨性腫瘍であり，水分の割合が少ないためT1，T2強調画像ともに低信号となる。またGd-DTPA造影T1強調画像では，実質腫瘍のほとんどに造影効果がある。

〇骨梁間転移(intertrabecular metastasis)
　脊椎転移の初期あるいは急速に転移が浸潤する場合には，骨の吸収・形成を伴わず，腫瘍細胞が骨梁間に浸潤していく形態がある。これが本転移で，肺小細胞癌，肝臓癌では腫瘍が広汎に浸潤してもこの形態を保っている。本転移はMRIのみで判定できるものである。

## 2. 原発性脊椎腫瘍

椎体骨折を起こす代表的な多発性骨髄腫(単発性も含む)，悪性リンパ腫について述べる。

### a) 多発性骨髄腫

(1) 臨床的特徴

　40歳以上の高齢者(60歳代好発)で赤色髄の豊富な椎体に好発し，免疫グロブリンを産生する形質細胞の悪性腫瘍で原発性骨悪性腫瘍の中でもっとも頻度が高い。全身所見としては，貧血，赤沈異常亢進，血清蛋白の増加，高γグロブリン血症，血清蛋白電気泳動でM蛋白陽性，尿中蛋白陽性(B-J蛋白陽性(40％))などを認める。複数の骨に発生する多発性骨髄腫と1ヵ所の骨に限定して発生する単発性形質細胞腫がある。腫瘍細胞はinterleukin-6(IL-6)を産生し骨吸収が亢進し骨粗鬆症となる。境界明瞭な腫瘍病変からびまん性骨髄内浸潤までさまざまな形態を示し，椎骨後方部まで浸潤するものもある。単発性形質細胞腫では硬膜外，傍脊柱病変を伴う場合が多いといわれる。

(2) 単純エックス線所見

　脊椎の所見としては，①多発性椎体骨折，②椎体のびまん性骨萎縮像，③骨新生を伴わない骨破壊像などを示す。

(3) MRI所見

　骨吸収性の骨内腫瘍病変から骨梁を破壊せずに骨髄内浸潤を示すものまでさまざまある。細胞成分の多い腫瘍の場合には病巣部に一致して，T1強調画像で低信号，T2強調画像で高信号，STIR画像あるいは脂肪抑制画像では高信号，Gd-DTPA造影後T1強調画像では増強効果が認められる。ただし高齢者では混在する脂肪組織の量との違いでT2強調画像ではコントラストが不明瞭なこともある。骨髄浸潤を示すものでは正常骨髄，転移性脊椎腫瘍との鑑別さえ困難で，腫瘍組織が椎体に占める割合により信号強度が変わる。腫瘍の割合が高くなれば病的骨折の頻度が高くなるが，実際には骨粗鬆症性椎体骨折との鑑別は難しく，すべての画像所見から総合的に判断する(図3)。

(4) 骨シンチグラム

　通常，病巣は描出されず，病的骨折を生じた部位に集積を認める。

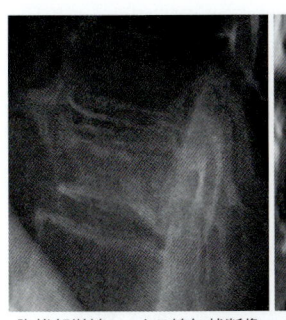

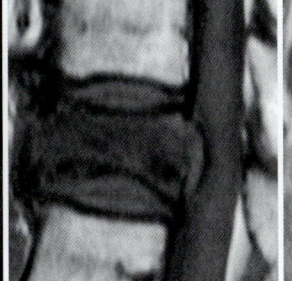

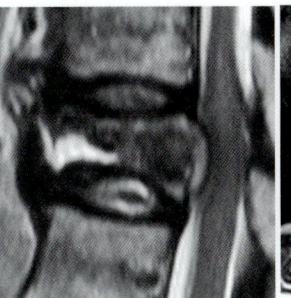

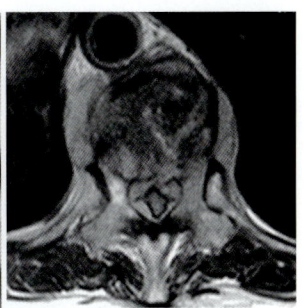

| 胸椎部単純エックス線矢状断像 | 同MRI:T1強調画像 | 同MRI:T2強調画像 | 同MRI:T2強調横断像 |

**図4　原発性脊椎腫瘍画像（b：悪性リンパ腫症例）**（自験データ）

**表2　化膿性脊椎炎の病期と画像変化**

| | 単純エックス線像 | MRI像 | |
|---|---|---|---|
| | | T1強調画像 | T2強調画像 |
| 初期<br>（2週～2ヵ月） | ・椎間板腔の狭小化<br>・椎体縁の吸収，不整像とその周囲の骨萎縮 | ・椎体終板が低信号<br>・椎体縁の不整（早期）<br>・椎間板を挟んだ上下椎体の低信号（部分～全体） | ・椎体終板が高信号<br>・椎体縁の不整<br>・椎体が高信号 |
| 進行期<br>（2ヵ月～6ヵ月） | ・椎体破壊，骨吸収と反応性の骨硬化，椎体骨折<br>・骨吸収と反応性の骨硬化<br>・椎体骨折 | ・椎体全体が低信号<br>・椎体骨折（低信号）<br>・稀に硬膜外，傍脊柱膿瘍は低信号 | ・椎間板が高信号<br>・椎体が低～高信号<br>・同骨折部は高信号 |
| 末期（治癒期）<br>（6ヵ月～1年以上） | ・骨棘<br>・椎体癒合（塊椎） | ・硬膜外，傍脊柱膿瘍（低信号）の消失<br>・骨癒合（治癒）は等信号 | ・膿瘍部は高信号<br>・膿瘍（高信号）の消失<br>・椎体癒合は等信号 |

### b）悪性リンパ腫

**(1)臨床的特徴**

30歳以上の男性に多く（50～60代に好発），赤色髄の豊富な椎体に好発する。骨に生じる悪性リンパ腫はリンパ節外発生の5％，さらに骨発生はその20％（80％が転移）といわれ，きわめてまれである。

**(2)単純エックス線所見**

そのほとんどが浸潤性骨吸収の境界不明瞭な溶骨像を示し，硬化性病変は4％，溶骨性と硬化性の混在が16％といわれる。さらにシンチグラフィーでは67Gaの集積が高い。

**(3)MRI所見**

T1強調画像で低～等信号，T2強調画像では高信号を示す場合が多い。造影後のT1強調画像では比較的均一な増強効果がある。特徴的な所見として，リンパ腫細胞が大きく皮質骨を破壊することなく，骨髄腔から皮質骨を貫通している小血管を通って椎体周囲の軟部組織へ進展する様式がある。これは多発性骨髄腫，Ewing肉腫などより頻度が高い（**図4**）。

### 3．脊椎感染症

### a）化膿性脊椎炎

**(1)臨床的特徴**

近年，高齢者の増加，糖尿病・透析患者などコンプロマイズド・ホストの増加などにより症例は増加している。圧倒的に椎体椎間板炎が多い。発症形式として急性型（激しい腰痛・可動域制限と発熱の急性炎症で発症），亜急性型（微熱で発症），慢性型（強い腰痛が比較的長期間持続）がある。一般の炎症所見として白血球増多（左方移動），CRP上昇，赤沈亢進などを認める。起炎菌は黄色ブドウ球菌が多く，MRSAも少なくない。病期は初期（2週～2ヵ月），進行期（2ヵ月～6ヵ月），末期（6ヵ月～1年以上）に分けて画像診断できる。

**(2)単純エックス線所見**

初期には椎間板腔の狭小化，椎体縁の不整，骨萎縮が生じ，進行期には椎体破壊，骨折，骨硬化も起こり，末期になると骨棘形成，椎体癒合（塊椎）を示す（**表2**）。

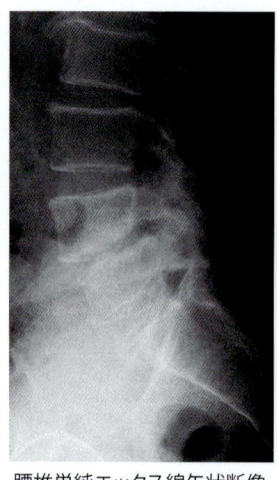

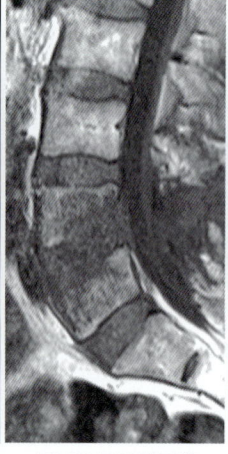

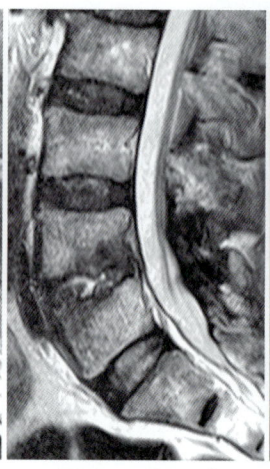

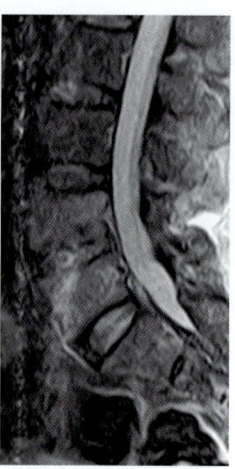

図5 初期化膿性脊椎炎症例（65歳，男性，L 4/5 脊椎炎）（自験データ）

腰椎単純エックス線矢状断像　同MRI：T1強調画像　同MRI：T2強調画像　同MRI：STIR画像

本疾患のほとんどが境界不明瞭な溶骨像であるが，硬化性病変は4％，溶骨性と硬化性の混在が16％といわれる。さらにシンチグラフィーでは67Gaの集積が高い。

(3) MRI所見(表2)

診断にもっとも有用である。初期にはT1強調画像で椎体終板の低信号，椎体縁の不整から始まり，椎間板を挟んで上下椎体が低信号となり，T2強調画像で同部が高信号となる(図5)。進行期には椎間板内あるいは椎体内に膿瘍を示す高信号が存在する場合が多い。椎体破壊，骨折および硬化も起こりT1強調画像で低信号，T2強調画像で低〜高信号となる。まれではあるが硬膜外，傍脊柱（腰椎では腸腰筋内にも）に膿瘍が認められる場合がある。末期には上記所見が徐々に小範囲になり消失し，骨髄も他椎と等信号となる。

b) 結核性脊椎炎（脊椎カリエス）

前述の化膿性脊椎炎との違いを述べる。臨床的特徴では，症状が軽微で，微熱および背部の疼痛，倦怠感が長期に続き，白血球増多，赤沈，CRP値も化膿性脊椎炎ほど高くないため，診断が遅れる傾向にある。単純エックス線，CTでは初期には椎体の骨溶解が強く，進行すると椎体は高度に圧潰し，高度の局所後弯変形となる。MRIでは椎体は，T1強調画像で比較的均一な低信号，しかしT2強調画像では不均一な低〜高信号となる場合が多い。これは椎体内で肉芽組織，膿瘍は等〜高信号，石灰化を示し，腐骨が形成されれば低〜無信号になるためである。そしてGd造影では辺縁のみ造影される rim enhancement となる。骨破壊は高度で，さらに膿瘍は脊柱管内，傍脊柱，骨外へ大きく浸潤し，巨大化して流注膿瘍を形成することもある。

### おわりに

骨粗鬆症性椎体骨折と鑑別すべき疾患について，MRIでの診断のポイントを中心に述べた。これら疾患はきわめて重要な疾患ばかりであり，厳密な鑑別が必要である。

### 文献

1) 折江原茂，名嘉山哲雄．脊椎脊髄の腫瘍および類似疾患；悪性脊椎腫瘍—転移性脊椎腫瘍，エキスパートのための脊椎脊髄疾患のMRI 第2版．柳下章編，東京，三輪書店 2010年．
2) Bowen BC, et al. Spine Imaging. Case Review 2nd ed. Philadelphia, Mosby(ed), 2008, p.99-101.
3) Yamaguchi T. Intertrabecular vertebral metastases: metastases only detectable on MR imaging. Semin Musculoskelet Radiol 2001; 5: 171-5.

# IV-3 エックス線撮影のポイント

骨粗鬆症診療におけるエックス線撮影は，一般に胸椎と腰椎の正面および側面について行われる。

単純エックス線写真のIT化に伴って，多くの施設が増感紙フィルムシステムのアナログ画像からcomputed radiography（CR）システムやフラットパネルシステムのデジタル画像に移行しているが，撮影法については，アナログ，デジタルにかかわらず同じである。以下に，エックス線撮影のポイントとして，胸椎と腰椎の正面および側面の基本的な撮影法について記述する。

## 胸椎撮影法
**正面像**

フィルムは大四切（14×11 inch）を用い，焦点フィルム間距離は100cmとする。

体位は両上肢を体側に接した背臥位とし，正中面を垂直にする。また，頭部に枕は使用せず，後頭部を撮影台に付け，股関節および膝関節は屈曲させる。

エックス線の中心線は第7胸椎（胸骨体の中央，図1a）の位置に垂直に入射し，撮影は呼気時に呼吸停止で行う。

【注意点】

上部胸椎と下部胸椎ではエックス線の吸収が異なるので，一定の写真濃度を得るのは困難である。そこで，エックス線管の陽極側を頭側に位置付けてエックス線強度分布のヒール効果を利用することや，補償フィルタを使用することによってその是正を図ることが必要である。

【その他の撮影法】

上部胸椎のみの観察では，同部の生理的弯曲に対応するようにエックス線束を頭方向に10度傾けて入射する撮影法がある。

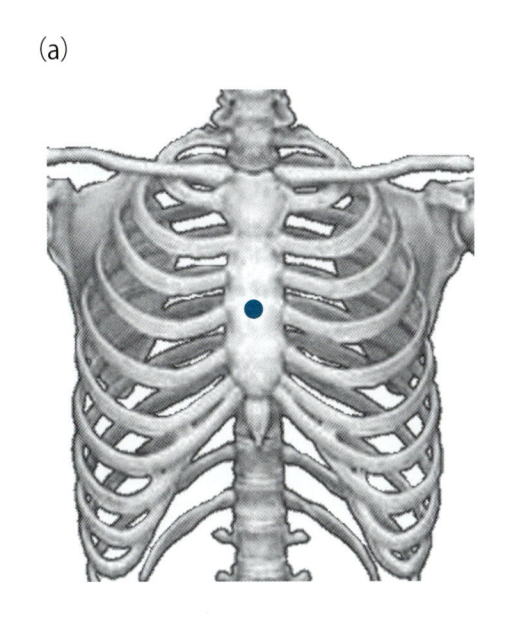

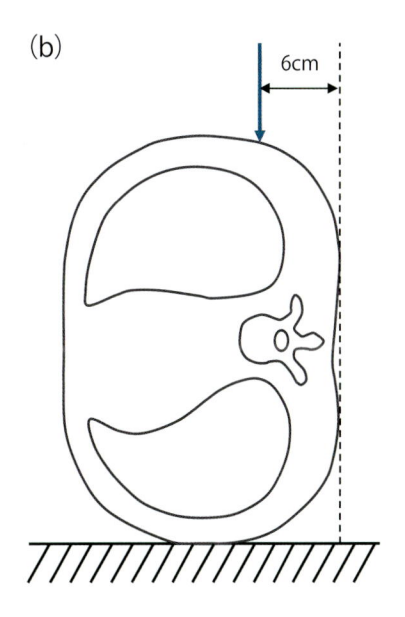

**図1 胸椎エックス線撮影**
(a) 正面, (b) 側面

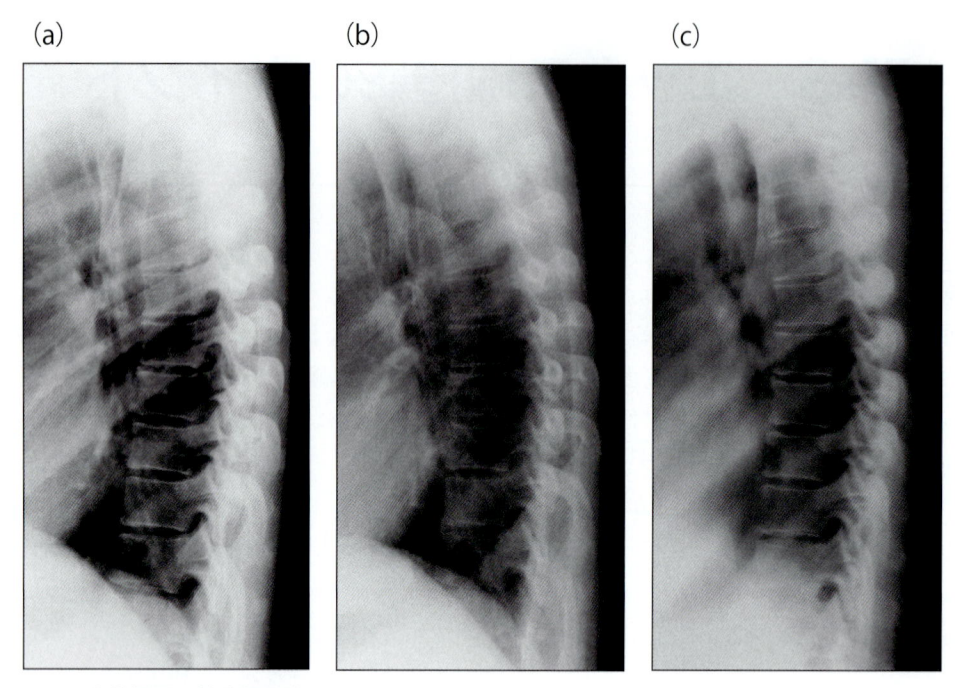

**図2　胸椎側面の特殊撮影法**
(a) 一般的な撮影法，(b) 準高圧撮影法，(c) 長時間撮影法

### 側面像

フィルムは大四切を用い，焦点フィルム間距離は100cmとする。

体位は側臥位とし，股関節および膝関節を軽く屈曲して体位を安定させる。両腕は挙上させて可能な限り肩甲骨を後方に排除させる体位とし，正中面をフィルムに平行にする。

エックス線の中心線は，第7胸椎の位置で背面から約6cm前方の点（図1b）に垂直に入射する。撮影は吸気時に呼吸停止で行う。

### 【注意点】

通常の撮影では，上部胸椎（第1～第3胸椎）は肩甲骨と重なり描出されない。また，中部胸椎（第4～第8胸椎）と下部胸椎（第9～第12胸椎）ではエックス線吸収が異なるので補償フィルタの使用が有効である。

### 【その他の撮影法】

形態のみの観察には準高圧（100kV前後）を用いた撮影法が，肺の血管影や肋骨影を消失させるには安静呼吸時の長時間撮影法がある（図2）。

## 腰椎撮影法

### 正面像

フィルムは大四切を用い，焦点フィルム間距離は100cmとする。

体位は背臥位とし，生理的弯曲を是正するために股関節および膝関節は屈曲させて背面を撮影台に密着させる。

エックス線の中心線は，第3腰椎（ヤコビ線から4横指上方あるいは肋骨弓下縁，図3a）の位置に垂直に入射し，撮影は呼気時に呼吸停止で行う。

### 【その他の撮影法】

消化管内ガス影を消失させるためには，安静呼吸時の長時間撮影が有効である。また，第5腰椎の観察では，エックス線束を頭方向に15度傾けて入射する撮影法がある。

### 側面像

フィルムは大四切を用い，焦点フィルム間距離は100cmとする。

体位は側臥位とし，股関節および膝関節を軽く屈曲して体位を安定させ，正中面をフィルムに平行にする。

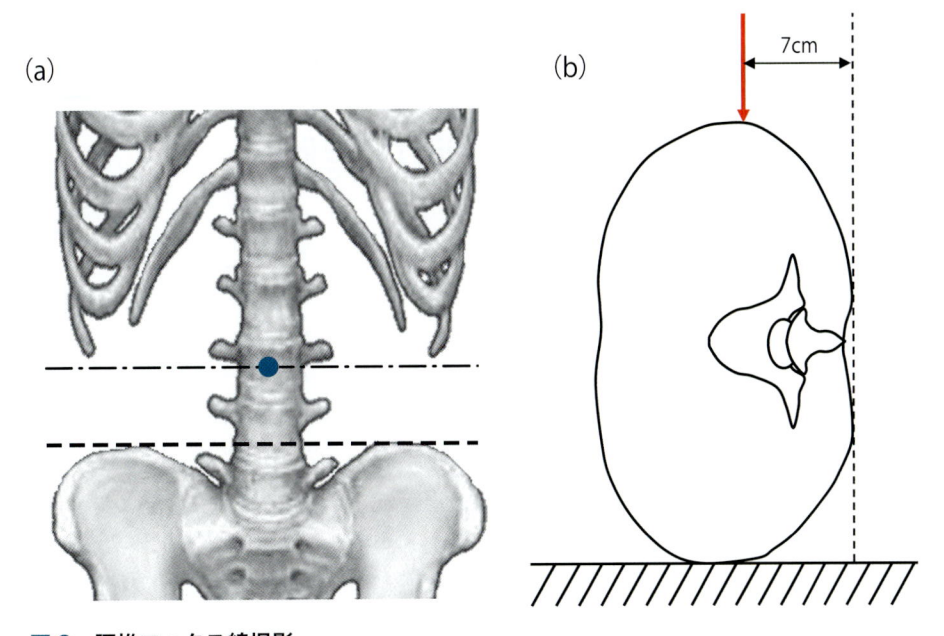

**図3　腰椎エックス線撮影**
(a) 正面，破線：ヤコビ線，一点鎖線：肋骨弓下縁，(b) 側面

ここで，正中面とフィルムとの平行を得るために，撮影台と腰部との間隙にパッドなどの補助具を用いる。エックス線の中心線は，第3腰椎の位置で背面から約7cm前方の点（**図3b**）に垂直に入射し，撮影は呼気時の呼吸停止で行う。

【注意点】

写真コントラストを上昇させるためには，背面への鉛板の設置や，照射野を十分絞ることによって背面から発生する散乱線を除去することが必要である。また，第5腰椎の観察では，腸骨との重複が認められるため，撮影条件に注意を要する。

## 一般的な注意事項

1) デジタルシステムではなく増感紙フィルムシステムを使う場合，その組合せは，胸椎正面，側面および腰椎正面撮影では標準感度と高コントラストタイプのものを，腰椎側面撮影では高感度と高コントラストタイプのものを使用する。

2) 写真コントラストに優れた画像を得るためには，照射野を絞り込むことが必要である。ただし，腰椎正面撮影についてはしばしば腎結石などの所見が得られるので，照射野を絞り込まずフィルムサイズと同じ照射野を使用する。

3) 側面撮影において，エックス線の斜入射の影響を抑えるために焦点フィルム間距離を150cmに設定する方法がある。ただし，エックス線管への負荷が増大するので注意を要する。

4) 腰椎撮影時には，プロテクターの使用や照射野の絞り込みを行い，生殖腺の被曝線量を最小限に抑える。

5) 円背が強い症例における前後像の撮影には，体位を安定させるために枕やスポンジなどの補助具を使用する。

# IV-4　椎体骨折の評価法 1（QM 法）
## QM法計測の実際

### はじめに

エックス線撮影は汎用性に優れ安価であるが，椎体骨折判定に用いる場合は二次元（前後方向，左右方向）画像をもとに三次元構造を推測する必要があるため，骨折評価に難渋することも珍しくない。長管骨骨折のように皮質骨の断裂として認めるケースは少なく，終板下（図1）や椎体内微細構造の破綻集積に伴って緩徐に進行する変形として認められることも多いため，骨折の診断基準とする変形の程度，つまり正常との境界を決める必要がある。変形の重症度や骨折数が将来の骨折リスクと相関することが知られており，骨折の診断および重症度を正確に知ることは治療方針の決定において重要である。

臨床症状の有無とは無関係にエックス線写真上の椎体変形の程度から判断される「形態骨折」の発生頻度は，腰背部痛などの臨床的に明らかな症状があり，エックス線写真により確認される「臨床骨折」の発生頻度に比べて明らかに高い。また腰背部痛をきたす原因には多様性があるため，臨床症状から椎体骨折を判断するのは困難であり，胸・腰椎エックス線撮影が必須である。

椎体骨折により生じる椎体変形を胸・腰椎エックス線像で判定する方法には，定量的評価法と半定量的評価法があり，「椎体骨折評価基準（2012年度改訂版）」ではいずれの方法でも可能とされている。本項では，定量的評価法の実際，次項では半定量的評価法の実際を述べる。そのほか本項では一般的な椎体エックス線像の読影のポイントについて，次項では定量的評価法と半定量的評価法の総合的な比較についても言及する。

### 定量的評価法
### (Quantitative Measurement：QM 法)

定量的評価法（QM法）は椎体骨折の評価法の1つであり，胸・腰椎エックス線側面像で椎体の前縁・中央・

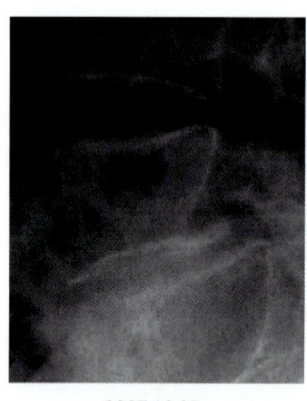

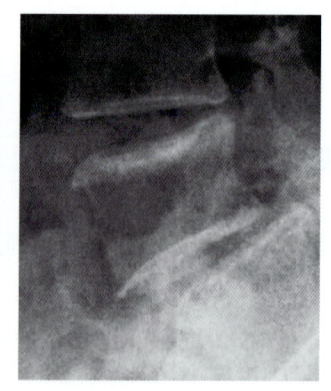

**図1　第4腰椎の椎体上縁終板下の骨折と思われる症例**
2010.12.10には椎体上縁が陥凹しており，同部位に硬化像が見られる。
それ以前の腰椎エックス線像では，硬化像は見られないが，緩徐に椎体上縁が陥凹してきているのが観察される。終板下の骨折が緩やかに進行し，治癒してきた像と考える。

第Ⅳ章 ● 椎体骨折の診断

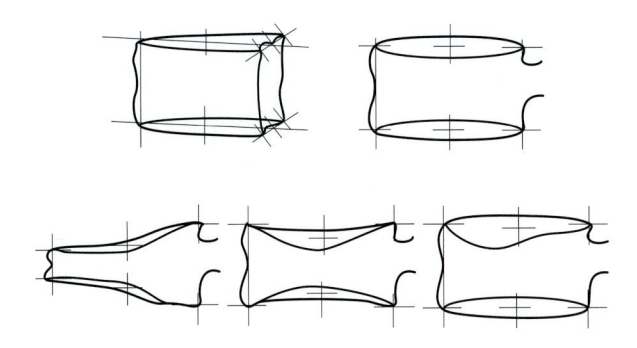

**図2A　椎体の前縁高,中央高,後縁高のポインティングの方法**　（文献1より改変）
椎体前縁,中央,後縁の上縁・下縁の6点を決定（ポインティング）し,その長さを算出する。左右の椎体縁がずれている場合,左右椎体縁の真ん中にポインティングする（中点ポインティング）。

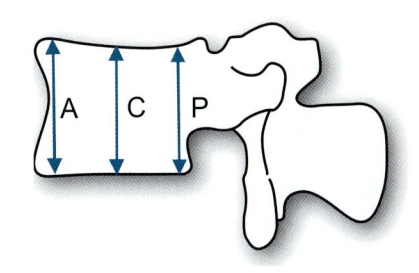

**図2B　前縁高（A）・中央高（C）・後縁高（P）の計測**　（文献2より引用）
C/A,C/Pのいずれかが0.8未満,またはA/Pが0.75未満の場合を椎体骨折と判定する。

後縁の椎体高を計測して,その比で骨折の有無と程度を評価する方法である。つまり,椎体前縁・中央・後縁において,それぞれの椎体上縁・下縁に全部で6カ所のポインティング(**図2A**)[1]を行い,前縁高(A),中央高(C),後縁高(P)を計測(**図2B**)[2]し,C/A,C/Pのいずれかが0.8未満,またはA/Pが0.75未満の場合を椎体骨折と判定する。椎体の高さが全体的に減少する場合(扁平椎)には,判定椎体の上位または下位のA,C,Pよりおのおのが20％以上減少している場合を椎体骨折とする。この評価法は,原発性骨粗鬆症診断基準(1996年度版)[3]に記載されており,従来から使用されてきた。

また,上記の椎体変形を認めなくても,正面像も含むエックス線写真上で,明らかに骨皮質の連続性が断たれている場合,椎体骨折と判定できる。**図3**は,椎体前縁皮質骨に連続性の乱れ(**図3左図**)が認められ,新鮮な骨折の所見と考えられるが,それから1ヵ月半後には変形が進行して重度の骨折(**図3右図**)となっている。

## QM法の問題点

QM法の問題点は,エックス線中心からのずれ(斜入射)による画像のひずみ,エックス線管球と被写体との距離(拡大率),患者のポジショニング,ポインティングの手技(再現性),などによって測定値が影響を受けること,評価に時間がかかることである。

軽微な椎体の変形,例えば終板の陥凹(**図1左図**),皮質骨の辺縁の断裂や屈曲(**図3左図**)などは,QM法では異常として検出が困難なこともある。

## 椎体骨折評価のための胸・腰椎エックス線写真の読影のポイント

エックス線像の読影では椎体の傾斜や椎体の立体的構造を考慮することが重要である。以下に述べる椎体

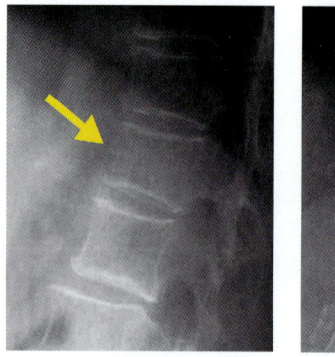

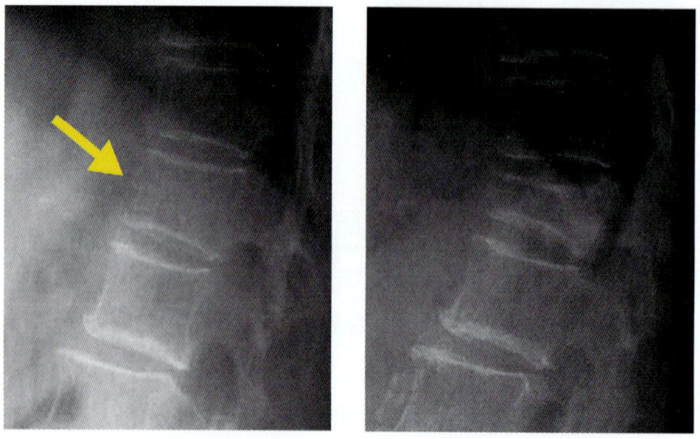

**図3 椎体前縁の皮質骨断裂の症例（82歳，骨粗鬆症女性）**
椎体前縁に皮質骨断裂（矢印）が認められ，椎体変形は軽度である．1ヵ月半後には変形が進行している．

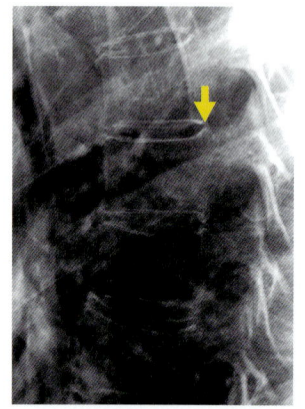

A：高い肋骨窩（costal facet）
B：ring apophysis
C：limbus vertebra
D．normal wedge
E．bowed endplate
F．Cupid's bow

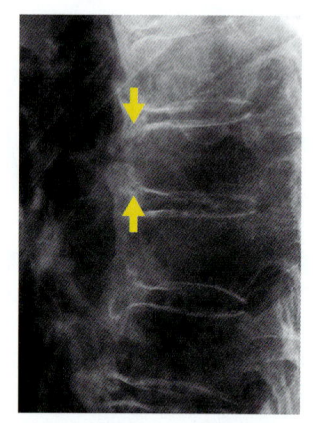

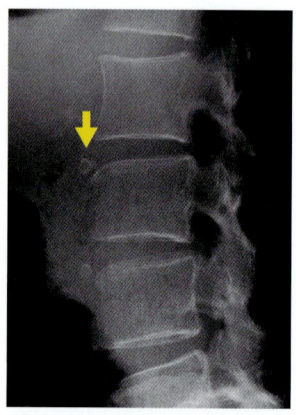

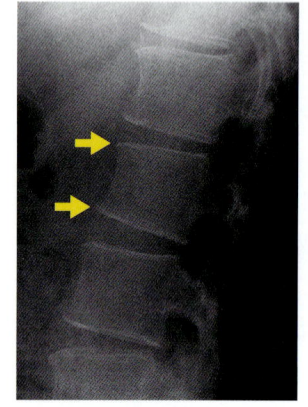

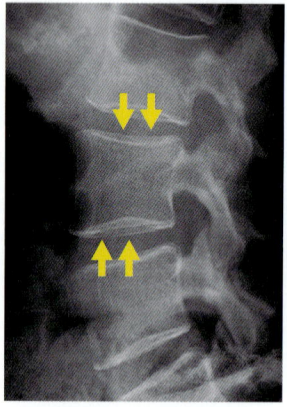

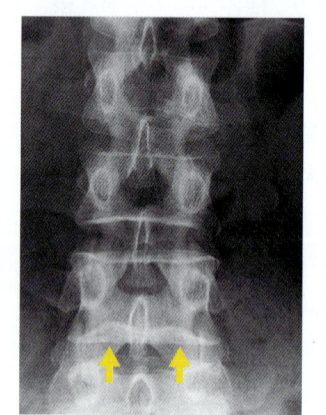

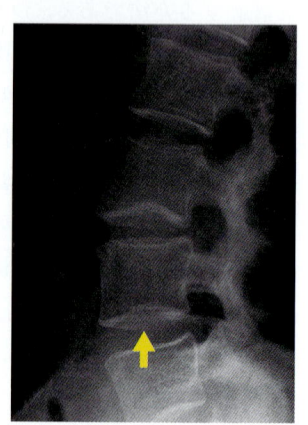

**図4 正常変異**

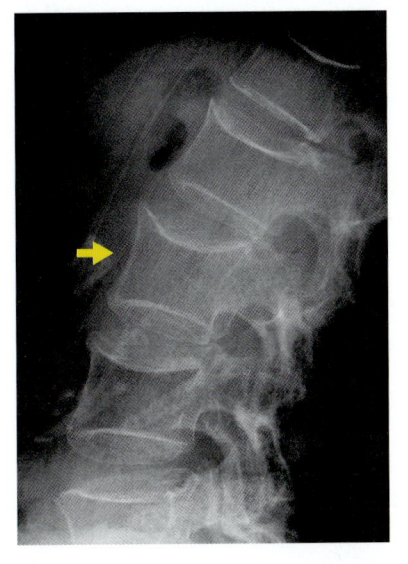

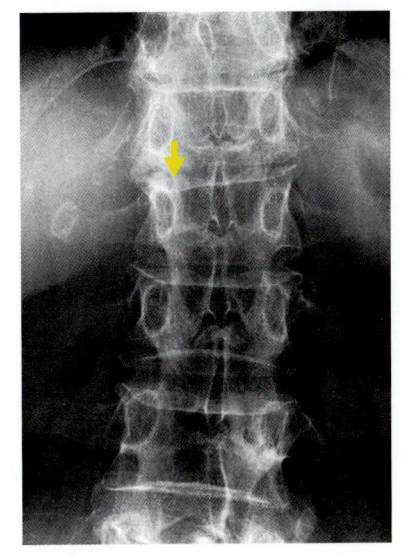

**図5A　腰椎正面像で確認できた椎体骨折の症例**
椎体右側に骨折が存在しているのが正面像（右）で認められるが，側面像（左）では骨折が明瞭でない。

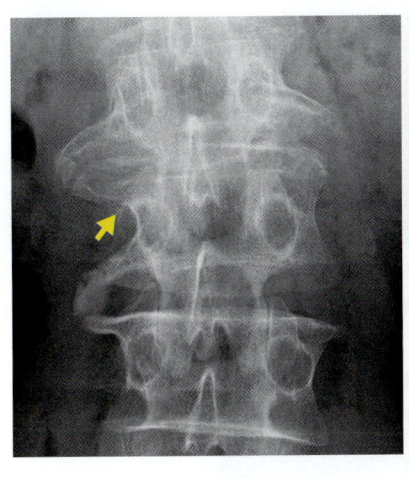

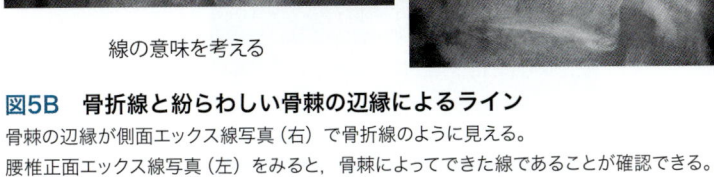

線の意味を考える

**図5B　骨折線と紛らわしい骨棘の辺縁によるライン**
骨棘の辺縁が側面エックス線写真（右）で骨折線のように見える。
腰椎正面エックス線写真（左）をみると，骨棘によってできた線であることが確認できる。

骨折評価のための胸・腰椎エックス線写真の読影のポイントは読影のために必要な知識であり，QM法だけでなく，SQ法にも関係するポイントも記載している。
①他の変形をきたす疾患との鑑別（Ⅵ-2　鑑別診断参照）
②正常解剖および正常変異の理解（図4）
i. 高い肋骨窩（costal facet）：椎体後縁と間違いやすい。回旋で目立つことがある。
ii. 椎体前縁の環状骨端（ring apophysis），隅角解離（limbus vertebra）
iii. normal wedge：椎体前縁が低くみえる椎体。男性では胸腰椎移行部，女性では上部胸椎にみられることがある。
iv. bowed endplate：終板の弓状陥凹が目立つ椎体

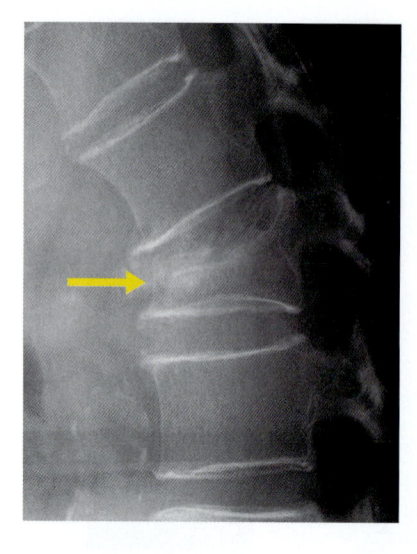

**図6A 新鮮骨折症例**
新鮮骨折のため椎体辺縁が不明瞭でポインティングが困難である。

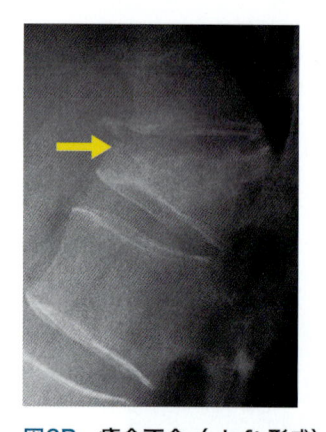

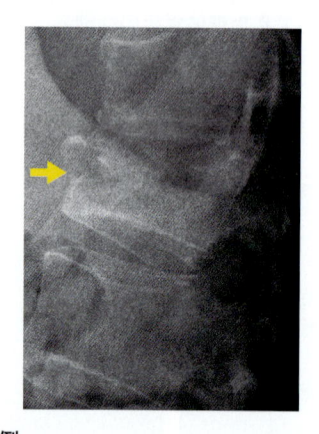

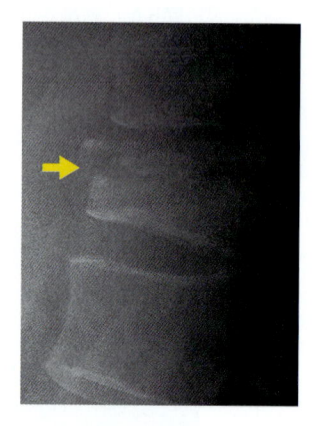

**図6B 癒合不全（cleft 形成）症例**
骨折に伴い椎体内に空洞（cleft）ができたために，体位変換で椎体の高さが変動する。椎体高計測を行っても意味がない。

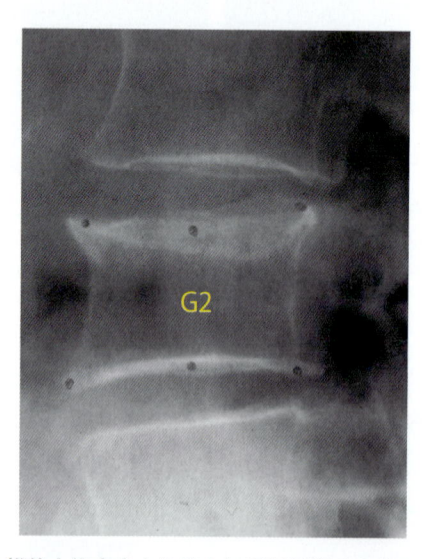

**図6C 椎体上縁中央より後方に骨折が認められる症例**
中点ポインティングで計測することにより，骨折でもっとも陥凹した部位が計測されない場合，QM 法で骨折の診断が困難となることがある。

v. Cupid's bow：椎体下縁が左右対称に緩やかに陥凹してキューピッドの弓のような形状になっており，側面像で椎体下面の骨折と間違われやすい。

### ③正面像の有用性

図5Aの症例は，椎体右側に骨折が存在しているが，側面像では骨折が明瞭でない。また図5Bは骨棘の辺縁が側面像で骨折線のように見える。その鑑別に正面写真は役立つ。奇形の1つである蝶形椎(butterfly vertebra)においても正面像が有用である。

### ④ポインティングに問題がある症例

骨折早期には椎体辺縁部が不鮮明となり計測が困難(図6A)であることも多い。また骨折に伴い発生した癒合不全(cleft形成)(図6B)では，体位変換により椎体高が変動するため計測は意味がない。側面エックス線写真で骨折部位が中央から離れて存在する場合には，中点ポインティングでは異常として検出しがたいこともある(図6C)。

### 文 献

1) Genant HK, Wu CY, van Kuijk C, et al. Vertebral fracture assessment using a semiquantitative technique. J Bone Miner Res 1993 ; 8:1137-48.
2) 椎体骨折評価委員会．椎体骨折評価基準(2012年度改訂版)．Osteoporosis Jpn 2013; 21: 25-32.
3) 折茂肇，杉岡洋一，福永仁夫ほか．原発性骨粗鬆症の診断基準(1996年度版)．日骨代謝誌1997; 14: 219-33.

# Ⅳ-5 椎体骨折の評価法2（SQ法）
## SQ法計測の実際

### はじめに

前項では椎体骨折評価法としての定量的評価法（QM法）の実際と問題点について記載した。本章では，半定量的評価法（SQ法）の実際と問題点，および両者の成績の比較や，両者の組み合わせによる評価法について述べる。

### 半定量的評価
### (semi-quantitative method：SQ法)

半定量的評価法（SQ法）[1]は，椎体全体の形態をみて，その変形の程度をグレード分類する方法（図1A）であり，Genantによって発表されて以来，現在疫学研究や臨床，特に臨床治験で広く採用されている。正常（グレード0）を基本にして，グレード1は椎体高（前縁高・中央高・後縁高）がおよそ20〜25％減少，面積が10〜20％減少とし，グレード2はそれぞれおよそ25〜40％，20〜40％，グレード3はそれぞれおよそ40％以上の減少とする。目視で行い，計測は必要としない。グレード1以上を椎体骨折と判定する。SQ法の優れている点は，椎体全体像のスペクトラムとして椎体の変形をとらえるために，撮影によるばらつきに影響されず，再現性が向上したことにある。図1Bに代表的な症例を提示する。

経過観察中にグレード0がグレード1, 2, 3に変化すれば，新規骨折と診断され，グレード1がグレード2, 3，あるいはグレード2がグレード3に変化すれば，増

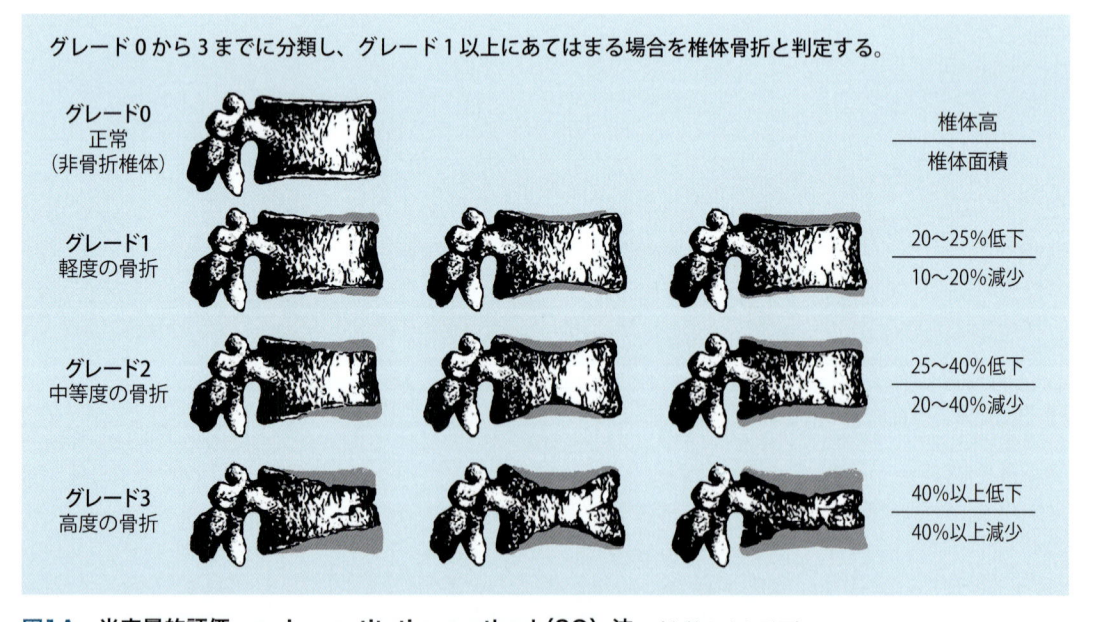

**図1A** 半定量的評価 semi-quantitative method (SQ) 法 （文献1より引用）
正常（グレード0）を基本にして，グレード1は椎体高（前縁高・中央高・後縁高）がおよそ20〜25％減少，面積が10〜20％減少とし，グレード2はそれぞれおよそ25〜40％，20〜40％，グレード3はそれぞれおよそ40％以上の減少とする。

第Ⅳ章 ● 椎体骨折の診断

グレード1　　　　　　グレード2　　　　　　グレード3

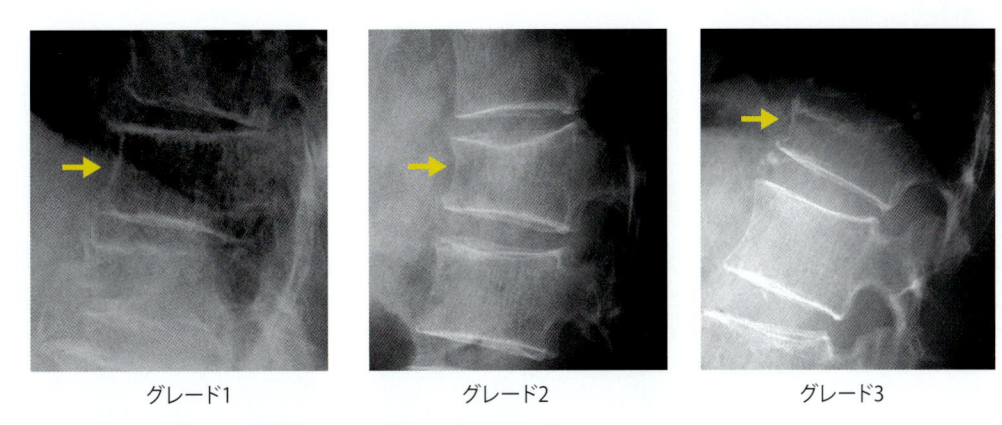

**図1B　グレード1から3までの症例**　(自験例より)
グレード1は軽微な変化であり，上下椎体との比較により，判断できる。

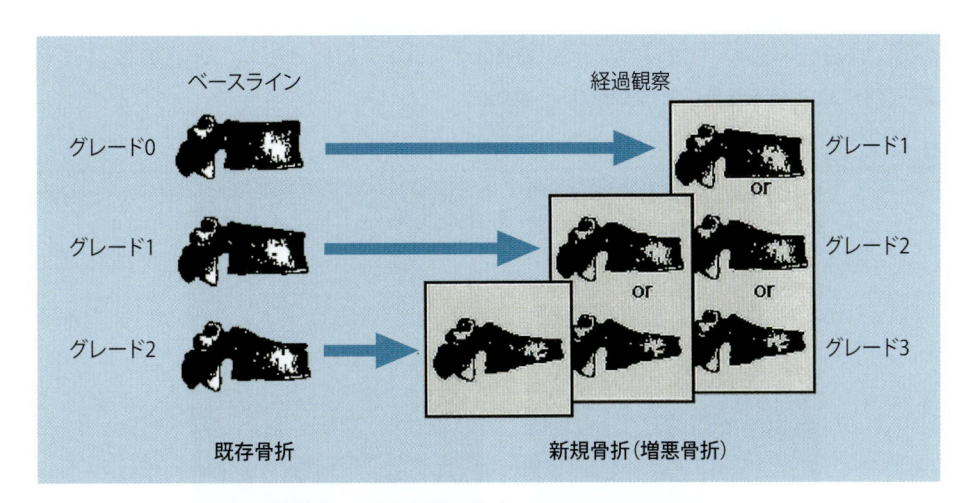

**図2A　SQ法による新規骨折，増悪骨折の診断**　(文献2より引用改変)
経過観察中にグレード0がグレード1, 2, 3に変化すれば「新規骨折」と診断され，グレード1がグレード2, 3，あるいはグレード2がグレード3に変化すれば「増悪骨折」と診断する。

悪骨折と診断する(**図2A**)[2]。グレード3は椎体変形が進行しても，グレード3のままとする。**図2B**に実際の症例を提示する。また，**図3**の症例はグレード2からグレード3に変化しているのが認められるが，この症例は新鮮骨折(グレード2)の変形が進行した過程(治癒過程)としてグレード3へ形態が変化したものであって，増悪骨折とは異なる。症例により判別が必要である。

一般的な診断の手順は，①椎体の高さが，正常椎体に比べて20%以上減高している場合に，椎体骨折と診断する。

② 椎体終板の変形(陥凹)(**図4A**)，椎体皮質骨の断裂(**前項・図3**)，終板の平行性(parallelism)の消失(**図4B**)，隣接椎体との比較による椎体全容の違い(**図4B**)が観察されれば，変形がグレード1に達していなくても椎体骨折と判定できることがある。

③奇形・正常変異との鑑別(**前項参照**)を行う。

④他の変形をきたす疾患との鑑別(**Ⅳ-2 鑑別診断参照**)を行う。

⑤病的骨折の可能性を考慮する。

## SQ法の問題点

椎体の正常解剖や正常変異，奇形に対する知識(**前項参照**)と，読影トレーニング(経験)が必要である。基本的にはQM法ほど患者のポジショニングや画像の拡大率などに影響されることは少ない。

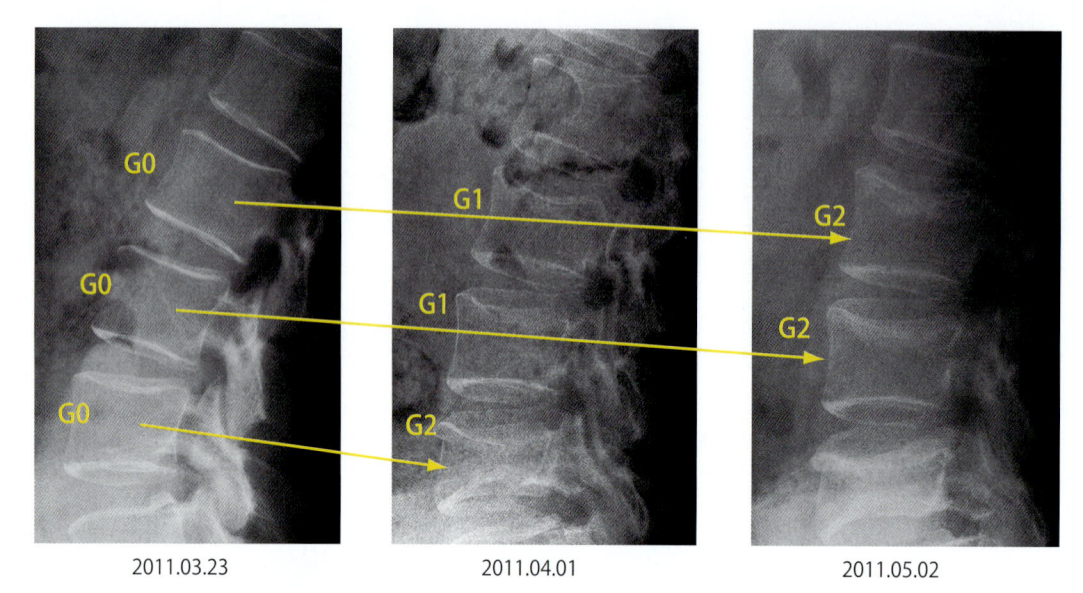

**図2B** 同一症例における新規骨折と増悪骨折（自験例より）

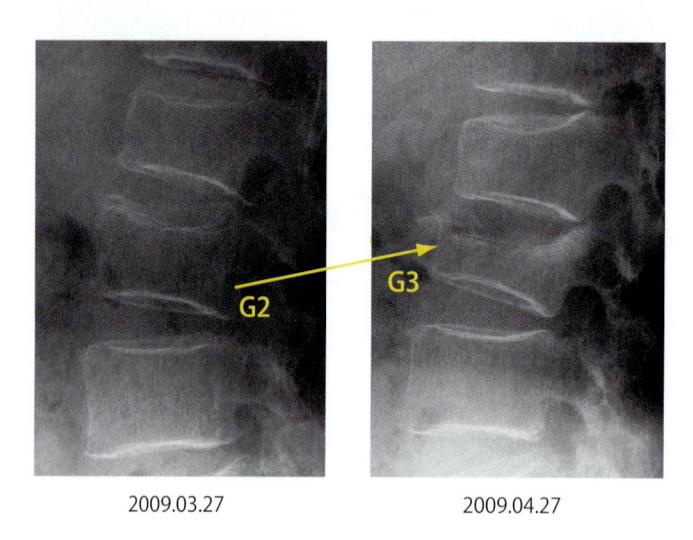

**図3** 新鮮椎体骨折の変形進行過程（自験例より）
本症例は，新鮮骨折（グレード2）の変形が進行しグレード3に変化した過程（治癒過程）である。増悪骨折との判別が必要である。

　グレード0とグレード1の判別（borderline deformity）に苦慮することは少なくない。微妙なときはグレード0.5と評価して保留にし，経過をみることもある。また，隣接する椎体との比較が役立つことも多い。つまり，椎体は尾側になるにつれて徐々にサイズが大きくなるものであるが，そのリズムが乱れている，また上部椎体ならびに下部椎体と比べて形状が不自然であれば軽度の骨折の可能性がある。

　擬陽性にも配慮が必要である。例えば，胸椎下部において，しばしばnormal wedgeが観察されるが，この場合も，その上下の椎体の形状の連続性をみながら，椎体骨折グレード1と評価するのか，normal wedgeと評価するのかを判断する。グレード1とグレード2，グレード2とグレード3の判別に関しては，グレード0とグレード1の判別ほど苦慮することはない。前者の再現性は，後者の再現性より高い。

第Ⅳ章 ● 椎体骨折の診断

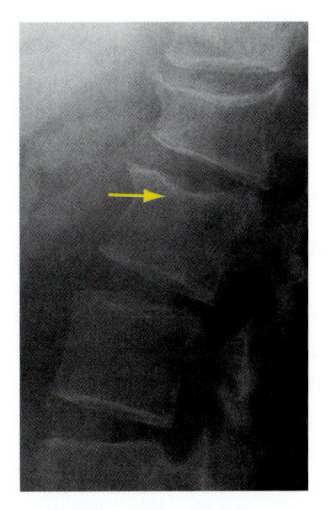

**図4A 椎体終板の変形（陥凹）**（自験例より）
SQ法ではグレード1と評価するが，QM法の計測では骨折と診断しがたい。

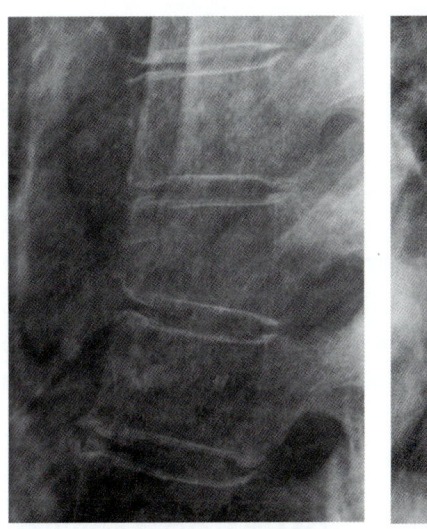

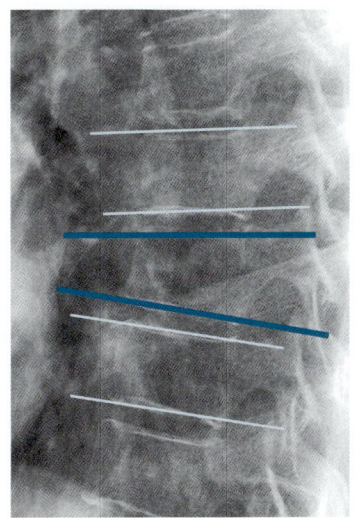

**図4B 平行性 (parallelism) の消失**（自験例より）
隣り合う椎体の形態と比較して終板の平行性(parallelism)が消失していれば，SQ法ではグレード1と評価する。

## QM法とSQ法による検出能の差異

椎体骨折判定のゴールドスタンダードがないため，評価法としての優良性は他方法との相対的な比較，臨床所見等との相関(身長低下，骨密度，症状との相関)[3]，新規椎体骨折発生リスクの指標としての有用性，の点で検討される。

既存骨折の検出能について，3名の放射線科医によるSQ法と5段階のQM法(2.0SD, 2.5SD, 3.0SD, 3.5SD, 4.0SD)による既存椎体骨折検出の感度と特異度を**表1**[4]に示す。また，新規骨折の検出能について，3名の放射線科医によるSQ法と，数種の定義によるQM法による新規椎体骨折検出の感度と特異度の結果[2]を**表2**に示す。以上の結果からは，既存骨折と新規骨折の検出能は総合的にSQ法がQM法より優れていることが示されている。

SQ法のみを用いた臨床試験では，新規椎体骨折発

**表1 既存骨折の検出能に関するQM法とSQ法の比較** （文献4より引用改変）

|  |  | コンセンサスが得られた結果との比較 | |
|---|---|---|---|
|  |  | 感度 | 特異度 |
| SQ法（放射線科医読影） | R1 | 91.75% | 97.19% |
|  | R2 | 88.07% | 98.06% |
|  | R3 | 85.17% | 97.64% |
| QM法 | 2.0SD | 79.62% | 91.78% |
|  | 2.5SD | 70.23% | 98.76% |
|  | 3.0SD | 60.42% | 99.15% |
|  | 3.5SD | 50.73% | 99.70% |
|  | 4.0SD | 42.35% | 99.81% |

既存骨折の検出能について，3名の放射線科医によるSQ法と，5段階のQM法（2.0SD, 2.5SD, 3.0SD, 3.5SD, ＞3.5SD）による既存椎体骨折検出の感度と特異度。

**表2 新規骨折の検出能に関するQM法とSQ法の比較** （文献4より引用改変）

|  |  | コンセンサスが得られた結果との比較 | |
|---|---|---|---|
|  |  | 感度 | 特異度 |
| SQ法（放射線科医読影）グレード1以上の変化 | R1 | 92.98% | 100% |
|  | R2 | 84.21% | 99.88% |
|  | R3 | 84.21% | 99.86% |
| QM法 いずれかの部位の椎体高の減少率 | ≧15% | 75.442% | 98.42% |
|  | ≧17.5% | 59.65% | 99.27% |
|  | ≧20% | 47.37% | 99.72% |
|  | ≧25% | 33.33% | 99.88% |
| いずれかの部位の椎体高の減高 | ≧3mm, 4mm, 5mm, 6mm | 50.88〜78.95% | 94.93〜99.86% |
| 上記組み合わせ | ≧％＋mm | 33.33〜75.44% | 98.75〜99.93% |
| 椎体高比の変化 | ≧0.12, 0.14, 0.16, 0.18 | 36.84〜70.18% | 95.76〜99.34% |

新規骨折の検出能について，3名の放射線科医によるSQ法と，数種の定義によるQM法による新規椎体骨折検出の感度と特異度の結果。

生の陽性率が高くなる傾向が示されている。Pivotal teriparatide Fracture Prevention Trialにおいて，新規椎体骨折発生をSQ法のみの評価と，QM法（20%減高と4mm減高）施行後にSQ法（グレードが1上昇）を追加するという手法（QM法プラスSQ法）で施行され，両者の結果が比較されている[5]。中等度から重度の新規骨折症例の検出については，SQ法のみとQM法プラスSQ法で差はなかったが，軽度新規骨折の検出に関しては，SQ法のみに比べてQM法プラスSQ法では発生頻度が低く示された。QM法プラスSQ法では，軽度の新規骨折の評価においてQM法での検出感度が低いのか，SQ法のみでは過大評価されるのか，2つの可能性が考えられる。

## QM法とSQ法の組み合わせと骨折検出能

QM法とSQ法を組み合わせた方法が好ましいという考え方が示されている[6]。

65歳以上の503例を対象にした研究において，目視トリアージ，目視フラッグ，QM法，SQ法，composite approachが施行され，検出能が比較された。目視トリアージは，研修を受けた研究補助者が正常，判定困難，骨折の3グループに分類，目視フラッグはグレード2以上の既存骨折と新規骨折（グレード1以上の増加）症例にフラッグを立てる作業を行う。composite approachとは，①目視トリアージで判定不能であった症例に対して放射線科医が判定を行う。②目視フラッグで異常か判定できない症例で，放射

第Ⅳ章 ● 椎体骨折の診断

**表3　症例ごとにみた既存骨折に関する目視トリアージュと目視フラッグの結果（503例）** （文献6より引用）

| 放射線科医による<br>SQグレード | 研究補助者による<br>目視トリアージュ ||| 研究補助者による<br>目視フラッグ<br>（グレード2以上） || 研究補助者による<br>QM法（3SD） || 研究補助者と<br>放射線科医による<br>composite approach ||
|---|---|---|---|---|---|---|---|---|
| | 正常 | 不明 | 異常 | なし | あり | なし | あり | なし | あり |
| 0 | 155 | 15 | 83 | 253 | 0 | 249 | 4 | 250 | 3 |
| 0.5 | 7 | 4 | 71 | 81 | 1 | 76 | 6 | 77 | 5 |
| 1 | 5 | 7 | 86 | 87 | 11 | 74 | 24 | 76 | 22 |
| 2 | 0 | 0 | 57 | 4 | 53 | 4 | 53 | 2 | 55 |
| 3 | 0 | 0 | 13 | 0 | 13 | 0 | 13 | 0 | 13 |

目視トリアージュによる骨折の有無の判定は放射線科医師のグレード1以上という評価と97％の一致，グレード2以上では100％の一致であった。

**表4　椎体ごとにみた既存骨折に関する目視フラッグの結果（6539椎体）** （文献6より引用）

| 放射線科医による<br>SQグレード | 研究補助者による目視フラッグ<br>（グレード2以上） ||| 研究補助者によるQM法（3SD） ||| 研究補助者と<br>放射線科医による<br>composite approach ||
|---|---|---|---|---|---|---|---|---|
| | 評価不能 | なし | あり | 評価不能 | なし | あり | なし | あり |
| 0 | 22 | 5892 | 3 | 93 | 5810 | 14 | 5904 | 13 |
| 0.5 | 1 | 248 | 1 | 3 | 243 | 4 | 247 | 3 |
| 1 | 5 | 218 | 27 | 6 | 200 | 44 | 208 | 42 |
| 2 | 1 | 13 | 90 | 5 | 14 | 85 | 10 | 94 |
| 3 | 0 | 0 | 18 | 6 | 0 | 12 | 0 | 18 |

目視フラッグのグレード2以上を骨折とする評価法では，放射線科医のグレード2以上との評価と一致率は89.3％，さらにcomposite approachを行うと91.8％となり，目視フラッグの結果はQMの結果（87.4％）よりよかった。

**表5　目視フラッグ，QM法とcomposite approachによる新規骨折評価の結果** （文献6より引用）

| 放射線科医による<br>SQグレード | 研究補助者による<br>目視フラッグ<br>（グレード1以上） || 研究補助者によるQM法<br>（15％以上） ||| 研究補助者によるQM法<br>（3SD） ||| 研究補助者と<br>放射線科医による<br>composite approach ||
|---|---|---|---|---|---|---|---|---|---|---|
| | なし | あり | 評価不能 | なし | あり | 評価不能 | （既存骨折なし） | なし | あり | なし | あり |
| なし | 6460 | 18 | 198 | 6275 | 5 | 198 | 24 | 6225 | 31 | 6478 | 0 |
| あり | 9 | 52 | 3 | 22 | 36 | 3 | 0 | 23 | 35 | 10 | 51 |

新規椎体骨折発生に関しては，目視フラッグによる判定は，composite approachと同等に高かった。

線科医がSQグレード1以上と評価した症例についてQM法で評価する。③QM法で骨折なしと判定されたが放射線科医がSQグレード2以上と考えた症例に対して，再度放射線科医が判定するという手法で行う。そしてcomposite approachで評価した結果との一致率を中心に検討した研究である。症例ごとについて既存骨折に関する目視トリアージュと目視フラッグの結果（表3），椎体ごとについて既存骨折に関する目視フラッグの結果（表4），新規骨折評価の結果（表5）を示す。目視トリアージュによる既存骨折の有無の判定は，放射線科医師のグレード1以上という評価と一致率が97％，グレード2以上では100％であった（表1）。目視フラッグのグレード2以上を既存骨折とする評価法では一致率は89.3％，さらにcomposite approachを行うと91.8％となり，目視フラッグの結果はQM法の結果（87.4％）より高い値であった（表4）。新規椎体骨折発生に関しては，目視フラッグによる判定は，composite approachと同等に高かった（表5）。

SQ法とQM法で骨折評価を行った結果に食い違いが生じた椎体について，さらに個々にadjudicationを

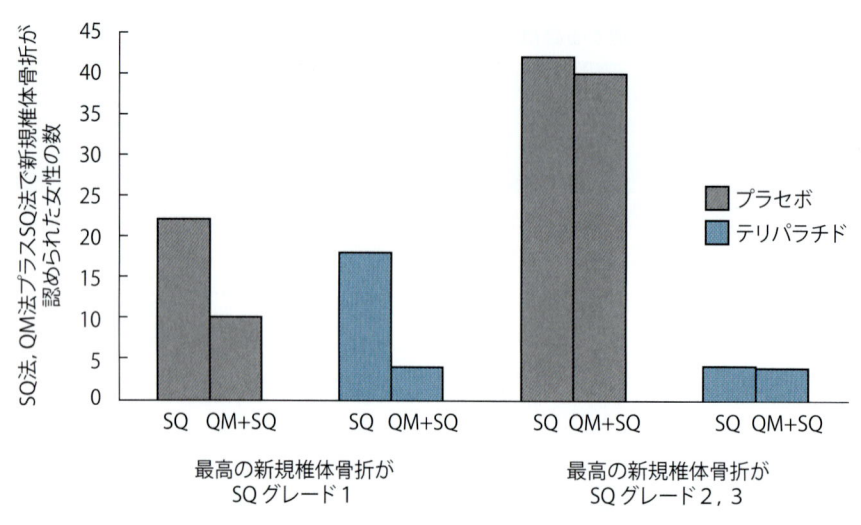

**図5 SQ法とQM法プラスSQ法による新規骨折検出能の差違** （文献5より引用）
新規椎体骨折発生について，既存軽度骨折症例（グラフ左）と中等度から重度骨折症例（グラフ右）で，SQ法のみとQM法プラスSQ法での検出能を比較した．
既存軽度骨折症例ではSQ法のみに比べてQM法プラスSQ法が，骨折検出率が低下した．

行うと，感度と特異度ともに優れた評価法となり得ると考えられる．

個人レベルでも椎体骨折評価法をまずSQ法に基づいて施行し，判別に苦慮する際あるいは確信を得たい際にQM法を施行して，自分自身でadjudicationを施行するのが現実的に優れた方法と考える．

### spinal deformity index（SDI）

spinal deformity index（SDI）とは，第4胸椎から第4腰椎までの各椎体にSQ法でグレードを決定し，13椎体のグレード値（0から3）の総和を算出した係数である．GenantがSQ法を提案した論文[1]ではspinal fracture index（SFI）として算出されているが，骨粗鬆症の重症度評価の良好な指標であり，また験者間および同一験者内の再現性に優れていることが示されている．試験の対象者についてSDIを算出して，3年後の骨折発生とロジスティック回帰の結果を比較したところ，非常に高い相関を認めた[7]．つまりベースラインのSDIの高い症例ほど，骨折リスクが有意に高いことが知られ，SQ法に基づくSDIが新規骨折発生予知に役立つことが示された．

### SQグレードと骨粗鬆症重症度・骨折リスクとの相関

MORE試験におけるプラセボ症例を対象に，既存骨折の最高グレード数で分類した4群で，3年間の経過観察において1椎体以上の新規椎体骨折発生頻度が調査されている．症例は低骨密度の閉経後女性7705例であり，既存骨折グレード0では4.3％，グレード1では10.5％，グレード2では23.6％，グレード3では38.1％の新規椎体骨折発生が認められ，既存骨折が重症になるほど新規骨折発生率が直線的に増加していた（図6左図）[8]．非椎体骨折に関しても，既存椎体骨折グレード0では5.5％，グレード1では7.2％，グレード2では7.7％，グレード1では13.8％であり，同様な結果であった（図6右図）[8]．SQ法のグレードのみでも，数年後の椎体および非椎体骨折発生リスクの指標となり得ることがわかる．

### おわりに

SQ法が優れた評価法として普及してきた理由として以下の利点が考えられる．
①誰でもできる，どこでもできる（標準化されている）
②客観性，再現性に優れる
③時間がかからない（シェーマ化，計測しない）
④既存骨折と新規骨折が同じ基準

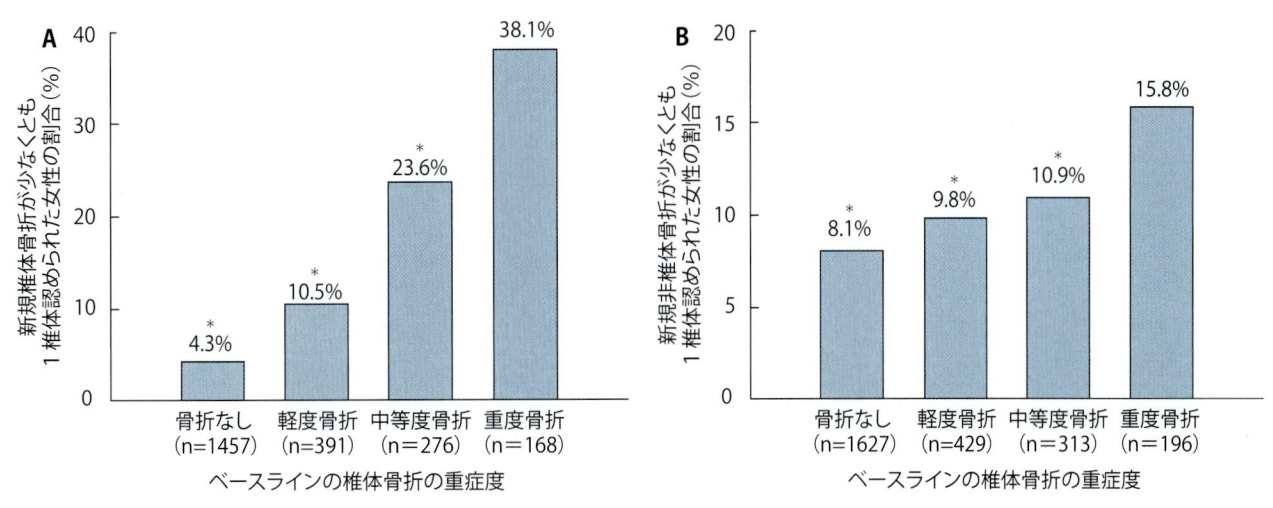

**図6 既存骨折の最大グレードで決めたグループにおける3年間での新規椎体と非椎体骨折発生率の比較** （文献8より引用）
MORE試験においてプラセボ群を，既存骨折のない群と，最も高いグレード値で4群に分けて，3年間での骨折発生率を比較した。
A：新規椎体骨折発生率　　　B：新規非椎体骨折発生率
重度骨折群に比べて有意（$p<0.05$）であった群には，アスタリスク（*）を記載する。

⑤将来の骨折リスク評価に役立つ

　実際の臨床においては，まずSQ法に基づき判定し，判別に苦慮する際あるいは確信を得たい際にQM法も施行して，自分自身でadjudicationを行うのが現実的に優れた方法と考える。定量的評価法と半定量的評価法を併用した場合，SQグレード1の楔状椎は定量的評価法ではA/Pが75％となり，骨折か否かの判断に迷うことが起こりえるが，隣接する椎体との比較や経過観察にて判断していくのがよいと考える。

## 文　献

1) Genant HK, Wu CY, van Kuijk C, et al. Vertebral fracture assessment using a semiquantitative technique. J Bone Miner Res 1993; 8: 1137-48.
2) Wu CY, Li J, Jergas M, et al. Diagnosing incident vertebral fractures: a comparison between quantitative morphometry and a standardized visual (semiquantitative) approach. In: Genant HK, Jergas M, van Kuijk C (eds), Vertebral fracture in osteoporosis, Radiology Research and Education Foundation, 1995, p.281-91.
3) Black DM, Palermo L, Nevitt MC, et al. Comparison of methods for defining prevalent vertebral deformities: The study of osteoporotic fracture. J Bone Miner Res 1995; 10: 890-902.
4) Li J, Wu CY, Jergas M, et al. Diagnosing prevalent vertebral fractures: a comparison between quantitative morphometry and a standardized visual (semiquantitative) approach. In: Genant HK, Jergas M, van Kuijk C (eds), Vertebral fracture in osteoporosis, Radiology Research and Education Foundation, 1995, p.271-9.
5) Prevrhal S, Krege JH, Chen P, et al. Teriparatide vertebral fracture risk reduction determined by quantitative and qualitative radiographic assessment. Curr Med Res Opin 2009; 25: 921-8.
6) Genant HK, Jergas M, Palermo L, et al. Comparison of semiquantitative visual and quantitative morphometric assessment of prevalent and incident vertebral fractures in osteoporosis. J Bone Miner Res 1996; 11: 984-96.
7) Crans GG, Genant HK, Krege JH. Prognostic utility of a semiquantitative spinal deformity index. Bone 2005; 37: 175-9.
8) Delmas PD, Genant HK, Crans GG, et al. Severity of prevalent vertebral fractures and the risk of subsequent vertebral and nonvertebral fractures: results from the MORE trial. Bone 2003; 33: 522-32.

# IV-6　MRIによる椎体骨折診断

## はじめに

　骨粗鬆症性椎体骨折の画像診断は，通常単純エックス線像で判定されるが，見逃しが多いことも指摘されている。本骨折の急性期の診断にはMRIが有効で，なかでも，①臨床症状があってもエックス線検査で椎体の形態変化が認められない急性期椎体骨折の診断，②多発性骨折における急性期の椎体骨折と慢性期の椎体変形の判別などに有効である。骨形態計測学会など7学会によって策定された椎体骨折評価基準の2012年度改訂版でもMRIによる評価が付記された。すなわちエックス線検査で椎体変形が認められなくても「MRI矢状面像のT1強調画像で椎体に限局してその一部が帯状あるいはほぼ全部が低信号の場合(STIR画像では同領域にほぼ一致して高信号を認める場合)」には椎体骨折と判定できるとされた。以下，椎体骨折のMRI診断について述べる。

## MRIによる椎体骨折診断

### 正常な椎体のMRIの特徴

　MRIは生体組織の水素原子核が共鳴する状態を示す画像で，共鳴する信号の強弱が回復時間(T1)，持続時間(T2)および原子核密度で規定された画像として描出される。一般にT1強調画像，T2強調画像の2種類の画像が使用されるが，脂肪抑制画像(STIR画像はその一つ)も有効な画像である。T1およびT2強調画像では水分の多寡により組織の信号強度(白黒の差)が描出され，STIR画像では脂肪を抑える画像が得られる(表1)。すなわち正常な椎体では周辺の皮質骨がT1強調画像，T2強調画像でともに低信号(黒い)，椎体内部の骨髄はT1, T2強調画像でともに中等度信号として認められる。高齢者では骨髄が黄色髄になるため，T1強調画像，T2強調画像ともに赤色髄よりも高信号(白い)となる。一方，脳脊髄液はT1強調画像で低信号，T2強調画像で高信号となり，脂肪組織はT1, T2強調画像でともに高信号となる(図1)。

### 急性期(新鮮)椎体骨折のMRI診断

　急性期椎体骨折のMRI所見には，①T1強調画像で低信号，T2強調画像で低信号～高信号，STIR画像で高信号を示す，②T1強調画像での信号変化は椎体全体あるいは部分的で不均一で帯状となる，③T1強調画像の低信号領域とSTIR画像の高信号領域は概ね一致する，④信号変化は椎体部に限局する，⑤骨折線はT2強調画像で低信号の線として描出されるといった特徴がある(図2)。これら骨折の特徴的画像は主として出血性変化を表している。軟部組織における出血の経時的変化は，出血早期ではデオキシヘモグロビン，血漿成分が主体で浮腫性変化を伴うためにT1強調画像で低信号，T2強調画像で高信号を示す。日が経つにつれ，メトヘモグロビンが主体となりT1強調画像で高信号，T2強調画像で低信号領域が出現し，慢性期になるとヘモジデリンが沈着するために周囲がT1強調画像で低信号となる。この信号変化が椎体骨折の骨髄内で同様に起こっているかは定かではないが，骨折の時期を推定する一つの指標にはなる。

表1　MRIにおける各種組織の信号強度 (著者作成)

|  | 水分が多い組織 | 水分が少ない組織 | 脂肪 |
| --- | --- | --- | --- |
| T1強調画像 | 低信号(黒い) | 低信号(黒い) | 高信号(白い) |
| T2強調画像 | 高信号(白い) | 低信号(黒い) | 高信号(白い) |
| STIR画像 | 高信号(白い) | 低信号(黒い) | 低信号(黒い) |

第Ⅳ章 ● 椎体骨折の診断

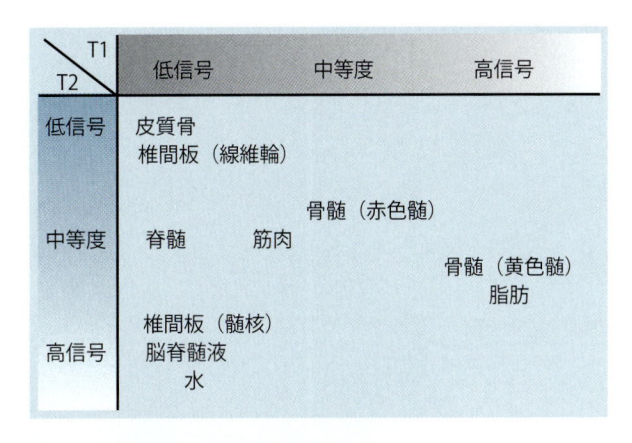

|  T2 \ T1 | 低信号 | 中等度 | 高信号 |
|---|---|---|---|
| 低信号 | 皮質骨<br>椎間板（線維輪） | | |
| 中等度 | 脊髄　筋肉 | 骨髄（赤色髄） | 骨髄（黄色髄）<br>脂肪 |
| 高信号 | 椎間板（髄核）<br>脳脊髄液<br>水 | | |

図1　正常脊椎のMRI信号強度（著者作成）

単純エックス線矢状断像　　MRI：T1強調画像　　MRI：T2強調画像　　MRI：STIR画像

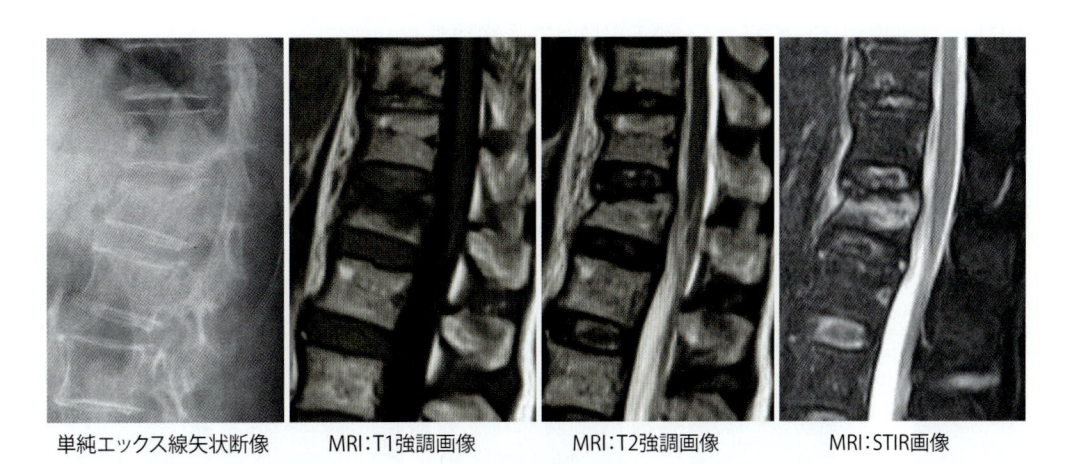

図2　急性期椎体骨折の単純エックス線像とMRI画像（自験データ）

## MRIによる椎体不顕性骨折と多発骨折の診断

**MRIでしか分からない骨折（不顕性骨折）の存在**

　単純エックス線像では椎体の形態が保たれ骨折と診断できず，MRIによって初めて骨折として認識される不顕性骨折についてはいくつもの報告がある。すなわち椎体の形態が正常椎体と変わらないにもかかわらず，MRIで椎体内部に骨折に特徴的な信号変化を示す場合である。この椎体は程度の差こそあれ経時的に圧潰するため椎体骨折と認識すべきである（図3, 4）。著者らが行ったMRIを使用した骨粗鬆症性椎体骨折の前向き研究でも約20％の症例に不顕性骨折が認められた。また，椎体の形状は保たれているもののT2強調画像で骨折線が分かる亀裂骨折も存在し，これも不顕性骨折に含まれる。

**受診時多発性骨折の存在**

　単純エックス線像で椎体の骨折（変形）がみられてもそれが新規の骨折か，過去に生じた骨折の変形かの判定は難しい場合がある。特に椎体骨折（変形）が多発している場合には，どの骨折が今回の骨折かの判定は容易ではない。しかしMRIではこの判定はきわめて容易である。椎体の形状が変わっていても，陳旧性の変形では他の正常椎体と同じ信号強度であり，急性期の骨折では前述の信号変化がみられるため明瞭に区別される（図5）。自験例でも初診時に単純エックス線像で2個以上の多発骨折がある例が20％認められた。単純エックス線像で多発椎体骨折（変形）を認め，新鮮骨折の診断に迷った場合にはMRIを使用すべきである。

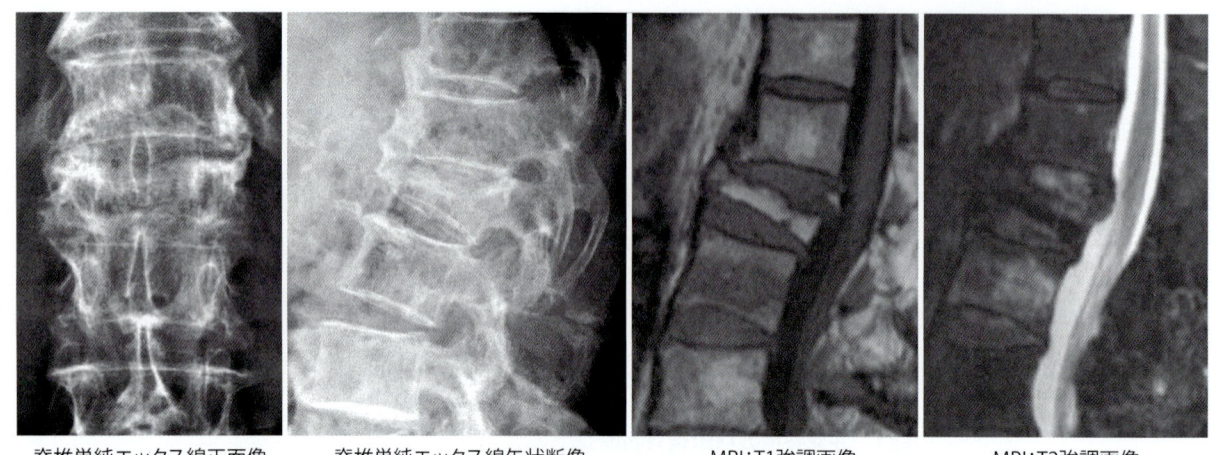

脊椎単純エックス線正面像　　脊椎単純エックス線矢状断像　　MRI：T1強調画像　　MRI：T2強調画像

**図3　腰椎椎体不顕性骨折**（自験データ）
L2は陳旧性の椎体変形，今回の骨折はL3。単純エックス線像では分からない不顕性骨折

腰椎単純エックス線
矢状断像

T1

T2

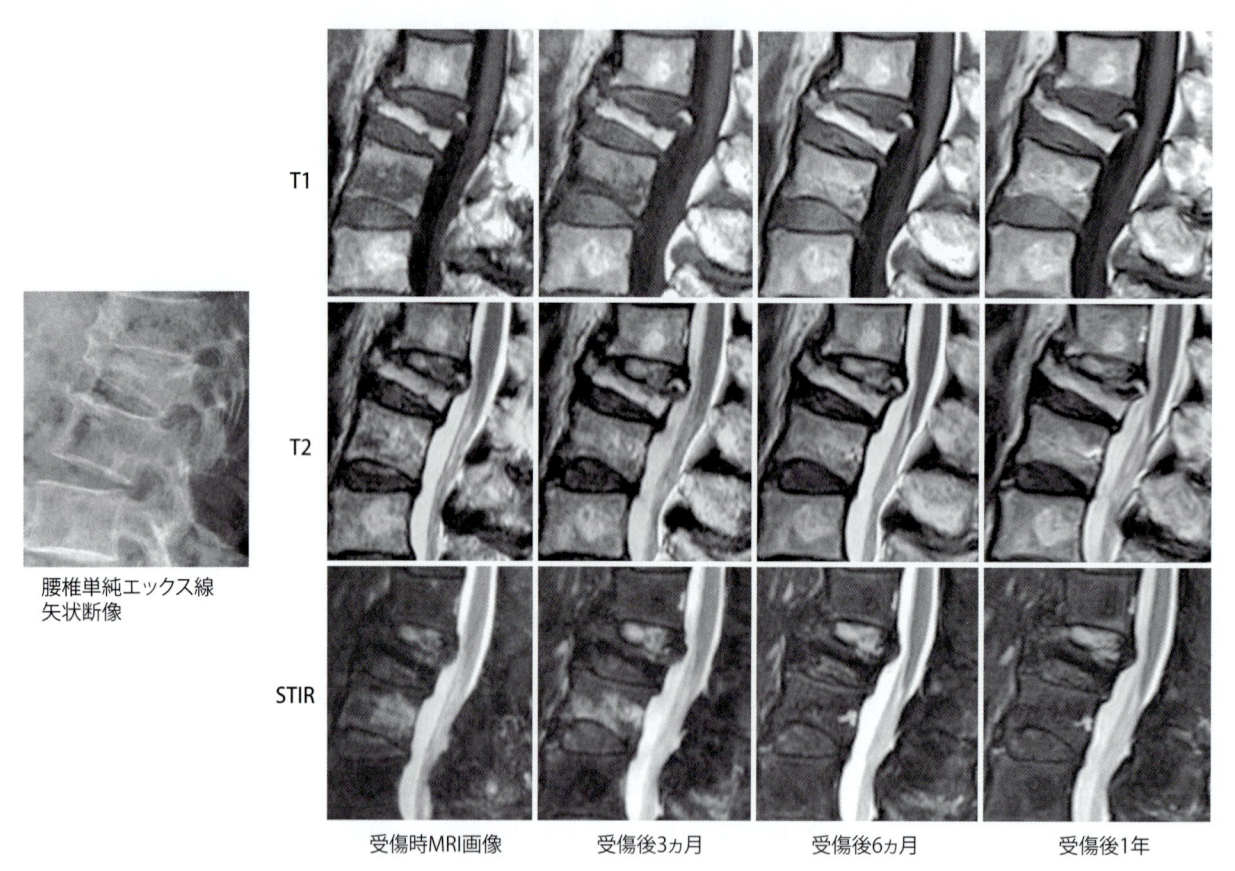

STIR

受傷時MRI画像　　受傷後3ヵ月　　受傷後6ヵ月　　受傷後1年

**図4　図3と同一症例のMRIによる追跡**（自験データ）

脊椎単純エックス線矢状断像　　MRI：T1強調画像　　MRI：T2強調画像　　MRI：STIR画像

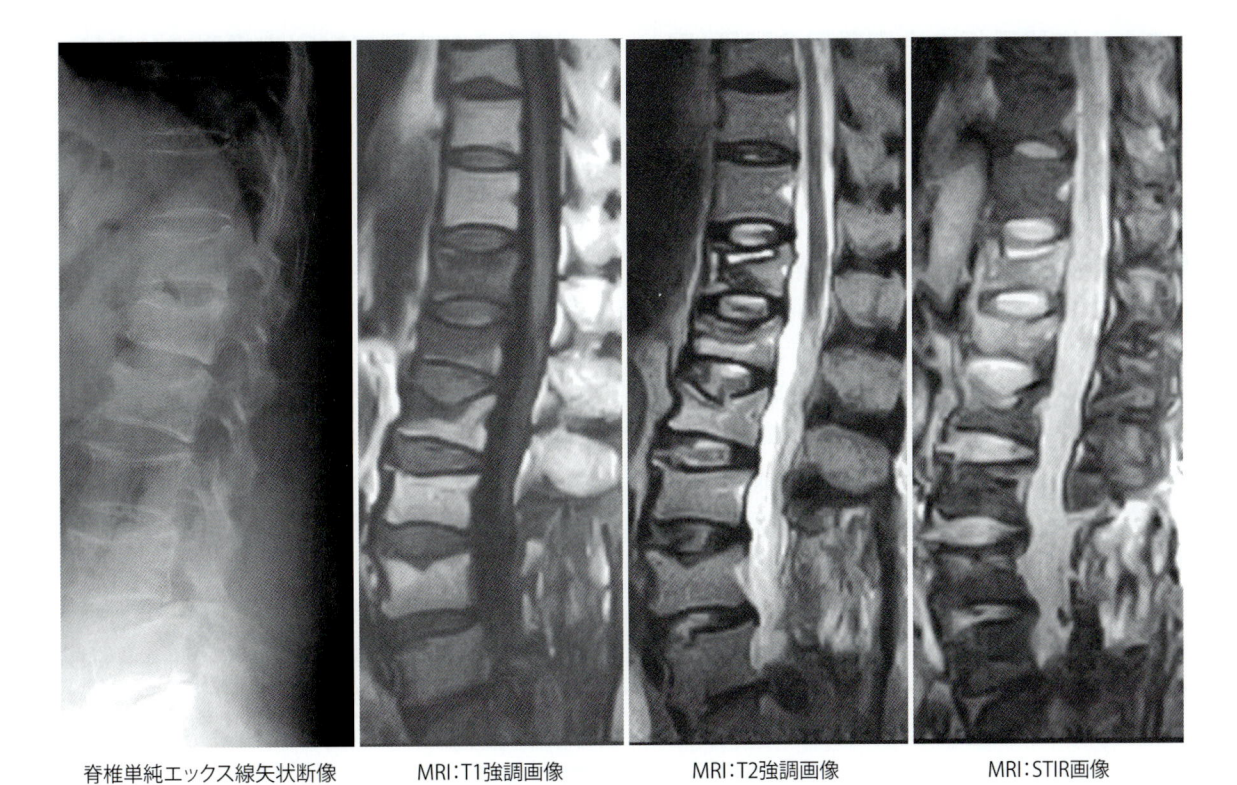

**図5　受診時多発椎体骨折**（自験データ）

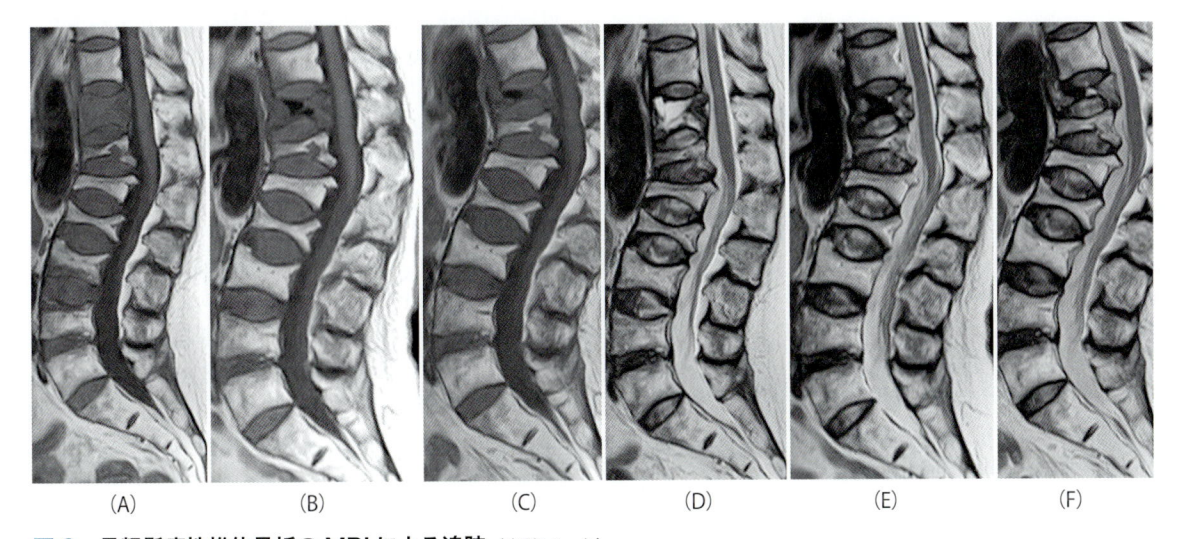

(A)　(B)　(C)　(D)　(E)　(F)

**図6　骨粗鬆症性椎体骨折のMRIによる追跡**（自験データ）
(A) 受傷時のT1強調画像
(B) 受傷3ヵ月後のT1強調画像
(C) 受傷1年後のT1強調画像
(D) 受傷時のT2強調画像
(E) 受傷3ヵ月後のT2強調画像
(F) 受傷1年後のT2強調画像
T11椎体骨折はT1強調画像で全体型，T2強調画像で混合型の粉砕骨折であり圧潰する。L3, L4椎体骨折はT1強調画像で部分型の骨折であり早期に治癒する。

## MRIによる椎体骨折の治癒過程の評価（図6）

　本骨折の治癒過程をMRIの信号強度の差およびその信号の範囲により評価すると部分型は3ヵ月以内，全体型は6ヵ月～1年でMRI上は他椎体と等信号になり治癒と判定できる。しかしその多くは椎体が圧潰して形状が変わり，慢性期の椎体変形となる。この椎体変形の問題点として，①骨折椎体の圧潰による脊柱アライメント異常，②骨折椎体の偽関節化，③遅発性神経麻痺，などがある。新鮮骨折のうち，T1強調画像での椎体後壁損傷，T2強調画像での椎体内広範囲低信号領域の存在，同高信号限局型は椎体圧潰および偽関節の危険因子となるといわれている。著者らのMRIを使用した前向き研究からは，MRI上，T1強調画像で低信号全体型，T2強調画像・STIR画像で低～高信号を示す混合型は破裂骨折であり圧潰するため，入院・ベッド上安静をとらせ体幹ギプス固定，硬性コルセットも処方しながら厳重に経過観察し，時に椎体形成術なども考慮すべきである。すなわち本骨折では急性期からMRI画像も考慮した治療戦略を練るべきであると考える。

## どのような症例でMRIを撮影すべきか

　MRIは機器自体が高価で，どこの施設にも設置されているわけではなく，また診療費も高いため，すべての症例でMRIを撮影することには無理がある。そのためMRIを撮影すべき症例についての条件が必要である。現在考えられる条件としては，① 体動ができないほど疼痛が強く，他疾患とくに転移性脊椎腫瘍，化膿性脊椎炎などと鑑別が必要な場合，② 疼痛があるにもかかわらず単純エックス線像で椎体骨折として判定できない場合，③ 受診時に多発性椎体骨折（変形）が認められ，今回の新規骨折の判定が困難な場合などにはMRIを撮影すべきである。しかし現実的には，MRIによる急性期椎体骨折の診断率が100％といわれる以上，診断に迷った場合，裁判になりそうな事件がらみ，交通事故などで問題が起こりそうな場合にも積極的に撮影するほうがよいと考える。

## おわりに

　骨粗鬆症性椎体骨折のMRI診断について述べた。急性期の本骨折に対するMRIの診断率は高く，不顕性骨折の診断，画像上の治癒など有用な情報が得られるため，臨機応変に利用すべきと考える。

## 文献

1) 江原茂，名嘉山哲雄．脊椎脊髄の腫瘍および類似疾患；悪性脊椎腫瘍—転移性脊椎腫瘍，エキスパートのための脊椎脊髄疾患のMRI 第2版．柳下章編，東京，三輪書店，2010．
2) Bowen BC, et al. Spine Imaging. Case Review 2nd ed. Mosby(ed), Philadelphia, 2008, p.99-101.
3) Yamaguchi T. Intertrabecular vertebral metastases: metastases only detectable on MR imaging. Semin Musculoskelet Radiol 2001; 5: 171-5.

# IV-7　MRIによる椎体骨折の予後診断

## はじめに

骨粗鬆症性椎体骨折では骨折後に長期にわたる痛みの持続や，骨折椎体のみならず脊柱全体の変形，増悪，神経麻痺が生じる場合がある。さらに本骨折は連続，多発的に起こることもよく知られており，そのため初回の椎体骨折時に重症化するかなど，骨折の予後予測ができるか否かが重要である。本章では椎体骨折の予後が初回のMRI画像から予測できるかにつき述べる。

## 骨粗鬆症性椎体骨折の予後の問題点

本骨折の予後の問題点は大きく二つに分けられる。
① 全身性の骨粗鬆症による問題
・骨折後さらに椎体骨折が連続，多発性に発生するか
② 局所の骨折自体の問題
・骨折椎体がどの程度圧潰・変形するか
・圧潰・変形により神経が圧迫され麻痺が生じるか
・偽関節が発生するか
・骨折椎体の変形あるいは続発する骨折がどの程度脊柱全体のアライメント異常（特に後弯変形）を起こすか

この全身および局所因子は相互に関連しながら椎体骨折の予後を左右していると考えられる。

## 骨粗鬆症性椎体骨折の予後に関与する因子

### 骨粗鬆症全身性因子

初回骨折に引き続いて椎体骨折が連続，多発的に生じて重症化する場合，もともとの骨の脆弱性に関与する全身性骨粗鬆症の重症度が骨折の連鎖などの予後を左右する。この骨粗鬆症の重症度の評価としては，既存椎体骨折（変形）の数が多い，骨密度低値，受傷時の年齢が高齢，性別（女性），続発性骨粗鬆症の因子がある（関節リウマチ，薬物使用など），初回椎体骨折時の受傷機転が軽微（転倒の有無，転倒か転落かなど），などが重症化させる予後不良因子といわれる。さらには骨折後の入院・安静の有無・期間なども予後を左右すると考えられている。また，これらの因子は椎体骨折の局所の圧潰および偽関節の発生などの重要な因子でもある。

### 椎体骨折部の局所因子

本骨折後に皮質骨，海綿骨ともに癒合不全が生じる場合がある。骨折後に正常な修復機転が阻害され，骨新生が十分に起こらず骨髄内に線維組織が増生し，血行不全が加わり，最終的には骨壊死となって椎体は大きく圧潰，偽関節にもなる[1]。この状態になると脊柱は不安定となり腰背部痛は持続，増悪する。さらに症例によっては遅発性の下肢の運動，感覚麻痺などを生じる。このように予後が悪くなる局所因子として，胸腰椎移行部，腰椎部での発生，骨折椎体の圧潰程度が強い，椎骨中央支柱の損傷あり，後壁損傷あり，などがあげられる。またこのような症例では全身性の骨粗鬆症も重症で，初回骨折に引き続いて椎体骨折が連続，多発性に生じる場合も多い。

## MRI画像の所見による予後判定

上記重症化が画像所見，特にMRI所見から予測できるかが重要である。すなわち初診時，どのような骨折が①大きく圧潰するか，②偽関節になるか，③遅発性神経麻痺を起こすか，などをMRI画像所見により判断できれば，その後の治療法を変更し，合併症を防ぐこともできる。椎体骨折の予後不良因子のMRI所見についてはいくつかの報告があり，自験例の所見も加え詳述する。

### どのような骨折が診察時より大きく圧潰するか

大きく椎体圧潰を起こしやすいMRIの所見としては，椎体側面像（mid- あるいはpara-sagittal像）におい

腰椎単純エックス線像　　同MRI：T1強調画像　　同MRI：T2強調画像　　同MRI：STIR画像

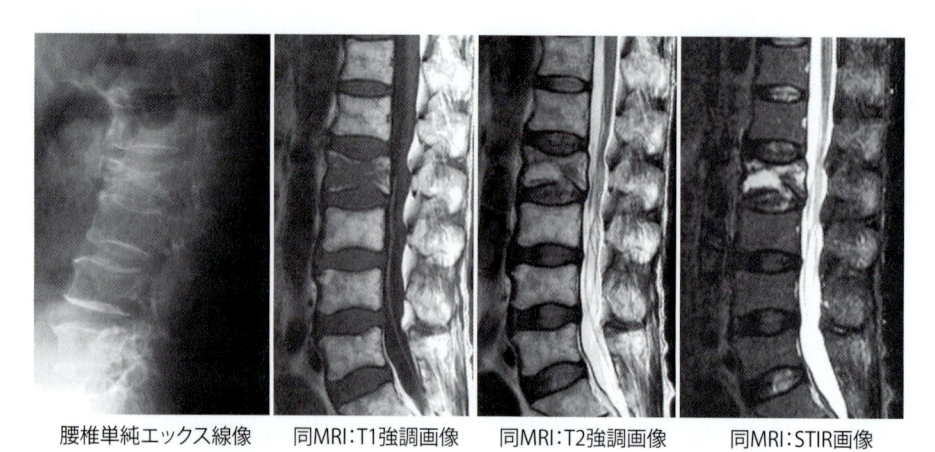

**図1　圧潰する椎体骨折（粉砕骨折）の単純エックス線像とMRI画像（受傷時）**（自験データ）

受傷時

受傷後2カ月

腰椎MRI：T1強調画像　　同MRI：T2強調画像　　同MRI：STIR画像

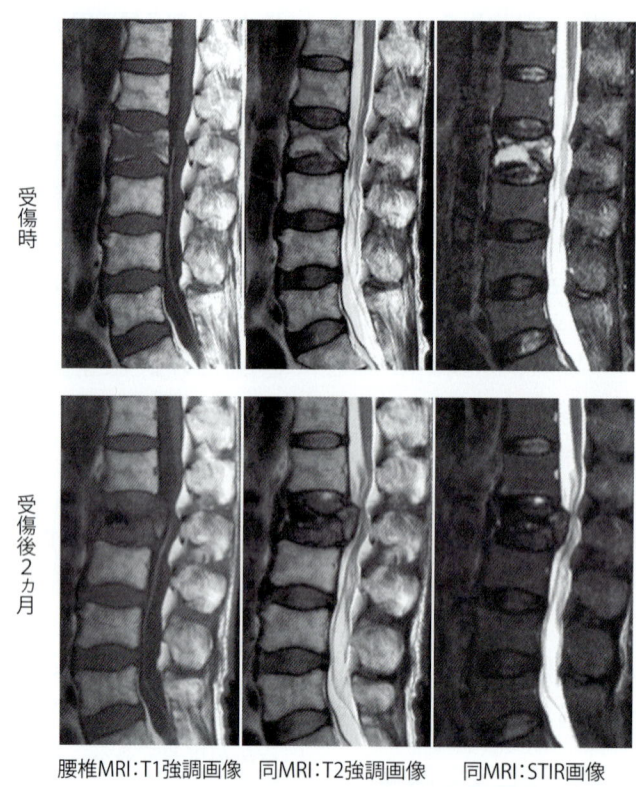

**図2　圧潰した椎体骨折（粉砕骨折）のMRI画像**（自験データ）

てT1強調画像で，低信号領域が椎体の広範囲に及ぶ全体型（多くは目分量であるが，寒竹は椎体を四分割しその三部分以上に一区画1/2以上占める低信号領域が3つ以上あるものと定義している[2]）に多いとされる（図1，2）。これは骨折による出血，浮腫が椎体のほぼ全体に及ぶ広範囲な損傷を示している所見であり当然と考えられるが，本骨折の多くがこの全体型であるた

めに，この所見だけでは予後不良とは判定できない。しかし，逆にこのような全体型ではない椎体の上下の部分などに信号強度が局限した部分型では大きく圧潰することは稀であると思われる（図3）。一方，筆者らがMRIを使用した椎体骨折の前向き研究では，MRIのT1強調画像で低信号全体型，T2強調画像およびSTIR画像で低信号〜等信号〜高信号の混合型が大きく圧潰

第Ⅳ章 ● 椎体骨折の診断

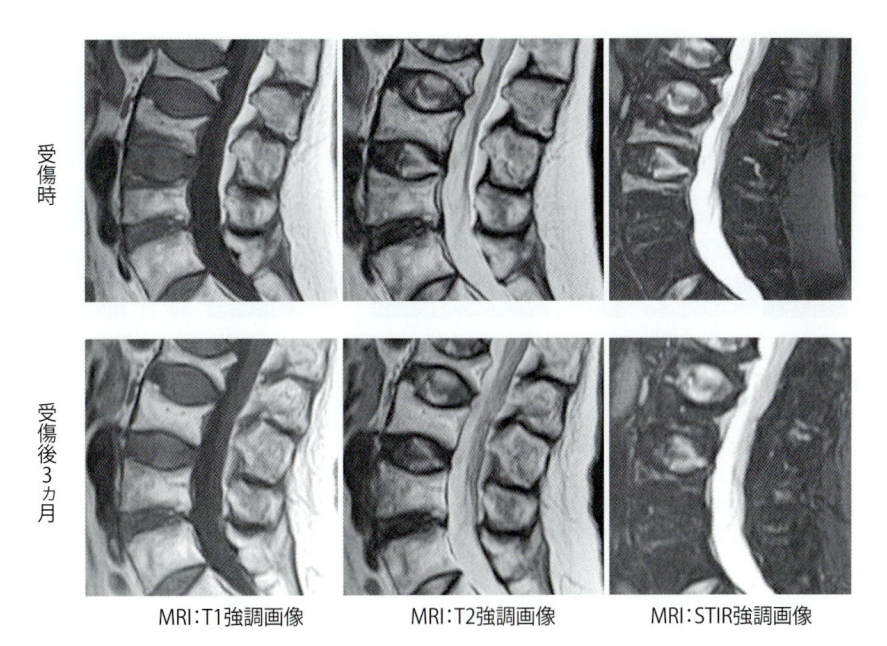

**図3　椎体骨折部分損傷のMRIによる経過観察**（自験データ）
L3, 4椎体は受傷時部分型であり受傷後3ヵ月で治癒した。

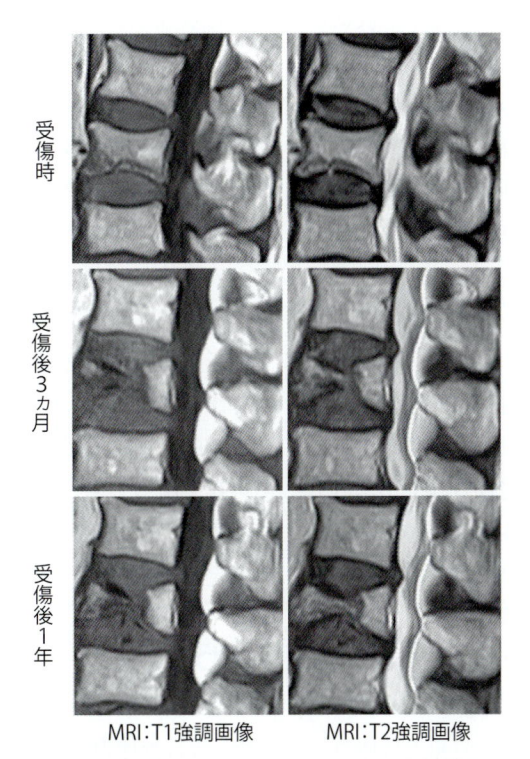

**図4　椎体骨折部分損傷のMRI画像の経過観察**（自験データ）
L2椎体は受傷時，下縁および軟骨終板損傷。この型は時として大きく圧潰する。

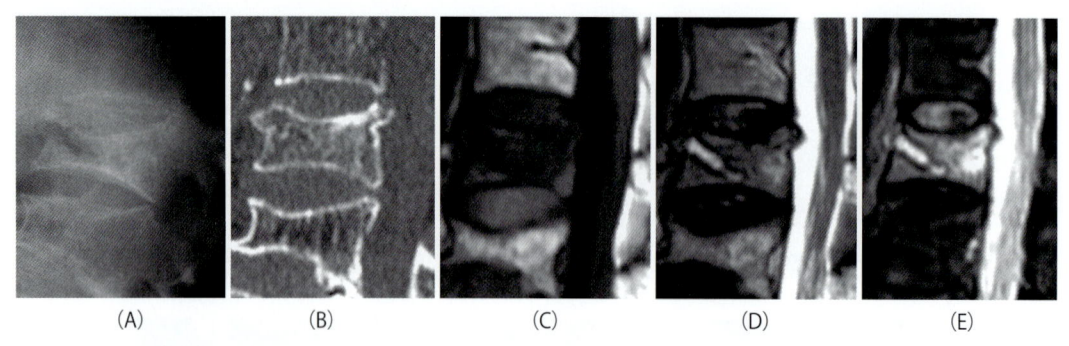

**図5　椎体骨折偽関節**（自験データ）
(A) 単純エックス線像：椎体内にcleftがみられる
(B) CT再構築画像：T1強調画像。上記と同様にcleftがみられる
(C) MRI画像：T1強調画像
(D) MRI画像：T2強調画像。cleftは高信号に描出される
(E) MRI画像：STIR画像。T2と同様にcleftは高信号に描出される

した。この骨折の多くは単純エックス線撮影でも破裂骨折として評価できるが，時に正常椎体のように見える場合もありMRIで厳密に評価すべきである（図1, 2）。また，低信号領域が部分型であってもそれが後壁あるいはmiddle column（後方椎体部）まで及んでいる場合は後壁損傷ありと判断され，この場合にも早期に椎体圧潰が起こるとされる。さらに自験例からT1強調画像で低信号部分型であっても，椎体上縁あるいは下縁の皮質骨および軟骨終板が破壊された骨折も大きく圧潰する場合がある（図4）。

### どのような骨折が偽関節になるか

椎体骨折評価基準では，偽関節は骨折後1年以上たっても骨癒合が得られていない状態として記載されている。単純エックス線像で椎体内に低信号のcleftが認められ，同部の不安定性があるが，このcleftは通常の立位での単純エックス線側面像だけでは描出されない場合も多く，臥位での側面背屈機能撮影が必須である。MRIにおいてもcleft部に一致してT2強調画像で高信号の液体貯留像，あるいは低信号のガス像が認められれば偽関節と判定できる（図5）。偽関節の発生は体のひねりや重量物挙上などの軽微な外傷要因，胸腰椎移行部，高齢，椎骨の前方支柱のみならず中央支柱損傷・椎体後壁損傷あり，などがその要因と報告されている。

初診時の椎体骨折でこの偽関節発生を予測するMRI所見としては，T1強調画像では全体型，T2強調画像で高信号領域が限局していること，低信号領域が広範囲にみられること，をあげるとの報告もある。

### どのような骨折が遅発性神経麻痺を起こす骨折か

上記椎体圧潰の進行あるいは偽関節により神経麻痺が生じる場合がある。この麻痺は胸腰椎移行部で，①重度圧潰・変形した罹患椎体の後壁の突出による神経への静的因子，②罹患椎体のcleft形成（偽関節）あるいは罹患椎体と上下の隣接椎体との不安定性による動的因子が原因となる。胸椎，胸腰椎移行部では脊髄，下位腰椎では馬尾，神経根が障害され麻痺が起こる。この静的因子はMRIで変形椎体の後壁が脊髄，馬尾など神経を圧迫している所見などで，また動的因子は罹患椎体およびその上下の単純エックス線機能撮影での不安定性所見などで診断される。

### おわりに

以上，椎体骨折のMRIによる予後診断について述べた。骨折椎体の圧潰，偽関節，遅発性神経麻痺は，それぞれがすべて関連しながら進行していくことも銘記すべきである。

## 文 献

1) 伊藤学, 金田清, 鐙邦芳ほか. 脊椎圧迫骨折に対する前方法による脊柱再建. リウマチ科 2003; 29: 363-70.
2) 寒竹司, 田口敏彦. 骨粗鬆症椎体骨折の画像診断—早期MRIによる予後予測を中心に. 関節外科 2010; 29: 531-6.
3) 中村博亮, 辻尾唯雄, 寺井秀富ほか. 骨粗鬆症性椎体骨折偽関節発生の予測因子. 脊椎脊髄ジャーナル 2009; 22: 240-6.
4) 中野哲雄. 骨粗鬆症に伴う脊椎骨折のMRI. 骨粗鬆症治療 2006; 5: 28-34.
5) 中野哲雄. 骨粗鬆症性脊椎圧迫骨折のMRIによる診断と予後予測. MB Orthop 2005; 18: 29-34.
6) 藤井謙三ほか. 骨粗鬆症性脊椎椎体骨折に対するMRI診断. 西日本脊椎研究会誌 2002; 28 :74-8.

第Ⅴ章
椎体骨折の予防

# V-1　骨代謝マーカーと椎体骨折リスク

## 骨代謝マーカー

　骨代謝マーカーは測定時点における骨吸収と骨形成の状態を反映するバイオマーカーである。骨形成は骨吸収の刺激により惹起されるので，骨吸収マーカー，骨形成マーカーのいずれにおいても，その値の上昇は骨吸収が優位な骨代謝回転の亢進を意味する。すなわち，骨代謝マーカーが高値であるほど骨密度の低下速度が速いことを表す[1]。骨粗鬆症は骨密度と脆弱性骨折の有無によって診断されるが，診断基準を満たしていなくても，骨代謝マーカーは骨量減少および脆弱性骨折発生の予測因子となることがわかっているため，同時に骨代謝マーカーの測定を行うことで将来の骨粗鬆症発症を予測することができる。また，骨粗鬆症患者では治療前に患者個々の骨代謝状態を把握することでより病態に適した治療薬を選定でき，骨代謝マーカーの変化を追うことで治療効果を評価することができる。したがって，最新の「骨粗鬆症の予防と治療ガイドライン2011年版」では，骨粗鬆症治療前後に骨代謝マーカーを測定するよう推奨している[2]。

## 椎体骨折

　海綿骨は皮質骨に比べ表面積が広い分，骨代謝を担う骨芽細胞と破骨細胞が数多く存在する。椎体骨はその大部分が海綿骨で構成されているため，皮質骨の多い大腿骨に比べ骨代謝状態の変化による影響を受けやすい。したがって，骨吸収優位な高回転型の骨代謝をきたす病態では大腿骨よりも椎体で骨量が減少しやすく骨折しやすい。その典型といえるのが閉経後骨粗鬆症である。閉経前後期では女性ホルモンの枯渇に伴い，エストロゲンによる骨吸収の抑制が解除される。そのため女性ではこの時期において，著明な骨吸収マーカーの上昇と逆相関する形で腰椎骨密度が急速に減少する[3]。その後，閉経後数年を経た55歳ごろから椎体骨折リスクが上昇し始める[4]。大腿骨近位部骨折は70代より増加し始めるので[5]，発生年齢が若い分，椎体骨折は原発性骨粗鬆症に付随する骨折の中でもっとも頻度の高い骨折となっている。

## 椎体骨折の問題点

　椎体骨折のうち疼痛を伴う「臨床椎体骨折」は椎体骨折全体の30～40％にすぎず，ほとんどは疼痛を伴わない「形態骨折」であるといわれている。そのため，椎体骨折の診断は困難で，診断を受けていない，いわゆる無症候性椎体骨折例が相当数存在していると推測される。一方で，既存椎体骨折の存在は新たな椎体骨折の危険因子となる[6]。椎体骨折数が多くなるほど生命予後が悪化することも証明されおり[7]，椎体骨折の発生をいかに予防するかということが骨粗鬆症診療を行う上で重要な課題であるといえる。

## 閉経後骨粗鬆症患者における椎体骨折リスクと骨代謝マーカー

　骨粗鬆症は「骨強度の低下を特徴とし，骨折のリスクが増大しやすくなる骨格疾患」と定義されている。骨強度は骨密度と骨質により規定され，骨質は微細骨梁構造や骨代謝状態などに規定されるものと考えられている。すなわち，骨代謝マーカーは将来の骨量減少を予測するマーカーとしてだけでなく，測定時点での骨質の状態を説明しうるマーカーとしても利用できる可能性がある。Ivaskaらは，骨代謝マーカーと骨折の関係を検討するため，75歳の女性1,044人を対象に9年間にわたる前向き観察研究を行っている[8]。全体の35％にあたる363人が新規骨折を発生し，そのうちの116人が大腿骨頸部骨折であり，103人が椎体骨折であった。観察開始時に測定した骨代謝マーカーを3分位に分け，骨折リスクとの関係について解析したところ，血清CTXと血清TRACP-5bの2種類の骨吸収マーカーにおいて，上位1/3群の骨折リスクが観察開始時

表1　骨代謝マーカーの基準値，カットオフ値，異常高値　（文献2より引用）

| 項目 | 基準値 | 測定法 | カットオフ 骨量減少 | カットオフ 骨折 | 異常高値 | 最小有意変化(MSC)(%) |
|---|---|---|---|---|---|---|
| 尿中DPD | 2.8〜7.6[#1] nmol/mmol·Cr | EIA | 5.9 | 7.6 | 13.1< | 23.5 |
| 尿中NTX | 9.3〜54.3[#1] nmolBCE/mmol·Cr | EIA | 35.3 | 54.3 | 89.0< | 27.3 |
| 尿中CTX | 40.3〜301.4[#1] μg/mmol·Cr | EIA | 184.1 | 301.4 | 508.5< | 23.5 |
| 血清BAP | 2.9〜14.5[#2] μg/L | CLEIA | 未確定 | — | 22.4< | 9 |
| 血清BAP | 7.9〜29.0[#2] U/L | EIA | 21.1 | 29 | 75.7< | — |
| 血清(血漿)P1NP | 17.1〜64.7[#1] μg/L | RIA | 未確定 | 79.1< | | 12.1 |
| 血清NTX | 7.5〜16.5[#3] nmolBCE/L | EIA | 13.6 | 16.5 | 24.0< | 16.3 |
| 血清(血漿)CTX | 0.100〜0.653[#1] ng/mL | EIA | 未確定 | 0.653 | 1.030< | 23.2 |
| 血清(血漿)TRACP-5b | 120〜420[#2] mU/dL | EIA | 309 | 420 | 760< | 12.4 |
| 血清ucOC | 3.94[#2#4] ng/mL | ECLIA | — | 4.5 | — | 32.2 |

[#1,2]：30〜44歳の閉経前女性，[#2]：測定キット発売会社資料より，[#3]：40〜44歳閉経前女性，[#4]：基準値としては設定させておらずカットオフ値4.5 ng/mLが用いられている。
骨減少カットオフ値：閉経前女性平均＋1.0 SDに相当。骨折カットオフ値：閉経前女性平均＋1.96 SDに相当。異常高値の場合は，原発性骨粗鬆症以外の骨疾患についても考慮する。
（注）：測定項目が増加し，測定方法も多様化しているために，基準値については依頼した測定会社の基準値を確認する必要がある。
骨折カットオフ値については，閉経前女性平均＋1.96SD。最小有意変化（MSC）は日差再現性の平均値を基準として2倍した値より算出した。

の骨密度と独立して有意に高かった。また，骨折全体に対するハザード比はCTXで1.13倍（95％信頼区間：1.01, 1.27），TRACP-5bで1.16倍（1.04, 1.29）であったのに対し，椎体骨折のみを対象とするとそれぞれ1.32倍（1.05, 1.67），1.22倍（1.01, 1.48）となった。つまり，これらのマーカーは椎体骨折においてより鋭敏なマーカーとなり得ることが示唆された。そのほかにも，骨代謝マーカーの上昇が骨密度と独立した骨折発生の予測因子となることが，すでにさまざまな研究で立証されている[9,10]。

これらエビデンスの蓄積を受け，最新の「骨粗鬆症の予防と治療ガイドライン2011年版」では各種骨代謝マーカーの骨折カットオフ値が設定されている（表1）[2]。骨代謝マーカーは閉経前後期に上昇のピークを認め，その後はそのままプラトーに達し高値にて経過する[3]。したがって，ガイドラインでは，閉経前女性の平均値を基準値とし＋1.96 SDに相当する値を骨折カットオフ値として設定している。

## 糖尿病患者における椎体骨折リスクと骨代謝マーカー

糖尿病の骨折リスク上昇に寄与する因子として重要なのは，骨密度よりはむしろ骨質であるという概念が定着しつつある。実際われわれは透析患者において，糖尿病患者では非糖尿病患者と比べて椎体骨折率が高率であるにもかかわらず，両群間において骨密度に有意な差を認めなかったことを報告している[11]。その要因として考えられるのが，骨代謝回転の低下に伴う骨質の劣化である。糖尿病患者では高糖状態により骨芽細胞機能が低下し骨細胞の成熟が阻害される[12,13]。一方で，骨芽細胞より産生される線維芽細胞増殖因子（fibroblast growth factor：FGF）-23の分泌が抑制されることで[14]，その下流にある副甲状腺ホルモン（parathyroid hormone：PTH）の分泌も抑制されると考えられる。このような機序で糖尿病患者では骨形成そのものが直接抑制されてしまうと同時に，PTH作用の低下に伴い骨吸収も抑制され骨形成への刺激が低下してしまうため，骨密度は維持されるものの骨の新陳代謝が行われず骨質が劣化してしまうものと推察される。

Kanazawaらは，骨芽細胞の分化初期に分泌されるBAPと後期に分泌されるオステオカルシン（OC）の2種類の骨形成マーカーの比率を算定することで，糖尿病患者における椎体骨折リスクの予測因子となり得ることを報告している[15]。すなわち，OC/BAP比は骨細胞の成熟度を表すマーカーとして利用可能であり，骨

成熟が阻害されている糖尿病患者では，骨密度と独立して椎体骨折との間に有意な負の関係を示すことを見出した。

## まとめ

骨粗鬆症治療の最大の目的は脆弱性骨折の発生を未然に防ぐことである。骨代謝マーカーを測定することでそのリスクをより早い段階から予測しうることから，いまや骨代謝マーカーは骨粗鬆症診療の中心的存在になりつつある。最近，日本骨粗鬆症学会より「骨粗鬆症診療における骨代謝マーカー適正使用ガイドライン2012年版」が作成された[16]。このガイドラインが浸透することで，椎体骨折の発生が減少することを期待する。

## 文 献

1) Chaki O, Yoshikata I, Kikuchi R, et al. The predictive value of biochemical markers of bone turnover for bone mineral density in postmenopausal Japanese women. J Bone Miner Res 2000; 15: 1537-44.
2) 骨粗鬆症の予防と治療ガイドライン2011年版. 骨粗鬆症の予防と治療ガイドライン作成委員会（委員長 折茂肇）編, 東京, ライフサイエンス出版, 2011.
3) 吉村典子, 中塚喜義, 斉藤真一. 一般住民における血清Ⅰ型コラーゲン架橋N-テロペプチド（NTX）および血清Ⅰ型プロコラーゲンN末端ペプチド（PINP）の性・年齢別基準値設定の試み. Osteoporosis Jpn 2002; 10: 171-6.
4) Fujiwara S, Mizuno S, Ochi Y, et al. The incidence of thoracic vertebral fractures in a Japanese population, Hiroshima and Nagasaki, 1958-86. J Clin Epidemiol 1991; 44: 1007-14.
5) Orimo H, Hosoda Y, Fujiwara S, et al. Hip fracture incidence in Japan. J Bone Miner Metab 1991; 9: 15-9.
6) Klotzbuecher CM, Ross PD, Landsman PB, et al. Patients with prior fracture have an increased risk of future fracture: a summary of the literature and statistical synthesis. J Bone Miner Res 2000; 15: 721-39.
7) Ensrud KE, Thompson DE, Cauley JA, et al. Prevalent vertebral deformities predict mortality and hospitalization in older women with low bone mass. Fracture Intervention Trial Research Group. J Am Geriatr Soc 2000; 48: 241-9.
8) Ivaska KK, Gerdhem P, Vaananen HK, et al. Bone turnover markers and prediction of fracture: a prospective follow-up study of 1040 elderly women for a mean of 9 years. J Bone Miner Res 2010; 25: 393-403.
9) Gerdhem P, Ivaska KK, Alatalo SL, et al. Biochemical markers of bone metabolism and prediction of fracture in elderly women. J Bone Miner Res 2004; 19: 386-93.
10) Miller PD, Hochberg MC, Wehren LE, et al. How useful are measures of BMD and turnover? Current Medical Res and Opinion 2005; 21: 545-53.
11) Inaba M, Okuno S, Kumeda Y, et al. Increased incidence of vertebral fracture in older female hemodialyzed patients with type 2 diabetes mellitus. Calcif Tissue Int 2005; 76: 256-60.
12) Inaba M, Terada M, Koyama H, et al. Influence of high glucose on 1,25-dihydroxyvitamin D3-induced effect on human osteoblast-like MG-63 cells. J Bone Miner Res 1995; 10: 1050-6.
13) Okazaki R, Totsuka Y, Hamano K, et al. Metabolic improvement of poorly controlled noninsulin-dependent diabetes mellitus decreases bone turnover. J Clin Endocrinol Metab 1997; 82: 2915-20.
14) Tanaka H, Hamano T, Fujii N, et al. The impact of diabetes mellitus on vitamin D metabolism in pre dialysis patients. Bone 2009; 45: 949-55.
15) Kanazawa I, Yamaguchi T, Yamamoto M, et al. Serum osteocalcin/bone-specific alkaline phosphatase ratio is a predictor for the presence of vertebral fractures in men with type 2 diabetes. Calcif Tissue Int 2009; 85: 228-34.
16) 日本骨粗鬆症学会 骨代謝マーカー検討委員会, 骨粗鬆症診療における骨代謝マーカー適正使用ガイドライン2012年版. Osteoporosis Jpn 2012; 20: 31-53.

# V-2 椎体骨折とQOL，生命予後

## はじめに

骨粗鬆症は骨脆弱化が進行して，骨折しやすい状態にある全身的な骨疾患である。易骨折性のみでは臨床症状を発現しないが，ひとたび骨折を併発すると，疼痛を生じると同時に，新たな骨折のリスクが高まり骨折を繰り返す。その結果，移動能力をはじめとした日常生活動作（ADL）障害が急速に進行し，高齢者の生活の質（QOL）が著しく低下する。

脆弱性骨折のなかでも椎体骨折はもっとも発生頻度が高く，患者数も多いため，本骨折によるADL，QOL低下は骨粗鬆症におけるもっとも重要な問題である。さらに椎体骨折はADL，QOLのみではなく，生命予後を悪化させることが明らかとなっている。

## 椎体骨折とADL

椎体骨折例の臥床期間は，骨折数が多くなるほど長くなることが知られている。すなわち椎体骨折の無い高齢者で，1年間に1日以上臥床するのは4％程度，1週間以上活動が制限されるのが13％程度であるのに対して，1つでも椎体骨折を生じると，それぞれ19％，36％，骨折が2ヵ所以上になると42％，69％と高くなる[1]。

2,260例の50歳以上の女性（平均年齢52.2歳）を平均5年間にわたって追跡し，既存椎体骨折や新規椎体骨折発生が機能障害や能力低下に与える影響が観察されている[2]。能力低下に関しては12項目のADLに関する質問を行い，「困難無く可能」，「いくらか困難だが可能」，「不可能あるいは介助が必要」の3段階に分けて評価を行った。「可能」を100％，「不可能」を0％として，平均70％以下を能力障害とした。その結果によれば，骨折を有しない場合に比べ，既存骨折を有する例では背部痛（過去1年間）発生リスクが1.2倍，能力低下リスクが1.4倍，新規骨折例ではそれぞれ0.9倍，1.7倍となり，既存骨折に新規骨折が加わるとそれぞれ1.6倍，3.1倍とそのリスク上昇をきたした（表1）。ADLの中では，「10kg以上の重いものを持ち上げられる」，「1時間以上硬いイスに座っていられる」，「高い棚の本に手が届く」という動作が困難となるリスクが，既存骨折に新規骨折が加わると骨折なし群に比べ，3.6倍，2.7倍，2.5倍有意に高まる。

## 椎体骨折とQOL

骨粗鬆症と診断される前に評価したQOLが，骨粗鬆症と診断された症例で有意に低かったと報告されている[3]。これは虚弱，鬱といったQOLを低下させる要因が，骨密度低下と共通するためと理解されている。しかしながら一般的に，骨脆弱化のみで骨折を発症しない例でのQOL低下は限定的である。

骨折の重積に伴って骨粗鬆症のQOLは著しく低下する。Oleksikら[4]はMORE試験の解析から，QOLが

表1 椎体骨折と背部痛，能力障害の関係 （文献2より引用）

| 椎体骨折 | 過去1年の背部痛[a] | 能力障害[b] |
| --- | --- | --- |
| なし（n=2,020） | 対照 | 対照 |
| 既存骨折のみ（n=208） | 1.2 (0.8-1.7) | 1.4 (1.0-2.0) |
| 新規骨折のみ（n=53） | 0.9 (0.5-1.8) | 1.7 (0.9-3.2) |
| 既存骨折＋新規骨折（n=32） | 1.6 (0.6-4.1) | 3.1 (1.4-7.0) |

[a]「あり」または「なし」，[b] 身体能力≦70％と＞70％の比較
値はオッズ比（95％信頼区間）（年齢，施設，アウトカム初期値での補正値）

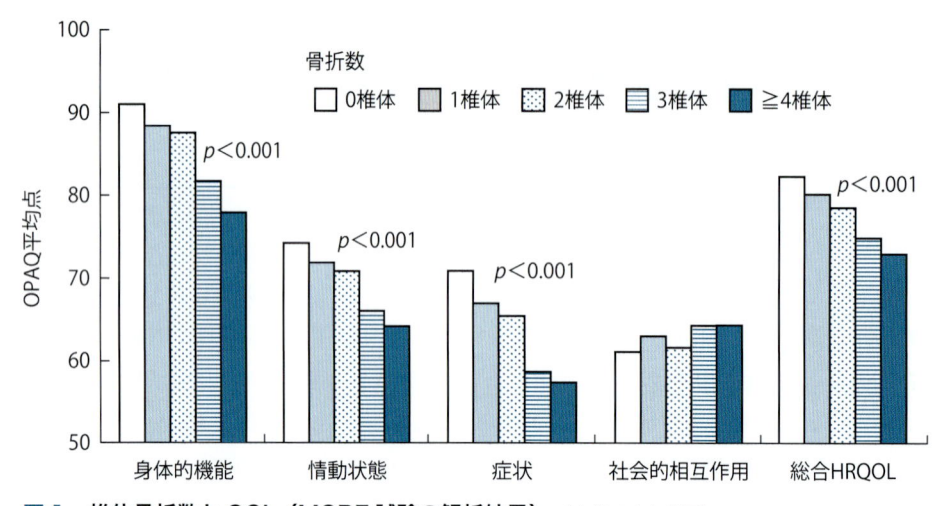

**図1 椎体骨折数とQOL（MORE試験の解析結果）** （文献5より作図）
椎体骨折数に応じてQOLが低下する。

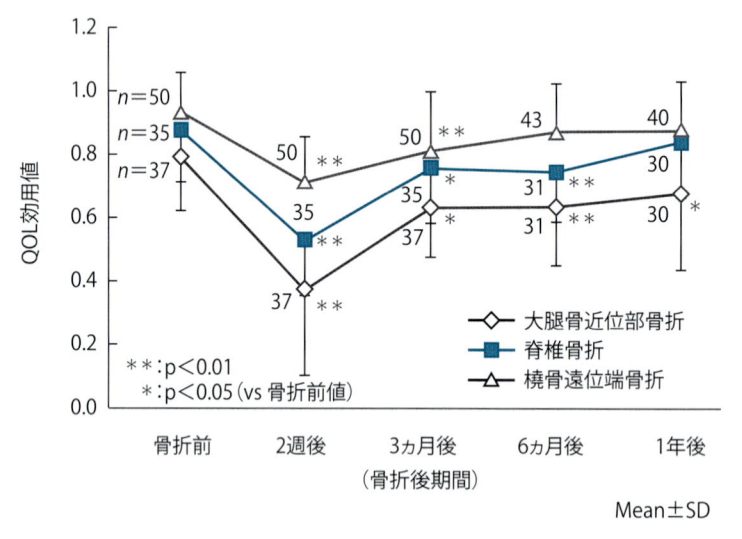

**図2 脆弱性骨折後のQOL推移** （文献6より作図）
骨折後のQOL低下は大腿骨近位部骨折がもっとも大きく，椎体骨折がこれに次ぐ。

年齢と独立して椎体骨折数に応じて低下することを示している。また同様にSilvermanら[5]はosteoporosis assessment questionnaire（OPAQ）を用い，既存椎体骨折数が多いほど，QOLが低値となることを報告した（図1）。

骨粗鬆症例のQOLは骨折の重積に伴って低下するが，脆弱性骨折の種類によってその低下には差を認める。疼痛を伴う臨床骨折発生後1年間にわたるQOL推移をEQ-5Dによって経時的に評価した結果では，椎体骨折の骨折後半年のQOL効用値が平均0.746，1年でも平均0.838であった（図2）[6]。この推移によれば，椎体骨折後の1年間でQOL調整生存年（quality adjusted life year：QALY）は平均0.13の損失となる。四肢骨折では大腿骨近位部骨折例でのQOL低下が大きいが，上肢骨折である前腕骨骨折ではQOLの低下は小さい。

## 椎体骨折と生命予後

最近，骨量低下自体が生命予後の悪化をもたらすことが報告されている[7,8]。そして脆弱性骨折の合併は骨粗鬆症例の生命予後悪化に拍車をかける。

第Ⅴ章 ● 椎体骨折の予防

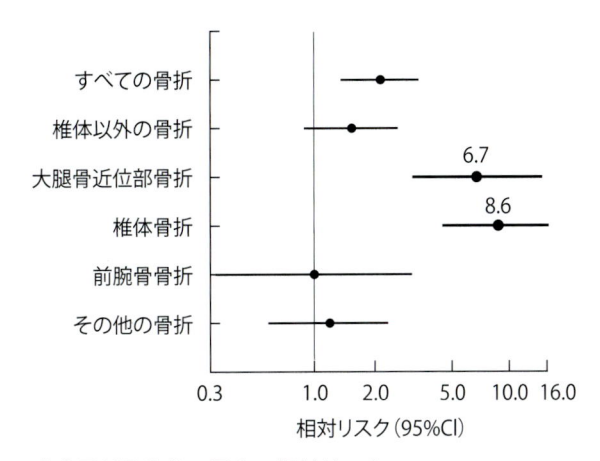

**図3 臨床骨折発生後の死亡の相対リスク**（文献9より引用）
骨粗鬆症例6,459例（平均3.8年追跡）の死亡リスクを調査した結果では、すべての臨床骨折発生後、死亡リスクは約2倍増大し、なかでも大腿骨近位部骨折後の死亡率が6.7倍、椎体骨折後の死亡率が8.6倍に増大していた。これらに対し、前腕骨骨折およびその他の部位の骨折に伴う死亡リスクの有意な増大は認められなかった。

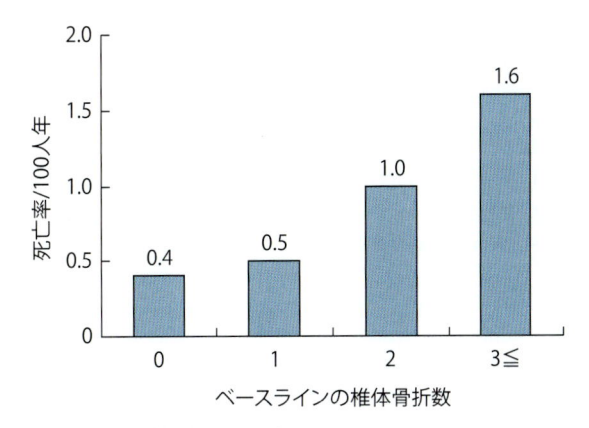

**図4 既存椎体骨折数と死亡率**（文献12より引用）
アレンドロネートの臨床試験（FIT試験）の解析結果。既存椎体骨折数が多いほど生命予後が悪い。

　骨粗鬆症例6,459例の死亡リスクを平均3.8年追跡した結果では、すべての臨床骨折発生後、死亡リスクは約2倍増大し、椎体骨折後の死亡率が8.6倍に増大していた（図3）[9]。これに対し、前腕骨骨折およびその他の部位の骨折に伴う死亡リスクの有意な増大は認められなかった。女性と男性の椎体骨折例を比較すると、男性の生命予後が不良である[10]。
　スウェーデンで椎体骨折例（男性70例（平均年齢70歳）と女性187例（平均年齢72歳））を22年間にわたって追跡し、その生命予後を調査した結果が報告されている[11]。その結果、椎体骨折例の死亡率（/1000人年）は男性が111.7（一般人口73.4）、女性が95.1（一般人口62.0）と、男女ともに椎体骨折が生命予後を悪化させることが示された。
　アレンドロネートの臨床試験（FIT試験）の解析結果では、合併症、健康状態、body mass index、大腿骨骨密度で補正しても、椎体骨折が生命予後悪化の有意な因子であることが明らかとされた[12]。すなわち、椎体骨折自体が生命予後悪化の危険因子となる。さらにこの研究では、既存椎体骨折数が多いほど生命予後が悪

化することも報告された(図4)。

## おわりに

　椎体骨折はADL, QOLを低下させ,生命予後も悪化させることが,これまでの多くの研究結果で一致している。したがって最初の椎体骨折発生を防ぐことが骨粗鬆症の治療戦略には欠かせない。同時に,椎体骨折発症患者のADL低下やそれに伴うQOL低下を防ぐことも重要である。椎体骨折の治療は保存的治療から手術的治療まで幅が広く,その適応は必ずしも定まっているわけではない。椎体形成術に関する評価についても早期の除痛やQOL改善が得られるものの,その長期成績に関しては未だ議論のあるところで,今後の研究が待たれる[13]。

## 文献

1) Nevitt MC, Ettinger B, Black DM, et al. The association of radiographically detected vertebral fractures with back pain and function: a prospective study. Ann Intern Med 1998; 128: 793-800.
2) O'Neill TW, Cockerill W, Matthis C, et al. Back pain, disability, and radiographic vertebral fracture in European women: a prospective study. Osteoporos Int 2004; 15: 760-5.
3) Dhillon V, Hurst N, Hannan J, Nuki G. Association of low general health status, measured prospectively by Euroqol EQ5D, with osteoporosis, independent of a history of prior fracture. Osteoporos Int 2005; 16: 483-9.
4) Oleksik A, Lips P, Dawson A, et al. Health-related quality of life in postmenopausal women with low BMD with or without prevalent vertebral fractures. J Bone Miner Res 2000; 15: 1384-92.
5) Silverman SL, Minshall ME, Shen W, et al. The relationship of health-related quality of life to prevalent and incident vertebral fractures in postmenopausal women with osteoporosis: results from the Multiple Outcomes of Raloxifene Evaluation Study. Arthritis Rheum 2001; 44: 2611-9.
6) Hagino H, Nakamura T, Fujiwara S, et al. Sequential change in quality of life for patients with incident clinical fractures: a prospective study. Osteoporos Int 2009; 20: 695-702.
7) Nguyen ND, Center JR, Eisman JA, et al. Bone loss, weight loss, and weight fluctuation predict mortality risk in elderly men and women. J Bone Miner Res 2007; 22: 1147-54.
8) Suzuki T, Yoshida H. Low bone mineral density at femoral neck is a predictor of increased mortality in elderly Japanese women. Osteoporos Int 2010; 21: 71-9.
9) Cauley JA, Thompson DE, Ensrud KC, et al. Risk of mortality following clinical fractures. Osteoporos Int 2000; 11: 556-61.
10) Lee YK, Jang S, Lee HJ, et al. Mortality after vertebral fracture in Korea : Analysis of the National Claim Registry. Osteoporos Int 2012; 23: 1859-65.
11) Hasserius R, Karlsson MK, Jonsson B, et al. Long-term morbidity and mortality after a clinically diagnosed vertebral fracture in the elderly--a 12- and 22-year follow-up of 257 patients. Calcif Tissue Int 2005; 76: 235-42.
12) Ensrud KE, Thompson DE, Cauley JA, et al. Prevalent vertebral deformities predict mortality and hospitalization in older women with low bone mass. Fracture Intervention Trial Research Group. J Am Geriatr Soc 2000; 48: 241-9.
13) Blasco Andaluz J, Martinez-Ferrer A, Macho Fernandez J, et al. Effect of vertebroplasty on pain relief, quality of life and the incidence of new vertebral fractures. A 12-month randomised follow-up, controlled trial. J Bone Miner Res 2012; 27: 1159-66.

# V-3　薬物療法の椎体骨折予防効果

## 薬物の各種骨粗鬆症における骨折抑制効果

表1におもな骨粗鬆症治療薬の各種骨粗鬆症における骨折抑制効果のエビデンスを示す。なお、本表には現在わが国で使用可能な薬物について記載した。閉経後骨粗鬆症においては、すべての骨折種に対して抑制効果のエビデンスを有するのはアレンドロネート、リセドロネートとデノスマブのみである。男性骨粗鬆症およびステロイド性骨粗鬆症において、明らかな椎体骨折抑制効果のエビデンスを有するのはアレンドロネート、リセドロネートと連日製剤のテリパラチドのみである。

## 薬物の閉経後骨粗鬆症における椎体骨折抑制効果

既存椎体骨折のない例に対する新規椎体骨折抑制効果を一次予防、既存椎体骨折のある例に対する新規椎体骨折抑制効果を二次予防として、おもな骨粗鬆症治療薬の閉経後骨粗鬆症における椎体骨折抑制効果のエビデンス[1〜13]を表2に示す。閉経後骨粗鬆症において椎体骨折抑制効果を示す薬物はすべて二次予防のエビデンスを有するが、一次予防のエビデンスを有するのはアレンドロネート、ラロキシフェン、デノスマブのみである。一次予防の観点からは、リセドロネート、バゼドキシフェンはプラセボと有意差はなく、エルデカルシトールはアルファカルシドールに比し有意差を示さなかった。これら以外の薬物は一次予防のデータはない。

表3にはプラセボ対照比較試験において有意な新規椎体骨折抑制効果を認めたデータ[1,2,4〜12,14]の一覧を示す。それぞれの試験においてプラセボ群のイベント発生率には大きな差があることが示され、試験に組み込まれた患者の骨折危険性にばらつきがあることになり、相対リスク減少率やNNTの大小によって薬物間の効果比較を行うことには無理があるといえる。同じ薬物の一次予防、二次予防のプラセボ群のイベント発生率を比較すると、明らかに一次予防群の方が骨折危険性は低いことが改めて示された。NNTが20未満の小さいものから、いずれも二次予防のミノドロン酸[6]、

### 表1　おもな骨粗鬆症治療薬の各種骨粗鬆症における骨折抑制効果のエビデンス

| 薬物 | 閉経後骨粗鬆症 椎体 | 閉経後骨粗鬆症 非椎体 | 閉経後骨粗鬆症 大腿骨近位部 | 男性骨粗鬆症 椎体 | ステロイド性骨粗鬆症 椎体 |
|---|---|---|---|---|---|
| アレンドロネート | + | + | + | + | + |
| リセドロネート | + | + | + | + | + |
| ミノドロン酸 | + | NA | NA | NA | NA |
| イバンドロネート | + | + | NA | NA | NA |
| ラロキシフェン | + | ± | ND | NA | NA |
| バゼドキシフェン | + | ± | NA | NA | NA |
| テリパラチド（連日） | + | + | NA | + | + |
| テリパラチド（週1回） | + | NA | NA | NA | NA |
| デノスマブ | + | + | + | NA | NA |
| エルデカルシトール* | + | ± | NA | NA | NA |

+：primary analysisで効果あり、±：primary analysisでは有意差はないがpost hoc subgroup analysisまたはメタ解析で効果あり、NA：検討せず、ND：プラセボと有意差なし、*プラセボ対照ではなくアルファカルシドールとの比較

**表2 おもな骨粗鬆症治療薬の閉経後骨粗鬆症における椎体骨折抑制効果のエビデンス**

| 薬物 | 一次予防 効果 | 一次予防 文献 | 二次予防 効果 | 二次予防 文献 |
|---|---|---|---|---|
| アレンドロネート | + | 1 | + | 2 |
| リセドロネート | ND | 3 | + | 4,5 |
| ミノドロン酸 | NA |  | + | 6 |
| イバンドロネート | NA |  | + | 7 |
| ラロキシフェン | + | 8 | + | 8 |
| バゼドキシフェン | ND | 9 | + | 9 |
| テリパラチド（連日） | NA |  | + | 10 |
| テリパラチド（週1回） | NA |  | + | 11 |
| デノスマブ | + | 12 | + | 12 |
| エルデカルシトール* | ND | 13 | + | 13 |

一次予防：既存椎体骨折なし例に対する効果，二次予防：既存椎体骨折あり例に対する効果
＋：効果あり，NA：検討せず，ND：対照薬と有意差なし，*プラセボ対照ではなくアルファカルシドールとの比較

**表3 おもな骨粗鬆症治療薬のプラセボ対照臨床試験における椎体骨折抑制効果（有意差のあるもののみ）**

| 文献 | 薬物 | 試験期間（条件） | CER (%) | EER (%) | RRR (%) | ARR (%) | NNT |
|---|---|---|---|---|---|---|---|
| 1 | アレンドロネート | 4.2年（一次予防） | 3.8 | 2.1 | 44 | 1.7 | 59 |
| 2 | アレンドロネート | 3年（二次予防） | 15.0 | 8 | 47 | 7.0 | 14 |
| 4 | リセドロネート | 3年（二次予防） | 16.3 | 11.3 | 41 | 5.0 | 20 |
| 5 | リセドロネート | 3年（二次予防） | 29.0 | 18.1 | 49 | 10.9 | 9 |
| 6 | ミノドロン酸 | 2年（二次予防） | 24.0 | 10.4 | 59 | 13.6 | 7 |
| 7 | イバンドロネート（連日） | 3年（二次予防） | 9.6 | 4.7 | 60 | 4.9 | 20 |
| 8 | ラロキシフェン | 3年（一次予防＋二次予防） | 10.1 | 6.6 | 30 | 3.5 | 29 |
| 8 | ラロキシフェン | 3年（一次予防） | 4.5 | 2.3 | 50 | 2.2 | 45 |
| 8 | ラロキシフェン | 3年（二次予防） | 21.2 | 14.7 | 30 | 6.5 | 15 |
| 9 | バゼドキシフェン | 3年（一次予防＋二次予防） | 4.1 | 2.3 | 42 | 1.8 | 56 |
| 9 | バゼドキシフェン | 3年（二次予防） | 4.8 | 2.6 | 45 | 2.2 | 45 |
| 10 | テリパラチド（連日） | 2年（二次予防） | 14.0 | 5 | 65 | 9.0 | 11 |
| 11 | テリパラチド（週1） | 18ヵ月（二次予防） | 14.5 | 3.1 | 80 | 11.4 | 9 |
| 14 | デノスマブ | 3年（一次予防＋二次予防） | 7.2 | 2.3 | 68 | 4.9 | 20 |
| 12 | デノスマブ | 3年（一次予防） | 6.2 | 1.8 | 71 | 4.4 | 23 |
| 12 | デノスマブ | 3年（二次予防） | 9.4 | 3.5 | 62 | 5.9 | 17 |

一次予防：既存椎体骨折なし例に対する効果，二次予防：既存椎体骨折あり例に対する効果
CER：control event rate（プラセボ群のイベント発生率），EER：experimental event rate（実薬群のイベント発生率），RRR：relative risk reduction（相対リスク減少率），ARR：absolute risk reduction（絶対リスク減少率），NNT：number needed to treat（治療必要数）

リセドロネート[5]，週1回製剤のテリパラチド[11]，連日製剤のテリパラチド[10]，アレンドロネート[2]，ラロキシフェン[8]，デノスマブ[12]となる。しかし，アレンドロネートとデノスマブを除けば，いずれも単純に3年間のプラセボ群のイベント発生率を算定すると20を超す試験ばかりであり，NNTが小さい一因は骨折危険性の高い患者を対象とした試験であるとも考えられる。その意味では，アレンドロネートの二次予防[2]，リセドロネートの二次予防[4]はプラセボ群のイベント発生率が15程度，イバンドロン酸（イバンドロネート）の二次予防[7]，デノスマブの一次予防[12]，二次予防[12]，はプラセボ群のイベント発生率が一桁であり，これら薬物は椎体骨折抑制効果に関する治療効率が優れている可能性が示唆される。

## 併用薬

　今回取り上げた骨粗鬆症治療薬の臨床試験はすべてカルシウムとビタミンDの補給が実施されており，これらの充足条件下での骨折抑制効果であることに留意する必要がある．実際，ビスホスホネート薬の効果を十分に引き出すためには，25(OH)D濃度が30ng/mL[15]や33ng/mL[16]以上である必要性が指摘されている．一方，薬物の併用による骨折抑制効果については，わが国の無作為化比較対照試験のデータしかない．A-TOP JOINT-02試験によって，アレンドロネートとアルファカルシドールの併用が，骨折リスクの高い例では有意に優れた椎体骨折の抑制効果を示した[17]ことが報告されている．

## まとめ

　多くの骨粗鬆症治療薬が椎体骨折抑制効果のエビデンスを有するが，そのほとんどは二次予防効果である．さらに，骨折抑制効果を十分に発揮するにはカルシウムやビタミンDの充足状態にも留意することが必要である．

## 文献

1) Cummings SR, Black DM, Thompson DE, et al. Effect of alendronate on risk of fracture in women with low bone density but without vertebral fractures. Results from the Fracture Intervention Trial. JAMA 1998; 280: 2077-82.
2) Black DM, Cummings SR, Karpf DB, et al. Randomised trial of effects of alendronate on risk of fracture in women with existing vertebral fractures. Lancet 1996; 348: 1535-41.
3) Wells G, Cranney A, Peterson J, et al. Risedronate for the primary and secondary prevention of osteoporotic fractures in postmenopausal women. Cochrane Database Syst Rev 2008; 23: CD004523.
4) Harris ST, Watts NB, Genant HK, et al. Effects of risedronate treatment on vertebral and nonvertebral fractures in women with postmenopausal osteoporosis. JAMA 1999; 282: 1344-52.
5) Reginster J, Minne HW, Sorensen OH, et al. Randomized trial of the effects of risedronate on vertebral fractures in women with established postmenopausal osteoporosis. Osteoporos Int 2000; 11: 83-91.
6) Matsumoto T, Hagino H, Shiraki M, et al. Effect of daily oral minodronate on vertebral fractures in Japanese postmenopausal women with established osteoporosis: a randomized placebo-controlled double-blind study. Osteoporos Int 2009; 20: 1429-37.
7) Chesnut CH Ⅲ, Skag A, Christiansen C, et al. Effects or oral ibandronate administered daily or intermittently on fracture risk in postmenopausal osteoporosis. J Bone Miner Res 2004; 19: 1241-9.
8) Ettinger B, Black DM, Mitlak BH, et al. Reduction of vertebral fracture risk in postmenopausal women with osteoporosis treated with raloxifene. JAMA 1999; 282: 637-45.
9) Silverman SL, Christiansen C, Genant HK, et al. Efficacy of bazedoxifene in reducing new vertebral fracture risk in postmenopausal women with osteoporosis; Results from a 3-year, randomized, placebo-, and active- controlled clinical trial. J Bone Miner Res 2008; 23: 1923-34.
10) Neer RM, Arnaud CD, Zanchetta JR, et al. Effect of parathyroid hormone (1-34) on fractures and bone mineral density in postmenopausal women with osteoporosis. N Engl J Med 2001; 344: 1434-41.
11) Nakamura T, Sugimoto T, Nakano T, et al. Randomized teriparatide [human parathyroid hormone (PTH) 1-34] once-weekly efficacy research (TOWER) trial for examining the reduction in new vertebral fractures in subjects with primary osteoporosis and high fracture risk. J Clin Endocrinol Metab 2012; 97: 3097-106.
12) McClung MR, Boonen S, Torring O, et al. Effect of denosumab treatment on the risk of fractures in subgroups of women with postmenopausal osteoporosis. J Bone Miner Res 2012; 27: 211-8.
13) Matsumoto T, Ito M, Hayashi Y, et al. A new active vitamin D3 analog, eldecalcitol, prevent the risk of osteoporotic fractures-A randomized, active comparator, double- blind study. Bone 2011; 49: 605-12.
14) Cummings SR, San Martin J, McClung MR, et al. Denosumab for prevention of fractures in postmenopausal women with osteoporosis. N Engl J Med 2009; 361: 756-65.
15) Peris P, Martinez-Ferrer A, Monegal A, et al. 25 hydroxyvitamin D serum levels influence adequate response to bisphosphonate treatment in postmenopausal osteoporosis. Bone 2012; 51: 54-8.
16) Carmel AS, Shieh A, Bang H, et al. The 25(OH)D level needed to maintain a favorable bisphosphonate response is ≧33ng/ml. Osteoporos Int 2012; 23: 2479-87.
17) Orimo H, Nakamura T, Fukunaga M, et al. Effects of alendronate plus alfacalcidol in osteoporosis patients with a high risk of fracture: the Japanese Osteoporosis Intervention Trial (JOINT)-02. Curr Med Res Opin 2011; 27: 1273-84.

# V-4　薬物療法以外の椎体骨折予防

## はじめに

　椎体骨折は，加齢に伴う骨粗鬆症の進行に応じて発生する。椎体骨折の過半数は症状を伴わない形態骨折であるが，転倒による臨床骨折も多い。したがって椎体骨折の予防としては，骨強度の増強すなわち骨粗鬆症の予防と治療，そして転倒予防が重要となる。

　本稿では，生活習慣の改善と栄養介入と運動介入などの薬物療法以外の骨粗鬆症の予防・改善と転倒予防について概説する。

## 生活習慣の改善

　椎体骨折を予防するための生活習慣に関しては，生活の中でよく身体を動かすこと，日光によくあたること，喫煙や過度の飲酒を避けることが重要である。

　日光暴露はビタミンDの合成に必要であり，手と顔を露出した状態で平均的な日照を1日15分以上受けることが勧められている。

　喫煙については，10件のコホート研究をまとめたメタアナリシスで，喫煙者の骨粗鬆症性骨折の相対危険度が男性で1.53（95% CI：1.27〜1.83），女性で1.20（95% CI：1.06〜1.35）であり，有意に骨折を増加させることが示されている[1]。

　また，飲酒に関する3件のコホート研究をまとめたメタアナリシスでは，エタノール量に換算して24g以上の飲酒の習慣があると骨粗鬆症性骨折リスクが38%上昇したとされている[2]。

## 栄養について

　骨粗鬆症に関連する栄養素としては，まずカルシウム，蛋白質，ビタミンD，ビタミンKが挙げられる。これらの不足は骨粗鬆症の危険因子となる。

　カルシウムの1日あたりの摂取必要量は厚生労働省の「日本人の食事摂取基準2010年版」によると，50歳以上では男性700mg，女性650mg（70歳以上では600mg）とされているが，骨粗鬆症の予防・改善のためには1日800mg程度が勧められる[3]。ただし，カルシウムサプリメントで摂取する場合，1回で500mg以上摂取すると心筋梗塞のリスクが上がることが報告されており[4]，それを超えないようにする。

　ビタミンDは前述のとおり，日光照射によっても体内で合成されるが，サケ，サンマ，鰻などの魚類，干し椎茸などのキノコ類に多く含まれる。ビタミンKはブロッコリーなどの緑色野菜，納豆に多く含まれる。

　骨組織は，ハイドロキシアパタイトとコラーゲンがほぼ等量の容積比で構成されており，コラーゲン架橋の劣化は骨質を弱め，骨強度を下げることが知られている[5]。ビタミン$B_6$，$B_{12}$，葉酸は，コラーゲン架橋の劣化を進めるホモシステインの代謝を促進するため，不足するとホモシステインが蓄積し骨質が劣化する。ビタミン$B_6$は，牛や鶏のレバー，マグロやカツオなどの魚類に多く，$B_{12}$は，牛や鶏のレバー，牡蠣やアサリなどの貝類に多い。また，葉酸は，ほうれん草やアスパラガス，ブロッコリーなどの野菜に多い。

　これらの栄養素の単独摂取による介入効果は明らかにされていないが，それぞれ不足しないように気をつける。なお，リンや食塩，コーヒー，アルコールの過剰摂取は骨粗鬆症の危険因子とされている。

## 運動について

　運動は骨にメカニカルストレスを与えることで骨強度を高める。逆に不動状態は程度の差はあるものの，骨吸収が亢進して骨強度が低下する。さらに，運動介入により転倒予防効果を示した報告も多い。椎体骨折の予防において，運動は骨強度の増強と転倒予防の両面から重要である。以下，運動の骨密度改善効果，転倒予防効果，実際の骨折予防効果について述べる。

**運動による骨密度改善効果**

運動介入の骨密度増強効果については，多くのランダム化介入試験(RCT：Randomized Clinical Trial)で骨密度の上昇効果，低下抑制効果が報告されている。「骨粗鬆症の治療と予防のガイドライン2011年版」では，筋力増強運動，荷重・非荷重衝撃運動，エアロビクス，歩行などにより大腿骨近位部あるいは腰椎椎体の骨密度が0.84～1.79％上昇したとまとめられている[3]。さらに，2012年に発表されたsystematic review[6]では，ウォーキング，ジョギング，サイクリングなどの骨量に対する効果を調べた11件のRCTのうち5件において，腰椎骨密度の増加効果または減少予防効果がみられたとしている。Erlangen fitness and osteoporosis prevention study(EFOPS)では，85名の閉経後女性が，ラン，ジャンプ，抵抗運動，高衝撃有酸素運動，マシントレーニングなどを含む週2回のグループセッションと，縄跳び，等尺性運動などを含む週2回のホームエクササイズを12年間続けた結果，腰椎骨密度が対照群では4.0％減少したものの，介入群では0.8％の減少にとどまり，運動により有意な骨密度低下抑制効果が認められたと報告している[7]。

運動介入試験は，参加者の運動による効果に差があること，参加者の意欲にばらつきがあること，対照群も運動に対する意欲が生じてしまうことなどの理由で，必ずしもすべての介入で効果が示されているわけではないが，多くの報告で運動介入による骨密度の改善効果が示されている。

**運動による転倒予防効果**

転倒の身体的要因としては，筋力低下，バランス低下，歩行障害などの身体機能低下，脊柱や関節の変形や可動域障害，柔軟性の低下などの運動器の障害に加えて，視力障害，起立性低血圧，認知障害など，さまざまな因子が考えられる。このうち，筋力，バランス，柔軟性は運動で改善すると考えられる。実際，2012年のcochrane database systematic reviewでは，転倒に関する159件のRCTから条件に見合うものを選択してメタアナリシスを行ったところ，グループでの多因子運動介入に関しては，16件のRCTで転倒数が0.71倍(95％ CI 0.63～0.82)に，22件のRCTで転倒者数が0.85倍(95％ CI 0.76～0.96)に減少したとされている[8]。一方，自宅での多因子運動介入では，7件のRCTで転倒数が0.68倍(95％ CI 0.58～0.80)に，6件のRCTで転倒者数が0.78倍(95％ CI 0.64～0.94)に減少し，グループよりも自宅での運動を続ける方がやや良い結果となった。わが国では，開眼片脚起立による運動療法，すなわちダイナミックフラミンゴ療法が広く知られており前向き割付け試験での転倒予防効果が実証されている[9,10]。

運動介入により転倒頻度が減ることで，椎体骨折も減少することが予想される。ただ，実際に転倒が予防されたことで骨折予防効果が示された介入試験の報告はない。

**椎体骨折発生をアウトカムとした運動介入**

KemmlerらのEFOPSでは12年間の多因子運動による介入が行われたが，骨密度低下防止効果はあったものの，骨折の発生については有意な予防効果はなかった[7]。また，2011年のcochrane database systematic reviewでも，骨密度増加効果はあったものの有意な骨折予防効果はみられなかった[11]。

単一運動による直接の骨折予防効果を示した報告は，Sinakiらによる背筋運動によるもののみである。負荷をかけた背筋訓練を2年間続けて10年経過後の背筋筋力と椎体骨折数を介入群と対照群で比較した。背筋運動は腹臥位で腹部の下に枕を入れた状態で，脊椎を伸展させる(図1)。負荷は重りの円盤を上背部に載せて行い，1RM(repetition maximum：1回行うことが可能な負荷量)の30％の負荷で10回を1セットとした。1週間で5セット行い，2年間続けるというプロトコールである。10年経過後の背筋筋力は介入群が有意に強く，また圧迫骨折の発生率(椎体骨折の発生数をすべての椎体数で除した割合)は対照群では4.3％のところ，介入群では1.6％と有意な抑制効果があったと報告されている[12]。

**おわりに**

ここまで述べてきたように，生活習慣の改善，栄養，運動に関する介入で，実際に椎体骨折予防効果を示した報告は少ない。しかし，生活の中で活発に動くこと，

▲腹臥位で，腹部の下に枕またはクッションを入れて両手は腰の上におく。

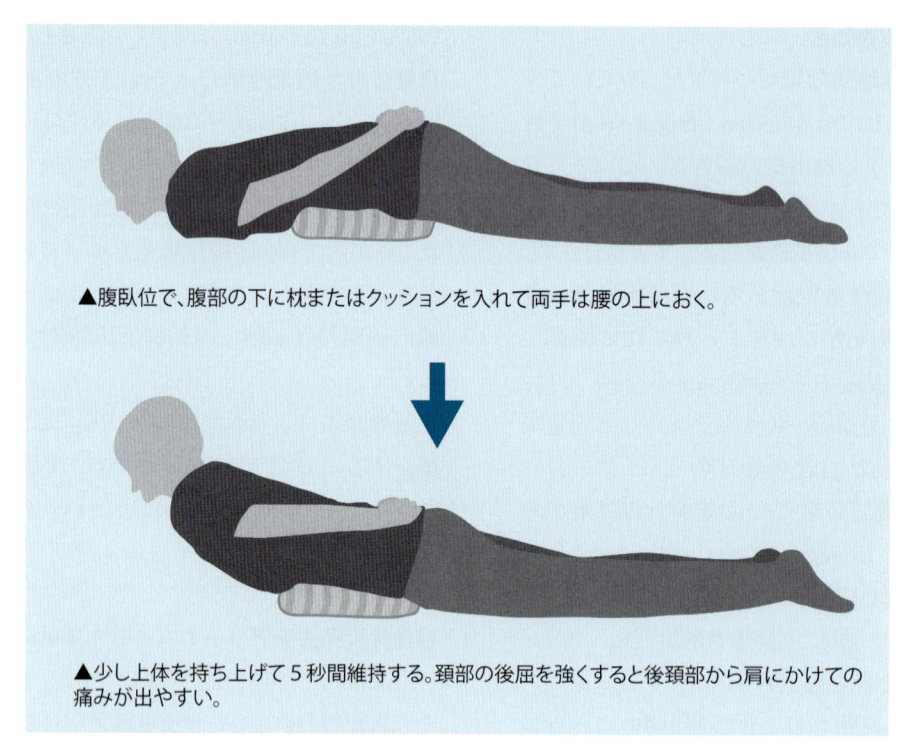

▲少し上体を持ち上げて5秒間維持する。頚部の後屈を強くすると後頚部から肩にかけての痛みが出やすい。

**図1　椎体骨折予防のための背筋運動**　（文献12より作図）
腹臥位で腹部の下に枕を入れることで脊椎に後弯がある場合も容易になる。背部に重りの円盤を置くことで負荷をかけた2年間の介入試験では，10年後の骨密度低下および椎体骨折の予防効果が認められた。

日光によくあたること，喫煙と過度の飲酒を避けること，蛋白質やカルシウム，ビタミンDなどを含んだバランスのとれた食事を摂取すること，運動習慣をつけることは，骨粗鬆症の進行や転倒のリスクを低減させ，椎体骨折を予防することにつながると考えられる。生活習慣の改善，栄養，運動は，薬物療法を補完する因子，あるいは当然考慮すべき前提であり，患者への指導や啓発が重要な因子であると考えられる。

## 文　献

1) Law MR, Hackshaw AK. A meta-analysis of cigarette smoking, bone mineral density and risk of hip fracture: recognition of a major effect. BMJ 1997; 315: 841-6.
2) Kanis JA, Johansson H, Johnell O, et al. Alcohol intake as a risk factor for fracture. Osteoporos Int 2005; 16: 737-42.
3) 骨粗鬆症の予防と治療ガイドライン2011年版. 骨粗鬆症の予防と治療ガイドライン作成委員会（委員長 折茂肇）編, 東京, ライフサイエンス出版, 2011.
4) Bolland MJ, Avenell A, Baron JA, et al. Effects of calcium supplements on risk of myocardial infarction and cardiovascular events: meta-analysis. BMJ 2010; 341: c3691
5) 斎藤充. 栄養と骨 水溶性ビタミン（I）. Clinical Calcium 2009; 19: 1192-9.
6) Gomez-Cabello A, Ara I, Gonzalez-Aguero A, et al. Effects of training on bone mass in older adults: a systematic review. Sports Med 2012; 42: 301-25.
7) Kemmler W, von Stengel S, Bebenek M, et al. Exercise and fractures in postmenopausal women: 12-year results of the Erlangen Fitness and Osteoporosis Prevention Study (EFOPS). Osteoporos Int 2012; 23: 1267-76.
8) Gillespie LD, Robertson MC, Gillespie WJ, et al. Interventions for preventing falls in older people living in the community. Cochrane Database Syst Rev 2012; 9: CD007146.
9) Sakamoto K, Nakamura T, Hagino H, et al. Effects of unipedal standing balance exercise on the prevention of falls and hip fracture among clinically defined high-risk elderly individuals: a randomized controlled trial. J Orthop Sci 2006; 11: 467-72.

10) Sakamoto K, Endo N, Harada A, et al. Why not use your own body weight to prevent falls? A randomized, controlled trial of balance therapy to prevent falls and fractures for elderly people who can stand on one leg for ≤ 15 s. J Orthop Sci 2013; 18: 110-20.
11) Howe TE, Shea B, Dawson LJ, et al. Exercise for preventing and treating osteoporosis in postmenopausal women. Cochrane Database Syst Rev 2011; 7: CD000333.
12) Sinaki M, Itoi E, Wahner HW, et al. Stronger back muscles reduce the incidence of vertebral fractures: a prospective 10 year follow-up of postmenopausal women. Bone 2002; 30: 836-41.

# 第Ⅵ章
# 椎体骨折の治療と予後

―骨粗鬆症の治療と骨折の治療

# VI-1　臨床骨折の治療　保存治療の現状

## はじめに

脊椎椎体の新規骨折のうち，痛みなどの臨床症状を有するものを臨床骨折という。無症候性の形態骨折が偶然見つかった場合は，当然骨折治療の対象にはならないが，骨粗鬆症の治療により次の新規骨折発生を防止する。

臨床骨折の治療は，除痛と姿勢変化の防止を目的として行われる。高齢者では保存治療が基本であるが，標準的な治療プロトコールは確立されていない。エビデンスに基づいて編集されている米国の電子教科書UpToDateでも，疼痛の軽減とともに日常生活への早期復帰が重要と記載されているのみである[1]。

## 治療法に関する全国統計

2006年に行われた全国470施設からのアンケート調査では，椎体骨折の4割が入院治療の対象となり，そのうち92％に対しては保存治療が行われていたとされる[2]。そのときに使われた鎮痛治療は，カルシトニン56％，NSAIDs内服47％，NSAIDs座剤36％，局所注射27％，塗布薬20％，神経ブロック7％などであった。

また，姿勢変化の防止を目的とした治療として外固定を行う施設は91％であった。内訳は，軟性コルセットが43％，硬性コルセットが40％，体幹ギプスが32％，腰部固定帯28％とばらついており，外固定方法がいまだに標準化されていないことを示している。その理由の1つとして，9割近くの患者では何をしても，また何もしなくても骨癒合に至り，急性痛も自然に消失することが多いことが考えられる。しかし，残りの1〜2割の患者では，偽関節や椎体圧潰による慢性痛と姿勢異常からADLの大きな低下をもたらす。

## 保存治療プロトコール

エビデンスに基づいた標準的な保存治療プロトコールがないため，文献から1例を示す[3]。安定型骨折では入院は不要で外来治療も可能であるが，急性期の痛みが強い場合には入院後1週間程度の安静，2週目から徐々にベッドアップして，3〜4週目に硬性コルセットをつけて起立歩行訓練を行う。外固定は骨癒合完成を待って2〜3ヵ月間継続する。

受傷初期に偽関節や椎体圧潰に至る可能性のあるハイリスク群を見出す必要があり，MRIを撮影することが勧められる。後壁損傷とともに，椎体のT2強調画像での部分的高信号，T1強調画像での広範囲低信号が見られる場合には，椎体圧潰や偽関節につながる危険因子として慎重な対応が必要となる[4]。

## 保存治療の結果

骨粗鬆症性椎体骨折に対する保存治療に関する研究はケースシリーズが大部分であったが，最近になっていくつかの大規模な報告がなされている。

まず，大阪市大グループが関連25施設を使って382例の椎体骨折に対する外固定法について，硬性コルセット，軟性コルセット，腰椎ベルトの3群で比較を行った。外固定の種類は，受傷後6ヵ月後の偽関節率，椎体圧潰，疼痛VASやADLに影響を与えなかったとしている[5]。

また，杏林大学グループにより，入院後疼痛が消失するまで安静臥床し，その後コルセットを最低3ヵ月装着するという多施設共同研究が行われた[6]。施設ごとに使用するコルセットを振り分ける形で，硬性コルセットを40例，軟性コルセットを46例に用いたところ，骨癒合に関して両群で有意差なく，偽関節は硬性1例(2.5％)，軟性3例(6.5％)であった。椎体変形による後弯角と圧縮率に関しては両者に差はみられなかった。

一方，日本整形外科学会のプロジェクト研究としても，新鮮椎体骨折を対象とした多施設共同前向きランダム化比較試験のパイロット研究が行われた[7]。対象は3群に分けられたが，完全な無作為比較試験のため

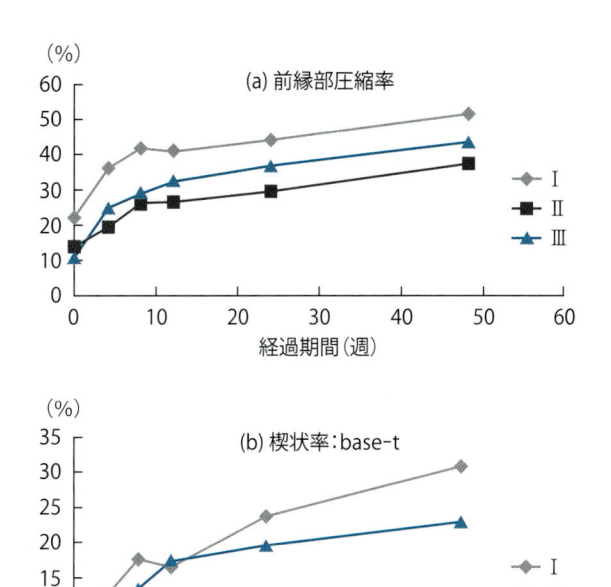

**図1 日本整形外科学会のプロジェクト研究の結果** (文献7より引用)
新鮮な骨粗鬆症性椎体骨折に対する保存治療に関するRCTで, 3週安静後, 半硬性体幹装具9週間のI群(14例), 体幹ギプス4週間から半硬性装具8週間のII群(15例), 既製体幹装具のIII群(14例)に分けられた. 48週の経過観察終了時, 偽関節発生率に差はなかったが, 前縁部圧縮はI群で強い傾向があり(a), 楔状率も有意に大きかった(b).

計画段階から各群の目標症例数は16例と少数であった. I群では治療開始から3週間は安静とし, その後9週間は半硬性体幹装具を装着した. II群では治療開始から4週間はギプス固定, その後8週間は半硬性体幹装具とした. III群では既製の体幹装具を12週間装着した. これら3群の経時的な臨床成績を比較検討したところ, 48週時点ではいずれの治療法でも骨癒合率, 偽関節発生率(平均37%)に差はなかった. 臨床成績にも統計学的な有意差はみられなかったが, 最終的な椎体変形に関してはギプス固定を行ったII群で椎体変形の程度が軽く, 受傷初期3週間安静にしていたI群で前方圧縮が進んで楔状率も大きくなる傾向が見られた(図1).

## 今後の展望

これまでの報告からすると, 現時点では, 受傷初期に体幹ギプス固定を行うか, 硬性コルセットを用いると遺残変形が軽減する可能性があると考えられる. 入院の要否は痛みの程度に依存するが, 安静臥床は短い期間に限る. 一定期間(2～3ヵ月程度)経過しても痛みが軽減しない場合や椎体圧潰が進行する場合には, 椎体形成術の適応を考えることになろう[8]. しかし, 保存治療プロトコールが標準化されてない点は解決すべき大きな課題であり, 今後大規模な多施設研究の実施が望まれる.

### 文献

1) http://www.uptodate.com/contents/search(平成25年5月2日)

2) 倉都滋之, 原田敦, 中野哲雄ほか. 骨粗鬆症性椎体圧迫骨折に対する外固定治療の現状と課題. Osteoporosis Jpn

2009; 17: 182-6.
3) 豊田宏光, 中村博亮. 骨粗鬆症性椎体骨折の治療；保存療法. MB Orthop 2012; 25: 131-40.
4) Tsujio T, Nakamura H, Terai H, et al. Characteristic radiographic or magnetic resonance images of fresh osteoporotic vertebral fractures predicting potential risk for nonunion: a prospective multicenter study. Spine 2011; 36: 1229-35.
5) 星野雅俊, 辻尾唯雄, 寺井秀富ほか. 骨粗鬆症性椎体骨折に対する初期治療は予後に影響を与えるか−治療介入因子の各種患者アウトカムへの影響. J Spine Res 2011; 2: 568.
6) 長谷川雅一, 市村正一, 滝徳宗ほか. 骨粗鬆症性椎体骨折に対するコルセットを用いた保存療法. 日整会誌 2010; 84: S31.
7) 千葉一裕, 吉田宗人, 四宮謙一ほか. 骨粗鬆症性椎体骨折に対する保存治療指針の策定−多施設共同前向き無作為化比較パイロット試験の結果よりー. 日整会誌 2011; 85: 934-91.
8) 戸川大輔, 松山幸弘. 骨粗鬆症性椎体骨折に対するballoon kyphoplasty. MB Orthop 2013; 26: 23-9.

# VI-2 手術療法の考慮が必要な病態
# （1）椎体骨折癒合不全

## 定義

椎体の骨癒合不全は，遷延治癒（delayed union）と偽関節（pseudoarthrosis）に分類される。椎体骨折評価基準（2012年度改訂版）では遷延治癒とは，当該骨折の部位と型における平均速度（通常3～6ヵ月）で治癒が進んでいない状態と定義され，骨癒合を妨げている因子があれば，これを解決することによって再び骨癒合は進行すると定義されている[1]。また，偽関節とは，保存治療を継続しても骨癒合を期待できない状態とされている。実際は受傷から9ヵ月が経過し，3ヵ月にわたり治癒進行の可視的な徴候が認められない場合に偽関節とされている[1]。概念的な定義であり，画像所見にて両者を鑑別することは必ずしも容易ではなく，骨癒合不全すべてを偽関節と呼ぶことも多い。

## 病態生理

骨癒合不全部の組織像は，骨梁構造が破綻し，骨新生に乏しく，内部は線維軟骨様組織や滑膜様組織で覆われた骨壊死像を呈している[2～4]。椎体骨折の骨癒合不全は骨粗鬆症による椎体の脆弱性を基盤とし，そこに外傷が加わり，繰り返される力学的ストレスによって血流障害が生じ，正常な骨折治癒過程が障害されることによって起こると考えられている。骨粗鬆症と骨折治癒に関する基礎研究によると，骨粗鬆症では仮骨形成能が低下し，骨芽細胞系細胞の機能抑制などが指摘されており，骨粗鬆症は骨折治癒機転を阻害する大きな要因となる[5～8]。また椎体周囲もしくは椎体内の血管損傷が生じて虚血性の骨壊死が発生するとの報告があり，分節動脈から脊椎へ分岐する脊椎枝であるanterior peripheral artery や metaphyseal artery が関わると推察されている[9,10]。

## 臨床症状

骨癒合不全の主症状は，運動や姿勢変化によって増悪する腰背部痛である。疼痛は安静，特に側臥位をとることで消失するが，坐位，立位，歩行によって増悪する。この症状は本病態の診断においてもっとも重要な所見である。Toyoneらは，椎体骨折受傷後1ヵ月経過例の腰痛を調査し，仰臥位と立位での骨折椎体の可動角（以下，椎体不安定性）と疼痛に正の相関を認めたと報告している[11]。また，Hoshinoらは，椎体骨折後骨癒合不全例を調査し，椎体不安定性が15度以上の不安定型で疼痛が増強するリスクが高くなることを報告している。これらの結果から，急性期であれ，骨癒合不全期であれ，疼痛に影響を与える因子は椎体不安定性にあることが推察される[12]。

継続する疼痛のみならず，遅発性神経麻痺の出現も注意すべき臨床症状である。骨癒合不全が生じると，高率に椎体圧潰が進行し，下肢麻痺，膀胱機能障害などの遅発性神経麻痺を招く可能性が高くなる[4,13～15]。Hoshinoらは，椎体骨折後骨癒合不全例における神経障害出現の危険因子を調査し，①椎体不安定性が15度以上の不安定型，②脊柱管内後壁突出率が42％以上の例でリスクが高いことを報告している[12]。近年は，除圧を行わない固定術や椎体形成術を行い，不安定性を解消することで神経麻痺や疼痛が改善される研究結果が報告されるようになり，椎体不安定性は重要な因子として注目されている[16,17]。

## intravertebral vacuum cleft sign の意義

椎体骨折癒合不全の代表的な画像所見は，intrarvertebral vacuum cleft sign, vacuum phenomenon（以下，cleft sign）などと形容される椎体内のガス貯留像である[4,18,19]。cleft sign は椎体の前方部に認める

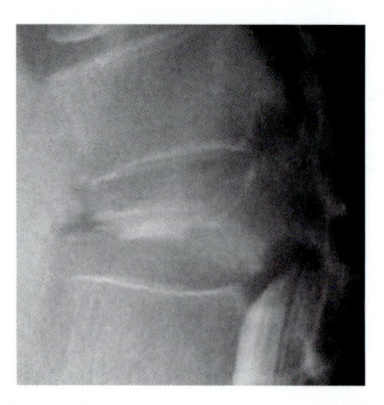

**図1** 椎体骨癒合不全：立位エックス線側面画像

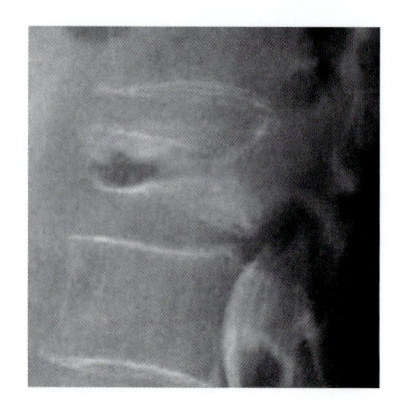

**図2** 椎体骨癒合不全：仰臥位エックス線側面画像

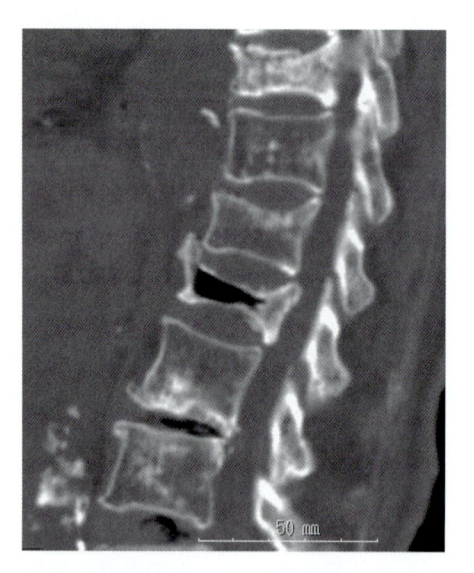

**図3** 椎体骨癒合不全：CT画像

ことが多く，立位側面エックス線検査では消失していても（**図1**），過伸展位や仰臥位（**図2**）でのエックス線側面像やCT検査（**図3**）にて検出されることが多い[20]。椎体内にガスが貯留する機序については，椎体の体積が減少したことによる低圧状態が起因とされ，「vacuum（真空）」と呼称されているが，ガス内は真空ではなく，95％が窒素から構成され，少量の酸素や二酸化炭素からなると報告されている[2,21]。cleft signを伴う椎体のMRI所見は，T1強調画像では低信号を呈するが，T2強調画像は低信号と高信号領域が混在し，cleft内部のガスと液体貯留の比率により画像は異なる（**図4**）。また，cleft内部のガスと液体貯留の比率は，罹病期間やMRI検査を行う前の仰臥位になっていた時間の影響を受けると報告されている[20,22,23]。Malghemらは，仰臥位になって10分以内はT2強調画像で低信号を呈し，20分から40分経過することで椎体内に液体貯留を認めるようになり高信号を呈するようになると報告している[20]。つまり，cleft signを認める椎体のMRI T2強調画像は，仰臥位をとった直後は低圧状態からガスの貯留が生じ「低信号」として現れるが，低圧状態が持続され内部に液体貯留が生じると「低信号」から「低信号と高信号」が混合した画像，「高信号」のみへと変化していく。

cleft signが形成され，MRI検査にて椎体内にT2強調画像で均一な高信号領域を認めれば，椎体内に空洞が形成され浸出液が貯留した骨癒合不全と一般的に判

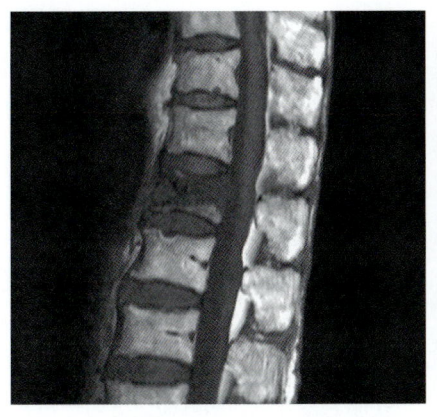

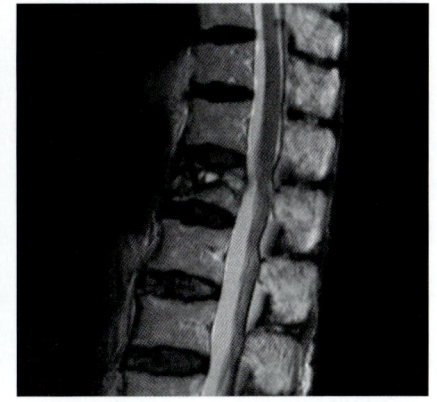

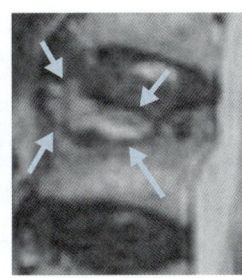

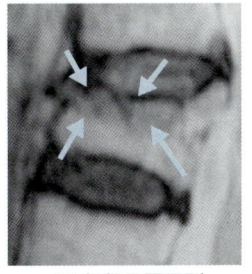

第Ⅵ章 ● 椎体骨折の治療と予後　-骨粗鬆症の治療と骨折の治療

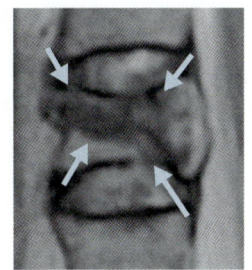

図4　椎体骨癒合不全：MRI画像

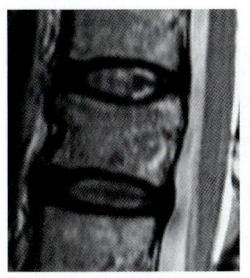

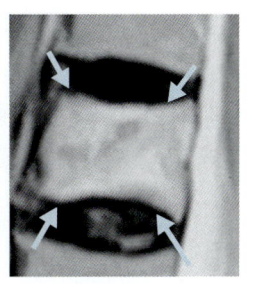

図5　MRI T2強調矢状断像における分類
(B), (E) で骨癒合不全例が多かった。

断される。cleft signは偽関節を疑わせる徴候の一つではあるが，椎体に骨折治癒機転が残存していれば骨癒合を生じる可能性は十分にあるため必ずしも偽関節を意味するものではない。Linnらは，骨粗鬆症性椎体骨折の急性期（受傷後1ヵ月以内）におけるcleft signの出現率を調査し，80％以上の症例でCT検査にて椎体内のガス像もしくはMRI検査にて液体貯留を認めたと報告している[23]。cleft signやMRI検査におけるT2強調画像における高信号は，椎体に異常可動性が残存して，骨癒合が完成していないことを示唆する所見であ

り，骨癒合不全の病理を示唆しているものではないことに留意する必要がある。また，cleft signは一般的には悪性疾患での出現は少ないとされているが，多発性骨髄腫や感染性脊椎炎でも観察されることがあるため鑑別診断として留意する必要がある[24]。

## 発生頻度と危険因子

骨癒合不全の発生頻度について，種市らは硬性コルセットにより加療された骨粗鬆症性椎体骨折症例を後ろ向きに調査し13.9％と報告した[25]。またTsujioら

は多施設前向き調査を行い6ヵ月時点での骨癒合不全(偽関節)の発生率は13.5％であったと報告している[26]。保存治療の内容により発生率に差異はあるものの、一般的な保存治療における骨癒合の限界がこのあたりにあると推察される。このため、受傷後早期に得られる情報から骨癒合不全に陥りやすい患者の特徴を見極めて予後不良因子が見出せれば、その後の治療方針決定に役立つ。Tsujioらは、骨癒合不全(偽関節)を目的変数とした多変量解析において、①胸腰椎移行部の骨折であること、②後壁損傷があることに加えて、MRI T2強調矢状断画像における分類(図5)で③椎体内高信号変化が限局してみられること、④椎体内の低信号変化が広範に認められることが偽関節発生を予測させる有意な因子であったと報告している[26]。また、種市らは椎体骨折後偽関節発生に関する危険因子として①軽微な外傷によって発生した骨折、②高齢、③後壁損傷を挙げており[25]、寒竹らはMRIにおいてT2強調画像低信号広範型、高信号限局型に偽関節の発生が多く、T1強調画像において広範囲に低信号もしくは高信号変化が起こっている症例で椎体圧潰率が高いことを報告している[27]。

## 治療戦略

骨粗鬆症性椎体骨折を起こした症例の多くは軽度の変形をきたすものの、骨癒合が得られれば臨床上問題となることは少ない。しかし、一部には骨癒合不全の状態となり疼痛や麻痺によって寝たきりとなる予後不良例が存在する。超高齢社会を迎えるわが国では、医療、介護の負担増は看過できない問題であるため、効果と費用のバランスのとれた「効率の良い医療」が求められる。骨粗鬆症性椎体骨折の治療では、治療対象をできる限り骨癒合不全になるリスクの高い症例に絞り込めば、治療効率が高まり、費用対効果が高まる可能性がある。

## 文献

1) 椎体骨折評価委員会ほか. 椎体骨折評価基準(2012年度改訂版). Osteoporosis Jpn 2013; 21: 25-32.
2) Maldague BE, Noel HM, Malghem JJ. The intravertebral vacuum cleft: a sign of ischemic vertebral collapse. Radiology 1978; 129: 23-9.
3) Baba H, Maezawa Y, Kamitani K et al. Osteoporotic vertebral collapse with late neurological complications. Paraplegia 1995; 33: 281-9.
4) Hasegawa K, Homma T, Uchiyama S, et al. Vertebral pseudarthrosis in the osteoporotic spine. Spine (Phila Pa 1976) 1998; 23: 2201-6.
5) D'Ippolito G, Schiller PC, Ricordi C, et al. Age-related osteogenic potential of mesenchymal stromal stem cells from human vertebral bone marrow. J Bone Miner Res 1999; 14: 1115-22.
6) Rodriguez JP, Garat S, Gajardo H, et al. Abnormal osteoporotic patients is reflected by altered mesenchymal stem cells dynamics. J Cell Biochem 1999; 75: 414-23.
7) Namkung-Matthail H, Appleyard R, Jansen J, et al. Osteoporosis influences the early period of fracture healing in a rat osteoporotic model. Bone 2001; 28: 80-6.
8) Bergman RJ, Gazit D, Kahn AJ, et al. Age-related changes in osteogenic stem cells in mice. J Bone Miner Res 1996; 11: 568-77.
9) Ratcliffe J. The arterial anatomy of the adult human lumbar vertebral body: a microarteriographic study. J Anat 1980; 131: 57-79.
10) Theodorou DJ. The intravertebral vacuum cleft sign. Radiology 2001; 221: 787-8.
11) Toyone T, Tanaka T, Wada Y, et al. Changes in vertebral wedging rate between supine and standing position and its association with back pain: a prospective study in patients with osteoporotic vertebral compression fractures. Spine 2006; 31: 2963-6.
12) Hoshino M, Nakamura H, Terai H, et al. Factors affecting neurological deficits and intractable back pain in patients with insufficient bone union following osteoporotic vertebral fracture. Eur Spine J 2009; 18: 1279-86.
13) Kaneda K, Asano S, Hashimoto T, et al. The treatment of osteoporotic-posttraumatic vertebral collapse using the Kaneda device and a bioactive ceramic vertebral prosthesis. Spine 1992; 17: S295-303.
14) Ito Y, Hasegawa Y, Toda K, et al. Pathogenesis and diagnosis of delayed vertebral collapse resulting from osteoporotic spinal fracture. Spine J 2002; 2: 101-6.
15) Hashidate H, Kamimura M, Nakagawa H, et al. Pseudoarthrosis of vertebral fracture: radiographic and characteristic clinical features and natural history. J Orthop Sci 2006; 11: 28-33.
16) Ataka H, Tanno T, Yamazaki M. Posterior instrumented fusion without neural decompression for incomplete neurological deficits following vertebral collapse in the

17) Saito F, Takahashi K, Tanaka S, et al. Effects of vertebroplasty for delayed-onset paraplegia caused by vertebral pseudarthrosis. J Orthop Sci 2011; 16: 673-81.
18) Resnick D, Niwayama G, Guerra J Jr, et al. Spinal vacuum phenomena: anatomical study and review. Radiology 1981; 139: 341-8.
19) Sarli M, Perez Manghi FC, Gallo R, et al. The vacuum cleft sign. Osteoporos Int 2005; 16:1210-4.
20) Malghem J, Maldague B, Labaisse MA, et al. Intravertebral vacuum cleft: changes in content after supine positioning. Radiology 1993; 187: 483-7.
21) Lafforgue PF, Chagnaud CJ, Daver LMH, et al. Intervertebral disk vacuum phenomenon secondary to vertebral collapse: prevalence and significance. Radiology 1994; 193: 853-8.
22) Naul LG, Peet GJ, Maupin WB. Avascular necrosis of the vertebral body: MR imaging. Radiology 1989; 172: 219-22.
23) Linn J, Birkenmaier C, Hoffmann RT, et al. The intravertebral cleft in acute osteoporotic fractures: fluid in magnetic resonance imaging-vacuum in computed tomography? Spine (Phila Pa 1976) 2009; 34: E88-93.
24) Feng SW, Chang MC, Wu HT, et al. Are intravertebral vacuum phenomena benign lesions? Eur Spine J 2011; 20: 1341-8.
25) 種市洋. 骨粗鬆症性椎体骨折の予後と椎体圧潰・偽関節発生のリスクファクター. 関節外科 2010; 29: 537-42.
26) Tsujio T, Nakamura H, Terai H, et al. Characteristic radiographic or magnetic resonance images of fresh osteoporotic vertebral fractures predicting potential risk for nonunion: a prospective multicenter study. Spine (Phila Pa 1976) 2011; 36: 1229-35.
27) 寒竹司, 田口俊彦. 骨粗鬆症性椎体骨折の画像診断. 関節外科 2010; 29: 530-6.

# VI-2 手術療法の考慮が必要な病態
## (2) 椎体骨折による麻痺

### 病態の解説

麻痺を起こす椎体骨折には，高エネルギー外傷により破裂骨折をきたし受傷直後より麻痺を呈する病態と，骨粗鬆症性椎体骨折で通常の骨折治癒過程が得られず偽関節となり遅発性神経麻痺を呈する病態があるが，ここでは後者を中心に述べる。

種市ら[1]によると入院し硬性コルセットで保存療法を行ったにも関わらず13.9％が偽関節となり，3.0％が遅発性神経麻痺となったと報告している。麻痺発生のメカニズムとして骨片の脊柱管占拠率，椎体の不安定性が考えられている[2〜4]。損傷椎体高位と麻痺が出現する脊柱管占拠率について，Hashimotoら[5]は破裂骨折での神経麻痺出現の臨界占拠率は円錐上部(Th11,12)では35％，円錐部(L1)では45％，馬尾(L2以下)では55％以上で麻痺を呈する危険があると報告した。Kanedaら[6]は麻痺に対する治療として確実な神経除圧と，十分な前方支柱再建の有用性を示した。一方，武政ら[7]は局所の不安定性が大きく，下垂足で歩行不能となったTh12椎体圧潰症例に対して，後壁突出骨片の直接除圧は行わず，局所の楔状変形を矯正しながら安定化させる椎体形成術で麻痺の回復と歩行機能の再獲得が可能であったと報告しており，遅発性神経麻痺の発生には，椎体後壁損傷による後壁の脊柱管内への突出がまず前提として存在し，より影響の大きな要因として局所の不安定が発生に関与していると報告している。

強直性脊椎骨増殖症(ankylosing spinal hyperostosis: ASH)では，時に軽微な外傷で椎体骨折を生じることがあり，その骨折部の骨癒合が不良で，しばしば骨癒合不全となり遅発性神経麻痺を発症することがある。Paleyら[8]は，ASHでは靱帯骨化の厚い架橋により強直した脊椎は椎間板高位や椎体終板に比べて椎体中央部が相対的に弱いために椎体中央部に骨折線のある，いわゆるChance骨折様の椎体骨折が多いことを報告した。また，Hendrixら[9]は強直した椎体数が多いと骨折部によりストレスがかかり，不安定性の増加に関係があると述べている。初診時単純エックス線では見逃されたり，安定した骨折として扱われがちであるが，通常の骨粗鬆症性椎体骨折と異なり，骨折部が骨癒合しにくく偽関節を生じ高度な麻痺を呈することが多い(図1)。そのため，慎重な経過観察が重要であり，手術療法は強固な脊椎インストゥルメントを併用した固定術が必須である[10]。

不安定性の評価として立位ないし端座位の腰椎側面像と仰臥位の腰椎側面像の比較が有用である[7,11]。骨折形態による麻痺の有無について，武政らは荷重位と仰臥位における楔状率の差である椎体内不安定性は麻痺なし例で平均28％，麻痺例で平均61％と骨折部における不安定性が遅発性神経麻痺の発症に大きく関与していると報告している。また，損傷高位が予後に大きな影響をもち，脊髄レベルでの損傷の機能回復は不良であるが，馬尾，神経根レベルではneuropraxiaまたは軸索断裂(axonotmesis)の状態であれば十分な回復が期待できる。

### 治療法

遅発性神経麻痺に対する治療は手術療法が主流であると考えられてきたため，保存療法の報告は少ないが有効であったとの報告もある。横山ら[12]は安静臥床のみで3例中2例が，前原ら[13]はギプスベット，体幹ギプスで3例中2例が，笠井ら[14]は安静とコルセット装着で3例中1例が，和田らは[4]ベッド上安静やコルセットによる可及的な動的因子の制御により7例中6例で改善したと報告している。侭田は[15]保存的治療の適応の目安として，麻痺の程度以外に破裂骨折の占拠率が重要と述べ，腰椎レベルにおいては破裂骨折の占拠率が

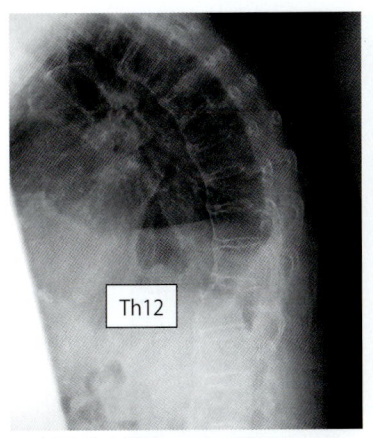

a. 初診時の単純エックス線において、胸椎の高度後弯と腰椎の前弯は消失を認める。ASHによる前縦靱帯骨化を認める。Th12椎体骨折は確認できるが骨折形態は不明瞭である。

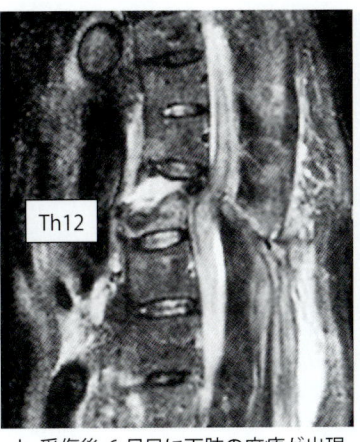

b. 受傷後6日目に下肢の麻痺が出現し、MRI(T2強調画像)ではTh12椎体内に高信号領域を認め、脊柱管狭窄を認めている。

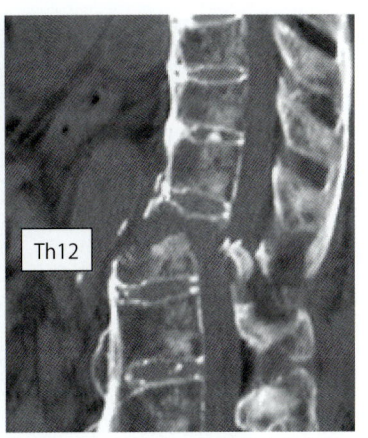

c. CTにおいてTh12の転位と高度不安定性が確認できる。

**図1　ASHの椎体骨折**

50%以下であれば，たとえ麻痺が強くてもかなり椎体の不安定性が関与して麻痺が発現している可能性が高いとし，まずは保存療法の適応と報告している。また，ischemic bone necrosisを早期に診断することが大切であるが，MRI画像の変化や症状が出現する前に診断することは不可能であり，単純エックス線像の進行度のチェックと臨床症状のチェックが重要であると述べている。

損傷脊髄に対する除圧術の効果はまだ証明されていない。また，手術療法は椎弓切除のみでは症状を悪化させる危険性があり，除圧と同時に不安定性の制御が必要である。術式については前方法や後方法による成績が報告[6,16]されており，いずれも良好とされている。前方法は脊柱管内除圧と椎体固定が同時に行えるので合理的である。しかし，侵襲度や熟練を要すること，脆弱な椎体に移植骨や人工椎体を挿入し，さらにinstrumentationを併用する場合，移植骨の脱転やinstrumentation failureにより生じる合併症が問題となる。そのため不安定性が麻痺の要因と考えられる症例に対しては椎体形成＋後方固定や脊椎骨切り術が多く行われるようになってきている。特にalligator mouthの症例においては術式に関して迷うことが多い。われわれの初期の症例においてalligator mouthに対してハイドロキシアパタイト(HA)ブロック単独での椎体形成術では術後早期にHAブロックが前方から側方に漏出し適応外としていたが，リン酸カルシウムペースト(CPC)とHAブロックのハイブリッド法にペディクルスクリューを併用することにより良好な経過を得ている[17]。固定範囲については前方の支持性，骨強度，椎弓根スクリューの効き，フックの併用等を十分に考慮し決定する必要がある。

最近，神経除圧や矯正を加えない後方固定術(in situ fusion)だけでも，骨癒合が完成すれば十分な麻痺の回復が得られるとの報告もある[18]。そのため麻痺回復には，固定の意義が除圧操作よりも重要なことが判明した。しかし，いかなる麻痺もin situ fusionの後方固定術単独で回復するかについては疑問もある。

## 症例提示

### 82歳女性

腰痛で近医受診し，L2椎体骨折で保存的に加療する。発症4ヵ月後にマッサージに行ってから腰痛と両下肢の脱力感が出現し，近医で精査加療目的に入院となる。その後も両側の下垂足(徒手筋力テストMMT 1)は改善しないため当科紹介となった。単純エックス線でL1,2の高度圧潰を認め，L1は臥位でalligator mouthを呈しており局所後弯角は30度で，立位で45度と偽関節による局所不安定性を認めた。MRIではL1椎体

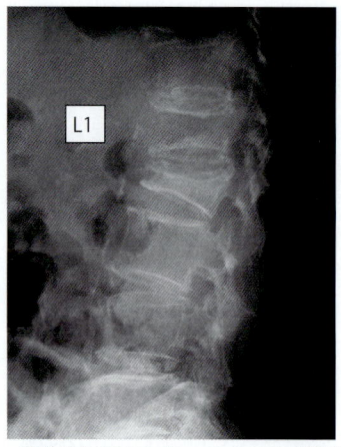

a. 背臥位にてL1のalligator mouthを認め局所後弯角30度であった。

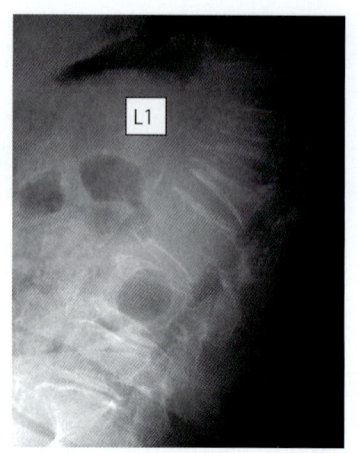

b. 座位にてL1は圧潰が進行し局所後弯角45度であった

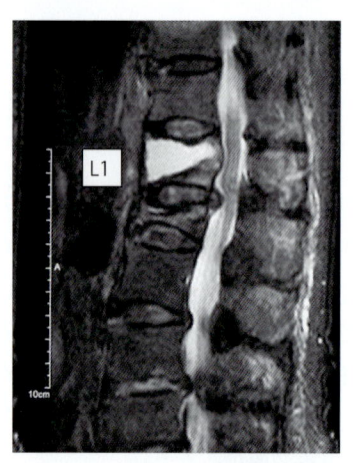

c. MRIではL1椎体内は脂肪抑制で高信号となりvacuum phenomenonを呈していた。

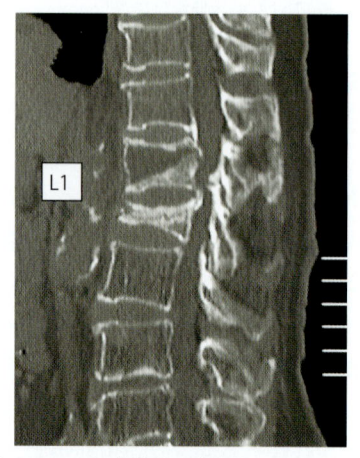

d. CTではL1の椎体内は空洞化しておりalligator mouthを呈していた。

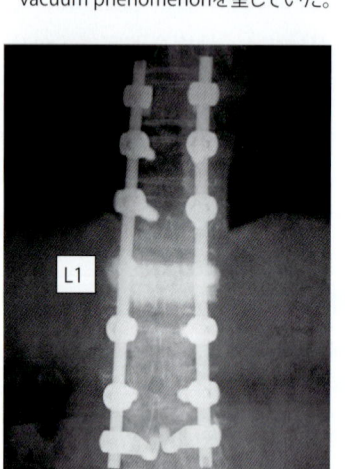

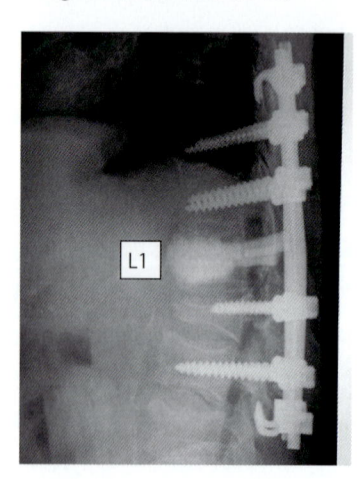

e. L1椎体形成術と後方固定術を施行した。椎体形成術はHAブロックとCPCによるハイブリッド法で行った。術後2ヵ月で下肢筋力はMM4-5に改善し杖歩行可能となった。

**図2 症例提示**

内は脂肪抑制像で高信号となり，vacuum phenomenonを呈していた．また，CTにおいても同様の所見を呈していた．以上よりL1椎体偽関節による遅発性神経麻痺の診断でL1椎体形成術と後方固定術を施行した．椎体形成術はHAブロックとCPCによるハイブリッド法で行った．術後2ヵ月で下肢筋力はMMT4～5に改善し杖歩行可能となった(**図2**)．

## まとめ・今後の展望

遅発性神経麻痺になる症例は初診時に骨折が見逃されていたり，不適切な治療や不十分な経過観察により高度な麻痺となって診断されることもあり，初診時骨折がなくても骨折の可能性を否定せずに再度受診を勧めたり，MRIなどの精査を行い日々の疼痛の変化や神経所見の確認，定期的な画像診断での評価が重要である．また，偽関節になる原因や危険因子などを予測することが今後の課題である．

治療法については，手術療法が主流で行われてきた．しかし，保存療法で改善したとの報告もあり，今後は保存療法の適応を明確にする必要がある．治療法を決定する因子としては損傷高位(脊髄レベルなのか馬尾レベルなのか)，骨折の形態，外固定のよる支持性のほかに，高齢者においては骨脆弱性と骨癒合の問題，全身状態の把握，長期臥床による筋力低下や認知症などの精神心理的問題などさまざまな要因があり，今後はより明確なプロトコールが必要とされている．また，手術療法においては，固定術の意義が除圧操作よりも麻痺回復に重要なことが判明した．したがって骨折形態，骨強度を考慮した術式・固定範囲の決定が重要である．

## 文献

1) 種市洋, 金田清志, 小熊忠教ほか. 骨粗鬆症性椎体圧潰(偽関節)の発生リスクファクターの解析. 臨整外 2002; 37: 437-42.
2) Hoshino M, Nakamura H, Terai H, et al. Factors affecting neurological deficits and intractable back pain in patients with insufficient bone union following osteoporotic vertebral fracture. Eur Spine J 2009; 18: 1279-86.
3) 中野正, 安田剛, 川口善治ほか. 骨粗鬆症椎体骨折後遅発性神経麻痺の病態解析―診断と手術法選択の指標. J Spine Res 2011; 2: 703.
4) 和田正一, 武富栄二, 簗瀬光宏ほか. 骨粗鬆症性椎体骨折による遅発性神経麻痺の病態と検討. 臨整外 1996; 31: 473-9.
5) Hashimoto T, Kaneda K, Abumi K. Relationship between traumatic spinal canal stenosis and neurologic deficits in thoracolumbar burst fractures. Spine 1988; 13: 1268-72.
6) Kaneda K, Asano S, Hashimoto T, et al. The treatment of osteoporotic-posttraumatic vertebral collapse using the Kaneda device and a bioactive ceramic vertebral prosthesis. Spine 1992; 17: S295-303.
7) 武政龍一. 骨粗鬆症性椎体骨折の病態―骨折急性期から骨癒合不全および遅発性神経麻痺発症の病態まで―. 関節外科 2010; 29: 522-9.
8) Paley D, Schwartz M, Cooper P, et al. Fractures of the spine in diffuse idiopathic skeletal hyperostosis. Clin Orthop Relat Res 1991; 267: 22-32.
9) Hendrix RW, Melany M, Miller F, et al. Fracture of the spine in patients with ankylosis due to diffuse skeletal hyperostosis: clinical and imaging findings. AJR Am J Roentrenel 1994; 162: 899-904.
10) 立川裕一郎, 徳橋泰明, 大島正史ほか. 強直性脊椎骨増殖症における骨折の諸問題 骨折後偽関節, 遅発性神経麻痺. 脊椎脊髄 2011; 24: 211-7.
11) 持田譲治, 千葉昌宏, 西村和博ほか. 骨粗鬆症性胸腰椎椎体圧潰―診断と手術適応―. 臨整外 1999; 34: 453-9.
12) 横山正博, 円尾宗司, 新井永実ほか. 骨粗鬆症性椎体圧迫骨折のために下肢不全麻痺を呈した3症例. 中部整災誌 1984; 27: 883-5.
13) 前原東洋, 吉永一春, 福田稔郎ほか. 骨粗鬆の伴う腰椎圧迫骨折による下肢不全麻痺の3例. 整形外科 1989; 40: 177-84.
14) 笠井時雄, 井形高明, 村瀬正明ほか. 骨粗鬆症による椎体骨折に伴った脊髄麻痺症例の検討. 西日本脊椎研究会誌 1994; 20: 163-6.
15) 伊田敏且. 遅発性神経麻痺を呈した骨粗鬆症性椎体圧潰に対する保存的治療. 日本脊椎脊髄病学会誌 2009; 20: 792-801.
16) Shikata J, Yamamuro T, Iida H, et al. Surgical treatment for paraplegia resulting from vertebral fractures in senile osteoporosis. Spine(Phila Pa 1976) 1990; 15: 485-9.
17) 松崎浩巳, 星野雅洋, 大森圭太ほか. ハイドロキシアパタイト(HA)ブロックを用いた椎体形成術. 脊椎脊髄 2012; 25: 189-96.
18) Miyashita T, Ataka H, Tanno T. Clinical results of posterior stabilization without decompression for thoracolumbar burst fracture: is decompression necessary? Neurosurg Rev 2012; 35:447-54.

# VI-2 手術療法の考慮が必要な病態
## （3）椎体骨折による脊柱変形

### 椎体骨折による脊柱変形の病態

単椎体の骨折であってもその変形が著しい場合や，椎体の変形が軽度であっても骨折が多発した場合には，後弯の増強を主体とした脊柱変形が生じる．骨粗鬆症患者の脊柱変形は，胸椎の後弯が増強した円背，胸椎の後弯に代償性の腰椎の前弯を伴った凹円背，胸椎・腰椎ともに後弯を呈する全後弯，そして，胸腰椎移行部に限局した角状の後弯に代償性の胸椎前弯を伴った亀背に分類される（図1）．脊柱の後弯が増強すると，棚の上に手が届かない，家事や移動が困難となるなど，さまざまな日常生活動作（activities of daily living：ADL）の障害が生じる．骨粗鬆症患者では，いかなる脊柱変形が生じても，ADLの障害に加え，慢性の腰背部痛，社会活動性の低下，姿勢の変化による劣等感や不健康感を伴うことにより，生活の質（quality of life：QOL）が低下するが，なかでも全後弯でもっともQOLが低くなる[1]．

また，重度の脊柱後弯には，骨粗鬆症による椎体骨折のほかに，椎間板腔の狭小化や背筋力の低下などの複数の因子が密接に関与しているが，胸椎よりも腰椎の後弯が増強し，さらに可動性や背筋力の低下を伴うと，QOLがより低下しやすい[2]．さらに，脊柱の後弯（特に腰椎の後弯）が増強すると，体幹のバランス障害を招くことによって転倒しやすくなるとともに[3,4]，胃食道逆流症などの消化器症状を引き起こしやすくなる[5]．

### 脊柱変形に対する治療法

薬物療法，運動療法，物理療法，装具療法，トリガーポイント注射などによる保存療法が第一選択として行われる．しかし，これらの保存療法に抵抗する頑固な腰背部痛を有する場合や，下肢の疼痛やしびれ，麻痺などの神経症状を呈する場合には，変形矯正のための脊椎インストゥルメンテーション手術の適応となる．手術方法には，前方除圧固定術，後方進入による矯正

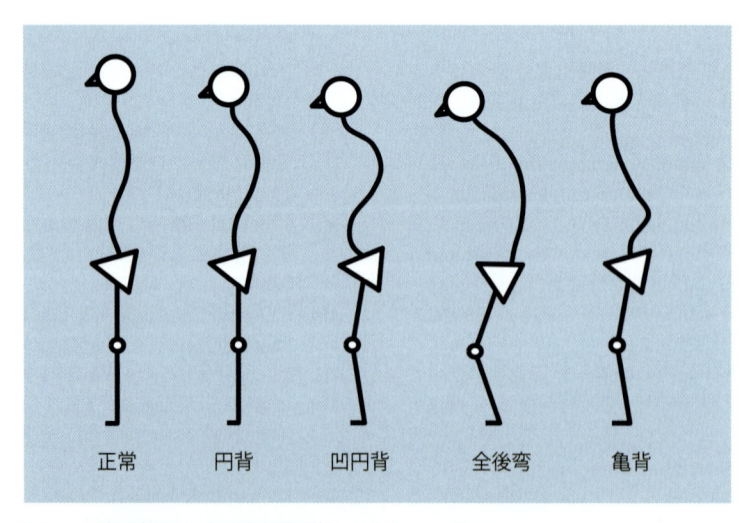

正常　円背　凹円背　全後弯　亀背

**図1　骨粗鬆症による脊柱変形の分類**（著者作成）
骨粗鬆症による脊柱変形は，正常姿勢に対し，胸椎の後弯が増強した円背，胸椎の後弯に代償性の腰椎の前弯を伴った凹円背，胸椎・腰椎ともに後弯を呈する全後弯，胸腰椎移行部に限局した後弯に代償性の胸椎前弯を伴う亀背に分類される．

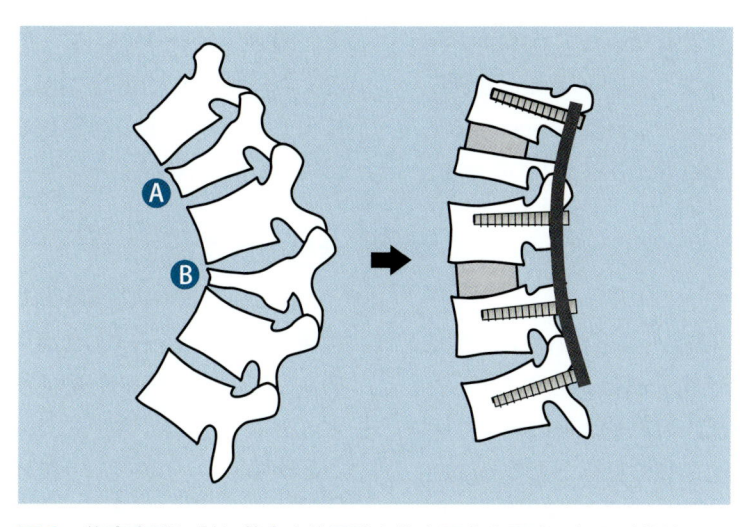

**図2 後弯変形に対し前方支柱再建と後方固定を同時に行う手術法の1例**（著者作成）
骨折椎体を，変形の程度により部分的または全切除し，自家骨とともにケージなどを用いて前方支柱を再建し，後方インストゥルメンテーションにより矯正位に固定する。椎体 A では頭側半分を切除し，椎体 B では全切除して前方支柱を再建している。

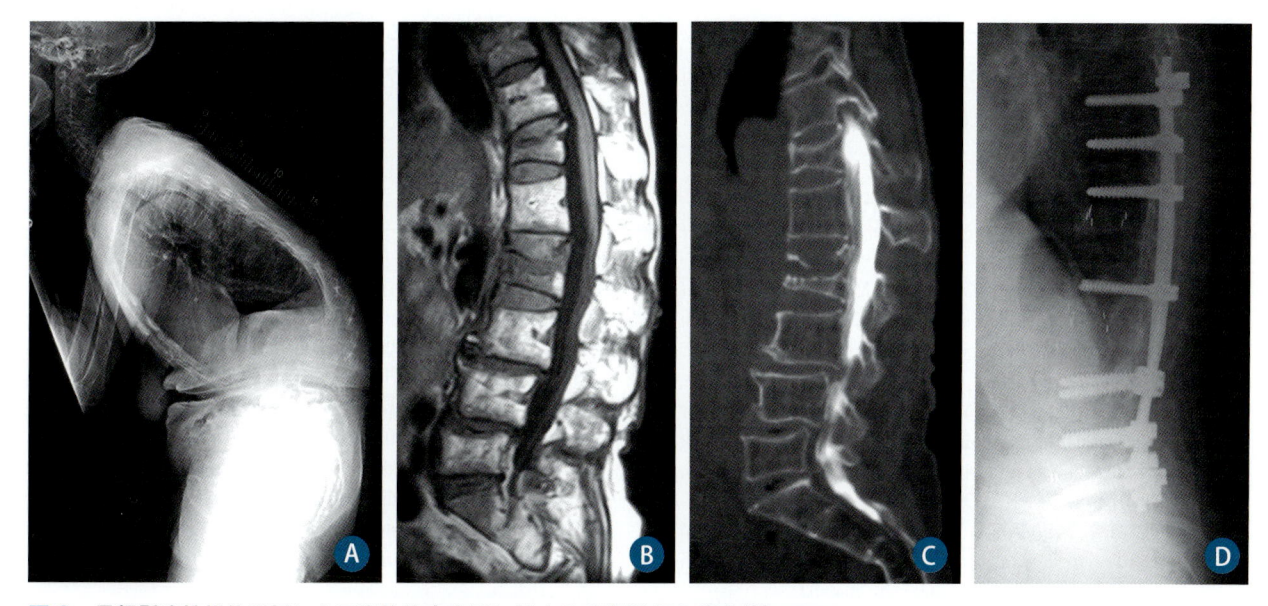

**図3 骨粗鬆症性椎体骨折による脊柱後弯変形に対する手術例 (73歳女性)**（自験例より）
後方単独進入により，図2と同様の方法で，2ヵ所の椎体骨折部に PEEK(poly-ether-ether-ketone) 製のケージと自家骨を使用して前方支柱を再建し，後方インストゥルメンテーションで矯正位に固定した。A：術前立位全脊柱エックス線側面像，B：術前 T1 強調 MRI 矢状断像，C：術前脊髄造影後 CT 矢状断像，D：術後エックス線側面像。

骨切り術や椎体置換術，椎体形成術と後方固定術の併用，前後合併脊柱再建術などがあるが，いずれの術式においても，後弯の主因となっている圧潰椎体部分で十分な矯正を行うことと，矯正角度を維持するための前方支柱を再建することが重要である(図2, 図3)。

また，局所の後弯のみを矯正しても，脊柱全体のアライメントが不良であれば，腰背部痛の残存やQOLの低下につながってしまう[6]。したがって，手術では，脊柱全体のアライメントを整え，立位時の矢状面バランスを改善することが必要である。立位時の矢状

面バランスには，脊柱に骨盤を含めたアライメント（spinopelvic alignment）が重要な役割を果たしているため，現在では，脊柱変形に対する手術は，spinopelvic alignmentの破綻を矯正する手術であるという考え方[7]が主流となってきている。

## 治療成績と予後

Spinopelvic alignmentの破綻が矯正され，矢状面バランスが改善されれば，手術成績は良好であり，患者の満足度も高くなる。成人の脊柱変形に対する手術において，立位時の脊柱前傾の指標となるsagittal vertical axis（第7頸椎椎体中央からの垂線と第1仙椎椎体後上縁からの最短距離）は，QOLと負の相関があると報告されている[6,8]。

しかし，術直後のアライメントが良好であっても，固定上位隣接部の椎体骨折や椎間板変性などによる後弯の増強（proximal junctional kyphosis：PJK）が生じることにより，矯正損失が生じる例も少なくない。PJKの発生率は，対象者の年齢，手術方法，固定椎間数などにより異なるが，手術後に経年的に増加することが明らかとなっている[9〜12]。成人脊柱変形に対する手術において，PJKは2年以上の経過観察では26％に生じ[9]，5年以上の経過観察では39％に生じていた[10]との報告がある。

## 今後の展望

骨粗鬆症患者の脊柱変形に対する術式の選択や固定範囲については，個々の患者の後弯部位や角度，骨脆弱性に加え，年齢や内科的併存症なども勘案して決めざるを得ないため，現状では，画一的な指針を決めることが難しい。しかし，今後は，手術療法の普及と術式の標準化のためにも，ある程度の指針を決めていくべきであると考えられる。また，背筋力が脆弱な高齢患者やパーキンソン病などの姿勢異常を有する患者では，矯正手術後も姿勢の保持が困難であるため，PJKに伴うトラブルが発生しやすく，多数回手術を要することも少なくない。今後は，これらの患者に対する手術成績を向上させるためにも，姿勢異常という観点をより重視した病態の分析と術式の検討が必要である。

## 文献

1) Miyakoshi N, Itoi E, Kobayashi M, et al. Impact of postural deformities and spinal mobility on quality of life in postmenopausal osteoporosis. Osteoporos Int 2003; 14: 1007-12.
2) Miyakoshi N, Hongo M, Maekawa S, et al. Back extensor strength and lumbar spinal mobility are predictors of quality of life in patients with postmenopausal osteoporosis. Osteoporos Int 2007; 18: 1397-403.
3) Ishikawa Y, Miyakoshi N, Kasukawa Y, et al. Spinal curvature and postural balance in patients with osteoporosis. Osteoporos Int 2009; 20: 2049-53.
4) Kasukawa Y, Miyakoshi N, Hongo M, et al. Relationships between falls, spinal curvature, spinal mobility and back extensor strength in elderly people. J Bone Miner Metab 2010; 28: 82-7.
5) Miyakoshi N, Kasukawa Y, Sasaki H, et al. Impact of spinal kyphosis on gastroesophageal reflux disease symptoms in patients with osteoporosis. Osteoporos Int 2009; 20: 1193-8.
6) Schwab F, Patel A, Ungar B, et al. Adult spinal deformity-postoperative standing imbalance: how much can you tolerate? An overview of key parameters in assessing alignment and planning corrective surgery. Spine (Phila Pa 1976) 2010; 35: 2224-31.
7) Schwab F, Lafage V, Patel A, et al. Sagittal plane considerations and the pelvis in the adult patient. Spine (Phila Pa 1976) 2009; 34: 1828-33.
8) Glassman SD, Bridwell K, Dimar JR, et al. The impact of positive sagittal balance in adult spinal deformity. Spine (Phila Pa 1976) 2005; 30: 2024-9.
9) Glattes RC, Bridwell KH, Lenke LG, et al. Proximal junctional kyphosis in adult spinal deformity following long instrumented posterior spinal fusion: incidence, outcomes, and risk factor analysis. Spine (Phila Pa 1976) 2005; 30: 1643-9.
10) Kim YJ, Bridwell KH, Lenke LG, et al. Proximal junctional kyphosis in adult spinal deformity after segmental posterior spinal instrumentation and fusion: minimum five-year follow-up. Spine (Phila Pa 1976) 2008; 33: 2179-84.
11) Lee GA, Betz RR, Clements DH 3rd, et al. Proximal kyphosis after posterior spinal fusion in patients with idiopathic scoliosis. Spine (Phila Pa 1976) 1999; 24: 795-9.
12) Rhee JM, Bridwell KH, Won DS, et al. Sagittal plane analysis of adolescent idiopathic scoliosis: the effect of anterior versus posterior instrumentation. Spine (Phila Pa 1976) 2002; 27: 2350-6.

# VI-3 手術療法　手術療法の現状
## （1）椎体形成術

### 椎体形成術の位置付け

椎体形成術はpolymethylmethacrylate（PMMA），calcium phosphate cement（CPC），hydroxyapatite（HA）blockなど，さまざまなマテリアルやデバイスを用いて行う低侵襲手術である．骨粗鬆症性椎体骨折で保存的治療の経過が不良な症例や溶骨性転移性椎体腫瘍などに行われる．もっとも多い適応は，骨癒合が得られず，著しい体動時痛を生じる骨粗鬆症性椎体骨折の遷延治癒，および癒合不全例である．また偽関節となった椎体骨折の圧潰が進行し，神経障害出現のリスクがある場合，神経除圧，および脊柱再建術を行う場合があるが，高齢者にとっては非常に侵襲の大きな手術となるため，それを予防するために椎体形成術が行われる場合もある．つまり，椎体形成術の位置付けは，保存療法と比較的侵襲の高い脊椎除圧再建術の間に位置づけられる．

### 椎体形成術の種類

椎体形成術には，PMMAを経皮的に注入するpercutaneous vertebroplasty（PVP）[1]，拡張可能なバルーンを経皮的に挿入して加圧することにより骨折椎体内に組織壁をもつ空洞を形成し，椎体高を可及的に回復してから粘稠度を高めたPMMAを空洞内に低圧下に充填するballoon kyphoplasty（BKP）[2]，さらに骨

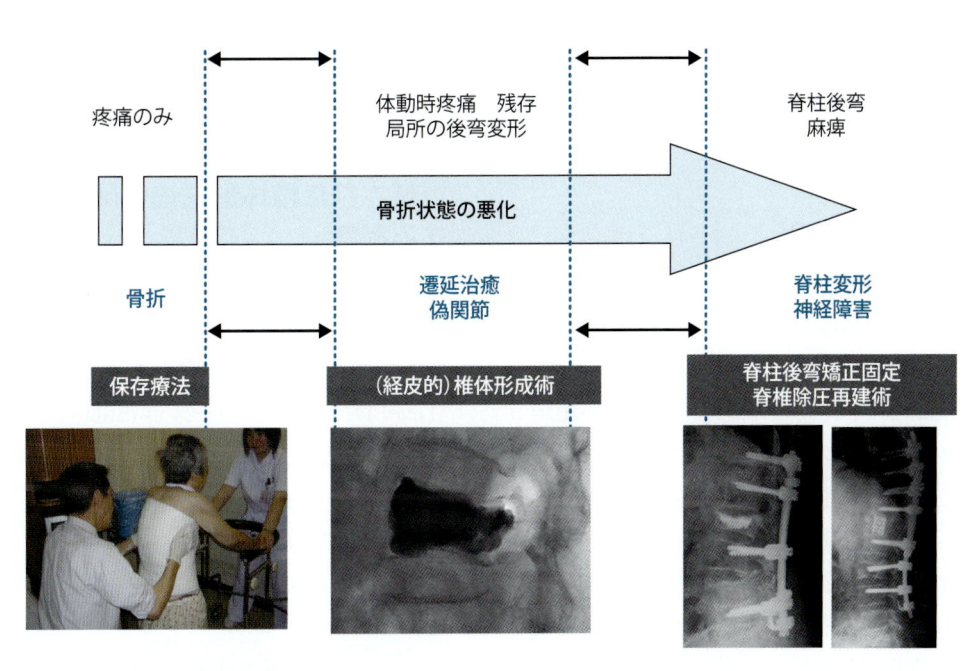

**図1　椎体形成術の位置付け**（著者作成）
骨粗鬆症性椎体骨折は初期治療として保存療法を行う．保存療法の成績不良例では骨折の癒合状態が不良で遷延治癒や癒合不全，偽関節となり，体動時の腰背部痛が残存する．この場合には椎体形成術が良い適応となる．また遷延治癒や偽関節の状態のまま経過すると椎体はさらに圧潰し，後方へ骨片が突出して神経障害をきたす．骨癒合した場合でも著しい楔状変形を残すと脊柱後弯をきたすことがある．これらの状態を予防するために椎体形成術が行われる場合もある．

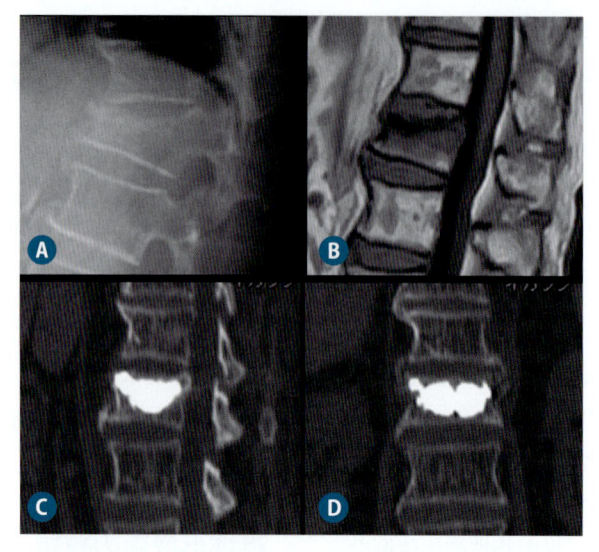

**図2 椎体形成術症例 （balloon kyphoplasty）**（自験例より）
90歳男性，第1腰椎の骨粗鬆症性椎体骨折。硬性装具を用いた保存療法中に認知症が進行した。ベッドアップ45度で腰背部痛が増強，以後さらに廃用症候群が進行した。骨折後7週でballoon kyphoplastyを施行した後，独歩が再び可能となり，QOLが改善した（A：術前腰椎エックス線側面像，B：術前腰椎MRI T1強調像，C：術後CT矢状断，D：術後CT冠状断）。

折椎体内の線維性瘢痕組織を掻爬してからCPC[3,4]やHA block[5]を充填（またはその両者を同時に使用）する椎体形成術がある。その他，椎体内に人工繊維のメッシュを挿入してからPMMAを充填するものや金属メッシュを用いるものなど，海外では多数の新しいデバイスや手術機器が開発されている。

## 椎体形成術の適応と限界

椎体形成術の良い適応は，体動に伴う腰背部痛のみが症状であり，骨折椎体部の不安定性が原因と考えられる症例である。椎体骨折癒合不全が画像上明らかで，安静時には疼痛がなく，体動に伴って腰背部痛が出現する場合には椎体形成術の治療効果が期待できる。骨折椎体の破壊が強く，椎体壁や頭・尾側終板の欠損を伴う症例では，椎体形成術の手技を習熟していないと手術が困難である。また変性や変形を伴う中下位腰椎の骨折症例では椎体形成術がうまくできても腰椎の変性や変形に伴う疼痛が残存する場合があり，術前から主治医が患者に十分な説明をしておかないと満足できる治療成績とならない場合がある。また，安静時には症状がないが体動に伴って神経障害が出現するという骨折椎体の不安定性が問題となる場合もある。この場合には椎体後壁が多少なりとも損傷し神経を圧迫していることが多い。この病態に対しては椎体形成術のみで常に対処できるとは限らず，神経除圧，脊柱再建を念頭に置いて治療することが望ましい。

## New England Journal of Medicineに掲載された椎体形成術に関する2論文に対する考察

2009年8月に経皮的椎体形成術（PVP）に関する2つの論文がNew England Journal of Medicine（NEJM）に掲載された[6,7]。両研究とも多施設で行われたRCT（Level 1）で，コントロール群（Sham procedure）と比較してもPVPを行った群では十分な疼痛緩和効果を認めないという報告である。これら2つの論文の影響は大きく，経皮的椎体形成術を施行してきた多くの医師にこの手術の治療意義を熟考，再考させることとなった。

これら2つの研究はともに放射線科医が主導した研究で，骨粗鬆症性椎体骨折による疼痛発生から1年以内の症例が対象であった。対象症例の取り込みの問題（除外例が390/468例（83％）[6]，1,682/1,813例（93％）[7]が多いという批判），参加拒否が多かったこと（30％

[6], 17%[7]）, 最終的に対象となった症例数が少ないこと（71例（PVP 35例 vs. プラセボ 36例）[6], 131例（PVP 68例 vs. プラセボ 63例）[7]）, 骨折の状態に対する詳細な記載や画像の供覧がないことなど, これらの論文に対する批判もある. しかしEBMの見地から, これらLevel 1研究の結果を無視することはできない.

この後も多数の臨床研究が行われているが, 経皮的椎体形成術については未だ賛否両論である. この治療を必要とする患者の状態, もっとも有効な骨折の状態や時期, この術式が椎体圧潰による神経脱落症状を予防するための方法となり得るか否かなどについての検討など, 今後もさまざまな面からの検討が必要である.

## 今後の展望

骨粗鬆症性椎体骨折の保存的治療にgold standardな方法が存在しないことや, 医療経済効果の見地から, 椎体骨折に対して保存療法をむやみに延長するよりは, 早期に椎体形成術を行ってしまった方がよいという分析結果もある. しかし椎体骨折の保存療法の治療成績は, その固定方法によらず比較的良好であることを忘れてはならない. さらに, 椎体形成術後の成績がいかに良好であったとしても, 通常は骨粗鬆症や脊柱の変性・脊柱変形がさらに進行するため, 椎体形成術を施行し充填物の詰まった治療椎体によって, さらなる治療の可能性を妨げるような状況にしてはならず（例えば連続する骨折椎体に対してすべて椎体形成術を施行するなど）, 常に次の手まで考えた治療を検討する姿勢を保つべきである.

わが国における椎体形成術は最近15年ほどで徐々に浸透してきた治療方法であり, 2011年BKPが薬事承認, 保険適応されてからさらに一層手術件数が増加している様子である. しかしその手術介入時期や椎体形成術に最適な骨折型, 治癒状態についてはいまだ一定の見解をみない. 現在, 椎体骨折の遷延治癒, 偽関節, 圧潰, 後壁損傷など, 一見当たり前のようで医師ごとに理解の違う言葉の概念がある. 椎体形成術の最適な適応時期や最適な骨折状態について検討を行うには, これらの言葉の定義を適切に決めた上で臨床研究を進める必要があり, 現在検討中である.

現在, 種々の椎体形成術が存在するが, 術者は各々が慣れた方法を用いて手術を行っているのが現状で, どの椎体形成術の臨床成績がよいかという検討や, 各骨折型や各治癒過程における術式の使い分けに関してはいまだ検討が不十分で今後の課題である.

## 文献

1) Comstock BA, Sitlani CM, Jarvik JG, et al. Investigational vertebroplasty safety and efficacy trial(INVEST): patient-reported outcomes through 1 year. Radiology 2013; 269: 224-31.
2) Borgstrom F, Olafsson G, Strom O, et al. The impact of different health dimensions on overall quality of life related to kyphoplasty and non-surgical management. Osteoporos Int 2013; 24: 1991-9.
3) Hoshino M, Nakamura H, Konishi S, et al. Endoscopic vertebroplasty for the treatment of chronic vertebral compression fracture. Technical note. J Neurosurg Spine 2006; 5: 461-7.
4) Nakano M, Hirano N, Ishihara H, et al. Calcium phosphate cement-based vertebroplasty compared with conservative treatment for osteoporotic compression fractures: a matched case-control study. J Neurosurg Spine 2006; 4: 110-7.
5) Oshima M, Matsuzaki H, Tokuhashi Y, et al. Evaluation of biomechanical and histological features of vertebrae following vertebroplasty using hydroxyapatite blocks. Orthopedics 2010; 33: 89-93.
6) Buchbinder R, Osborne RH, Ebeling PR, et al. A randomized trial of vertebroplasty for painful osteoporotic vertebral fractures. N Engl J Med 2009; 361: 557-68.
7) Kallmes DF, Comstock BA, Heagerty PJ, et al. A randomized trial of vertebroplasty for osteoporotic spinal fractures. N Engl J Med 2009; 361: 569-79.

# VI-3　手術療法　手術療法の現状
## （2）後方固定術

### 骨粗鬆症性椎体骨折に対する後方固定術の位置付け

骨粗鬆症性椎体骨折後に手術を要する場合は，①椎体骨折に骨癒合が得られず著しい腰背部痛，特に体動時の疼痛の原因となる場合，②骨折椎体の後壁骨片の突出，または骨折部位で脊柱後弯となり後壁そのものが脊柱管内へ突出し神経障害をきたした場合（図1），③椎体骨折が著しい変形治癒となり，その楔状化した骨折椎体が脊柱後弯の素因となって脊柱変形のための多彩な症状が出現した場合，であろう。通常，骨粗鬆症性椎体骨折を罹患するのは多くの場合高齢者であり，少なからず他の疾患を合併していたり，予備能の低い患者が多い。したがって手術を要するとしても侵襲の少ない方法が選択される場合が多い。

近年，経皮的椎体形成術が行われるようになったため，上記①の場合には病巣である骨折椎体のみを治療できるようになった。しかし，②の場合には原則として神経の除圧操作が必要となり，そのために脆弱となり得る脊椎を含めた上位，下位脊椎を合わせた固定術が併用される。③の場合にも大きく脊柱アライメントを変化させるためには椎体，または脊椎後方要素の骨切り術を必要とし，多椎間にわたる固定術を必要とする場合が多い。

固定術として，前方からアプローチする方法，後方からアプローチする方法，またはそれら両者を併用する場合があり，それぞれ利点と欠点が存在する。後方固定術のアプローチは脊椎外科医がもっとも頻繁に用いるアプローチであり，解剖学的にも脊椎に容易に到達できる利点がある。また，後方のインストゥルメンテーションシステムがさまざまな状況に対応できるように発展してきており，さらに手術方法そのものも発展しているため，後方固定術は多様化してきている。

### 骨粗鬆症性椎体骨折に対する後方固定術の適応

骨粗鬆症性椎体骨折に対する保存療法の治療成績は

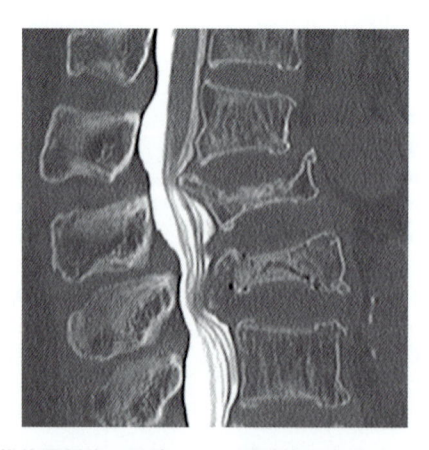

**図1　椎体骨折後の圧潰による硬膜管の圧迫**（自験例より）
椎体骨折後に後壁が脊柱管側へ倒れ込んだり，後壁が突出することにより硬膜管や神経根を圧迫して神経障害をきたすことがある（脊髄造影後CT矢状面像）。

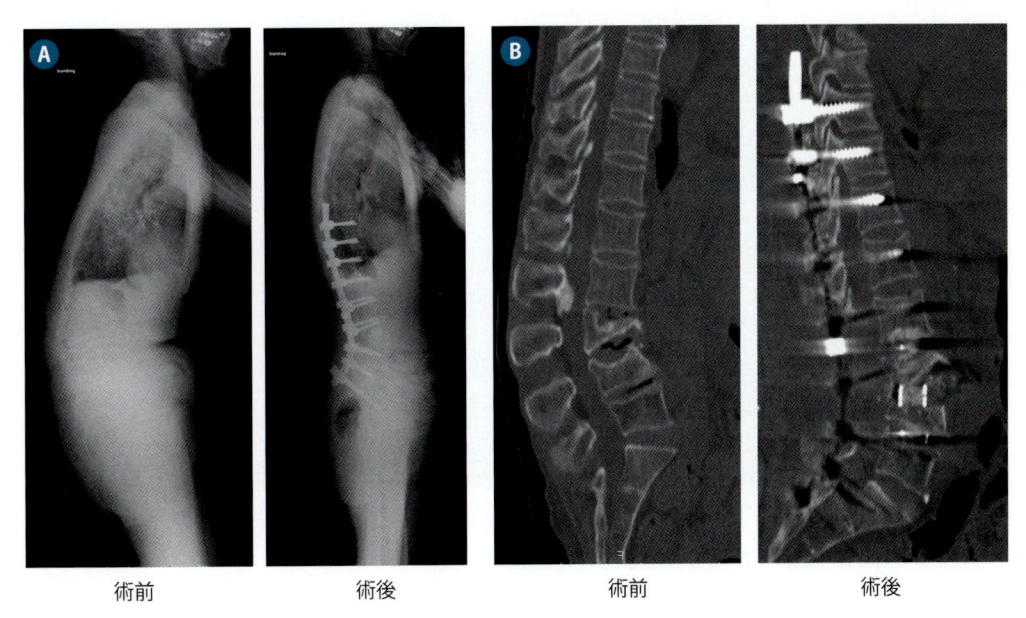

**図2　椎体骨切り術を併用した後方固定術**（自験例より）
第3腰椎の骨粗鬆症性椎体骨折後の変形治癒に対して第4腰椎のpedicle substraction osteotomy（PSO），および第3腰椎椎体下縁部の骨切除を行いアライメントの改善を図った症例（A：術前後の立位全脊椎エックス線側面像，B：術前後のCT矢状面像）。

一般に良好であるが，骨癒合が得られず遷延治癒や癒合不全，偽関節となる症例も一定の割合で存在する。体動時の疼痛で日常生活に支障がある場合や活動に制限が出る場合，または骨折が原因で神経障害が出現した場合などで保存療法に抵抗する場合には手術的治療を選択せざるを得ない。

症状が体動時の腰背部痛のみで神経障害がなく，骨折椎体の椎体壁が十分に保たれている場合には椎体形成術単独で対処可能である。しかし，骨折椎体の前壁や椎体終板が大きく欠損していたり，後壁が不安定な症例は椎体形成術で使用する充填物を椎体内部で固定，維持するのが困難である。また，椎体骨折が後壁に至り，その後壁骨片が不安定な場合や，椎体後壁（頭側が多い）が脊柱管へ倒れ込んで硬膜管や神経根を圧迫する場合（**図1**），椎間孔部の骨折片が神経根を圧迫する場合などには神経除圧操作が必要となる。神経除圧単独で対処可能な場合もあるが，十分な除圧が必要で椎間関節切除を要する場合や，動態時の不安定性による神経の圧迫を防ぐために固定術を必要とする場合もある。さらに全脊柱アライメントを考慮した場合には前方支柱の再建や後弯の矯正が必要となる症例もあ

る。従来から行われている短縮術に加え，最近は後方アプローチで行う前方支柱再建手術も発展してきている（**図2**）。

さまざまな術式が行われており，それぞれの術式に治療目標や侵襲の違い，注意すべきポイントなどが存在する。患者の椎体骨折の状態に合わせて術式が選択されるが，高齢患者の全身状態を十分に把握し，各術式の侵襲とのバランスを加味したうえで術式を最終決定すべきである。

## 骨粗鬆症性椎体骨折に対する後方固定術の術式

### 後方（除圧）固定術

椎体骨折部の不安定性が原因で発生する体動時の腰背部痛で，椎体形成術単独では対処不可能な重度の骨折型症例，神経障害部位の除圧を必要とし，その除圧操作により椎間不安定性を呈する場合には後方，または後側方固定術が行われる。インストゥルメンテーションの正確な設置を心掛け，重度骨粗鬆症を伴う場合にはワイヤーやテープ，フックの併用など，できるかぎり多数のアンカー設置を考慮に入れる。さらに横

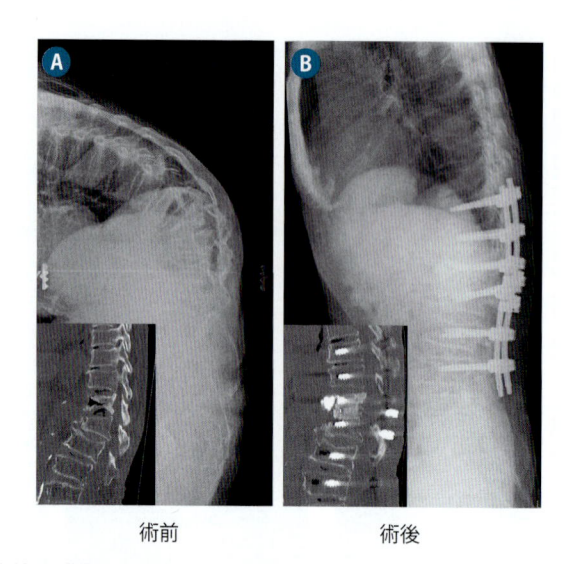

**図3　椎体形成術を併用した後方固定術**（自験例より）
第1腰椎の骨粗鬆症性椎体圧潰に伴う後弯変形症例。L1/2椎間板変性も強く，L1椎体形成術，およびL1/2椎間板も廓清し，椎体間固定術を併用，T11～L4の後方固定術を施行した（L3～Sまでは椎弓切除後。A：術前CT矢状面像，立位エックス線側面像，B：術後CT矢状面像，立位エックス線側面像）

突起，椎弓部のdecortication，固定椎間の椎間関節の硝子軟骨切除を十分に行ってしっかりと母床を準備したうえに，十分な量の移植骨を念入りに骨移植することが重要である。固定範囲内，または固定範囲の隣接椎間が不安定な場合には，椎体間固定を併用すべきか，固定範囲を延長すべきかどうかも検討すべきである。

動態時のみの神経障害に対して除圧操作を必要とするか否かについては現在も議論が分かれるところであるが[1,2]，固定は最終的に骨癒合によって得られることや，骨粗鬆症によるインストゥルメンテーションの緩みなども加味して，高齢者といえどもできる限り長期成績が良好に保たれるよう工夫すべきである。

### 椎体形成術併用

骨折椎体部の前壁欠損例（アリゲーターマウス），終板欠損の大きい症例，後壁骨折部が不安定な症例，また，神経障害を伴う場合には，椎体形成術単独での良好な臨床成績は望めない。したがって，神経除圧を行ってから椎体形成を施行し，上位，下位椎体を利用して後方固定術を併用する[3～5]。椎体形成術で使用する充填物の安定化を図るために骨折椎体上下の椎間板を廓清し，椎体間固定を追加したほうがよい場合もある（図3）。またこの場合にもアンカーは多いほど安定するので，椎体形成術を行った骨折椎体にも短いpedicle screwを設置したり，テープやフックを併用するのもよい方法である。

### 脊椎短縮術

骨折椎体の圧潰が重度で，後壁骨片の突出や局所後弯位となった後壁の膨隆が神経障害の原因となる場合に脊椎短縮術が行われることもある。棘突起，椎弓，椎弓根を切除し，後方から硬膜管の除圧を行い，椎体内の線維・瘢痕組織を切除した後，上下の終板を合わせるように脊椎の短縮を図る[6]。しかしこの部分での骨癒合の可能性が低い場合や，上下の椎間板の不安定性が大きい場合には後方Rodの折損などが発生しやすく，前方支柱の安定性が得られる可能性が低いと判断される場合には他の術式を選択することが望ましい。

### 前方固定を併用した後方固定術

骨折椎体が圧潰して前方支柱が破綻し，前方から硬膜管（脊髄），神経根の圧迫が強い場合には前方除圧固定術を行うのが望ましい。前方単独で3椎体dual rod，1椎体2本のscrew挿入での良好な成績の報告もある

が[7]，2椎間後方固定との併用で椎体亜全摘部に前方固定術を併用する術式もある．体位を変換しなくてはならないという欠点はあるが，慣れた術者によれば後方，前方ともに手術時間は短く，手術中の出血量がコントロールできれば必ずしも手術侵襲は大きくはない．

**椎体骨切り術を併用した後方固定術**

骨折椎体部を中心に後弯変形が進行し，脊柱変形による腰背部痛や逆流性食道炎などの症状をきたした場合，さらに整容上の理由からも姿勢矯正を必要とする場合には後方から椎体を骨切り，または亜全摘し，隣接する椎間板組織を切除して，titanium mesh cageや椎体置換型のcageで前方支柱再建を施行する（図2）．硬膜管前方にある骨折椎体後壁をしっかり切除して後弯矯正後に硬膜管を圧迫しないように気をつける．広い範囲で硬膜外腔を展開すること，椎体亜全摘などで出血量が著しく増えないように絶えず止血操作を心掛ける必要がある．

## まとめ

後方アプローチによる固定術はインストゥルメンテーションの発展，手術手技の発展に伴い，さまざまな工夫が可能となり，手術成績も向上している．ただし，後方からのアプローチを選択する際にも，前方支柱の支持性が保たれているか否かが臨床成績を左右するので，椎体骨折部位とその周囲の支持性に注意を要する．また，椎体骨折部位のみに注目していると全脊椎アライメント上無理のかかる固定術が行われる可能性があり，その場合は長期間の機能予後を保障しないため，脊柱全体からみた治療を心掛ける必要もある．もちろん高齢者に対する手術であることを念頭に術式が選択されるべきであり，全身状態に注意すべきであるのはいうまでもない．最後に術後の長期機能予後を良好に保つためには，背景となっている骨粗鬆症の治療，術後の外固定，適度な期間での経過観察が必要であることも忘れてはならない．

## 文 献

1) 安宅洋，丹野隆，宮下智ほか．骨粗鬆症-新たなる骨折を防ぐ最新の治療戦略 別冊整形外科 2011: 113-7.
2) 丹野隆，安宅洋．胸椎・腰椎部破裂骨折に対して除圧操作は必要か？ 当科における後方固定術単独施行後の神経学的改善から．東日本整形災害外科学会雑誌 2008;20:560-5.
3) 勝見敬，山崎昭．脊椎椎体骨折の治療．Orthopaedics 2013; 26: 31-7.
4) 織田格．骨脆弱性骨折に対する手術療法の適応と実際．関節外科 2013; 32: 808-15.
5) 神谷光，佐藤崇，井上真ほか．神経障害を伴う骨粗鬆症性椎体骨折に対する後方固定術併用椎体形成術．整形・災害外科 2013; 56: 395-9.
6) Saita K, Hoshino Y, Kikkawa I, et al. Posterior spinal shortening for paraplegia after vertebral collapse caused by osteoporosis. Spine (Phila Pa 1976) 2000; 25: 2832-5.
7) Kanayama M, Ishida T, Hashimoto T, et al. Role of major spine surgery using Kaneda anterior instrumentation for osteoporotic vertebral collapse. J Spinal Disord Tech 2010; 23: 53-6.

# VI-3　手術療法　手術療法の現状
## （3）前方固定術

## 骨粗鬆症性椎体圧潰に対する前方固定術の位置付け

骨粗鬆症性椎体骨折が遷延治癒のまま骨折椎体が圧潰し続けると，癒合不全，偽関節へと進行する。偽関節椎体は骨折部の不安定性による著しい腰背部痛や，椎体後壁部の脊柱管陥入により生じる神経障害の原因となり得る。高齢者に多いこの病態に対しては保存療法も試みられ，良好な治療成績を示した報告もあるが[1]，神経障害の改善や荷重時の疼痛緩和のために手術適応となる場合も少なくない[2,3]。手術は骨折椎体の骨折型や圧潰度にもよるが，椎体形成術，椎体形成術に後方固定術を併用する場合，後方進入前方支柱再建術，前方除圧固定術などが選択される[4]。脊椎後方手術は変性疾患の除圧術，固定術で頻繁に用いられるアプローチであり，さらに近年，インストゥルメンテーションの発展，sublaminar wiring や超高分子量ポリエチレンテープなどの応用[5,6]，新たな pedicle screw の刺入方法[7]などの手術方法の発展もあり，多くの脊椎手術が後方アプローチによって行われている。一方，外傷，腫瘍，感染など，前方からのアプローチが必須である疾患は絶対数が少なく，術者が手技に習熟する機会が限られている。特に高齢者に対して肋骨切除，胸膜剥離または切開縫合，横隔膜の処置などを必要とする前方手技は呼吸器合併症のリスクの観点から避けられがちである。しかし骨粗鬆症性椎体圧潰の病態は脊柱前方支持組織の破綻，および前方からの神経圧迫であるので，前方からの神経除圧と前方支柱の再建がもっとも合理的であるともいえる（図1）。後方アプローチからの脊椎手術で多くの病態に対処できるようになってはいるが，脊椎外科医はあらゆる病態に対処するために前方アプローチを用いた前方除圧固定術の手技も修練を積んでおく必要がある。

## 骨粗鬆症性椎体圧潰における病態と力学的考察

Keller らは20例のエックス線写真をもとに立位全脊

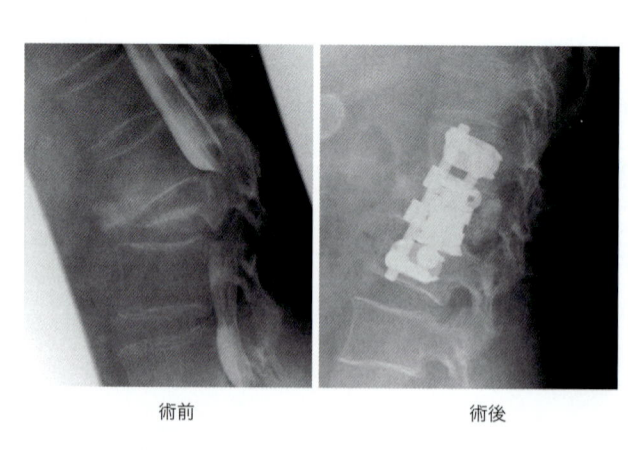

図1　骨粗鬆症性椎体圧潰（L1）（71歳，女性）（自験例より）
転倒により受傷し，骨粗鬆症性椎体骨折（第1腰椎）が圧潰，著しい硬膜管の圧迫を認めた。下肢麻痺，膀胱直腸障害を呈し手術を必要とした。第12胸椎から第2腰椎までの前方除圧固定術を施行し，術後2ヵ月で独歩が可能となった。

表1　アプローチごとの特徴

| アプローチ | 前方単独 | 後方単独 | 前・後方 |
| --- | --- | --- | --- |
| 利点 | ・確実な前方支柱再建 | ・術者がアプローチに慣れている | ・固定範囲が短くて済む |
| 欠点 | ・アプローチに慣れない術者が多い | ・アライメント改善が不十分になりやすい | ・体位変換が必要 |

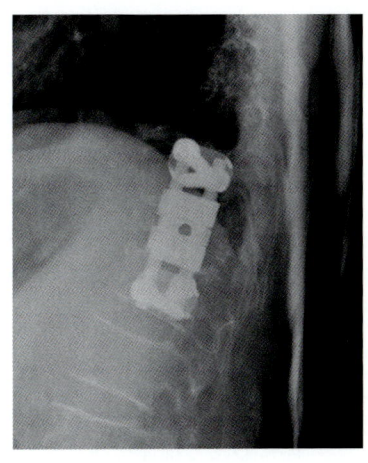

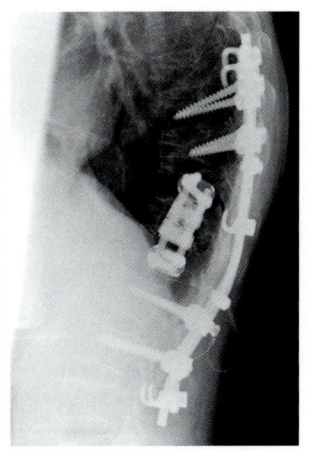

初回前方除圧固定術　　　　後方 reinforcement 後

**図2　前方除圧固定術後に後方 reinforcement を必要とした症例**
（自験例より）
78歳女性。骨粗鬆症性椎体圧潰（第12胸椎）のためにT11～L1前方除圧固定術を施行したが、前方 cage の椎体内陥入のため後弯が進行し、3ヵ月後に後方 reinforcement を施行した。

椎の解析モデルを作成し、脊柱アライメントが骨折部位に与える影響をシミュレーションした[8]。この研究では胸椎後弯が強くなるほど、またC7 plumb line が前方へシフトするほどL3椎体が圧縮破綻するのに必要な強度が低下することを示し、著しい胸椎後弯が胸腰椎移行部以下の椎体骨折やアライメント異常の原因になり得ることを示した。また、後弯変形モデルにおいて下位胸椎や胸腰椎移行部での軸圧縮の応力がもっとも高くなることから、特に椎体圧潰の発生率が高い胸腰椎移行部では前方支柱の支持性が重要であることを示した。

Kummel は骨粗鬆症性椎体骨折後に椎体内に avascular necrosis を起こす病態を報告している[9]。椎体内組織が壊死すると、その部位での骨形成能は低下し、骨癒合が得られる可能性は低くなる。その間に反復して荷重による負荷がかかり圧潰が進行すると、その部位での骨破壊がさらに進行し、その部位で脊柱後弯となり、神経障害に至る可能性が高くなる。このような状態を改善するためには手術による神経除圧と前方支柱再建が有効である。

Oda らは total spondylectomy 後に行うさまざまな脊椎固定法に対してヒト屍体脊椎を用いて力学的試験を施行した[10]。その結果、前方単独でも後方多椎間固定術後より軸圧縮強度が強いことを示し、前方支柱再建の重要性が確認されている。

また、2005年から2006年に行われた長寿医療研究班の報告によると[11]、前方除圧固定術の術中出血量が平均904mL、手術時間は305分、後方固定術では出血量が平均398mL、手術時間は205分と、前方固定術は後方固定術よりも手術侵襲が大きいことを示した。しかし術後合併症は前方手術後よりもむしろ後方手術後に多く、背部皮膚へのインプラントの突出、褥瘡、固定隣接椎体骨折などが報告された。手術手技に慣れていなくとも、個々の症例においてよく吟味したうえで、確実な前方支柱再建が必要な症例には前方アプローチを選択すべきである。

## 骨粗鬆症性椎体圧潰に対する前方法，後方法，前後合併症の比較

近年の術式の発展により，骨粗鬆症性椎体圧潰に対してさまざまな術式が行われるようになっている。それぞれの方法に利点，欠点が存在し，椎体圧潰の程度や形状，術者の経験などにより術式が選択される（表1）。前方法の最大の利点は，直視下に神経除圧が可能で，より確実に前方支柱再建が行えることである。後方法の利点は術者がアプローチに慣れていること，前後方では前方同様に固定範囲が短くて済むことが挙げられる。さらに，通常前方固定術の手技では3椎体の側面を展開し3本の分節動脈の結紮切離を必要とするのに比較して，前後方手技では罹患椎体1椎体の分節動脈の結紮切離のみが必要で，罹患椎体を挟んだ上下椎の終板までの展開と椎間板掻爬まで行えば確実に椎体スペーサーを固定できるところが利点である。一方，前方法，前後方法の欠点は前方アプローチに慣れない術者が多いこと，前後方では術中に体位変換が必要であることが挙げられる。後方法は前方法と比較して椎体，およびその上下の椎間板を確実に固定するのが困難で，アライメントが不十分となることが多いことや，合併症率が高いことが欠点となる。後方法で除圧操作や椎体間固定術を併用すると硬膜外からの出血が多く，術後血腫や神経合併症，感染などは前方法と比較すると発生率が高い[11]。

## まとめ

不安定な骨粗鬆症性椎体圧潰による頑固な腰背部痛，および前方からの神経圧迫による神経障害に対しては前方除圧固定が合理的である。直接硬膜管を見て除圧でき，cageやspacerを用いた前方支柱再建を確実に行うことができる。また，前方アプローチでは脊柱後方要素を全く損傷しないという利点もある。外傷，腫瘍，感染などの症例とともに骨粗鬆症性椎体圧潰の状態でも前方支柱再建が必要な症例が存在するため，脊椎外科医はこのアプローチに習熟し，適確に対応する必要がある。しかし，骨粗鬆症が重度な症例や多椎体にわたる椎体圧潰に対してはこの手術手技単独では良好な成績が望めず，後方インストゥルメンテーションを用いた補強を必要とする（図2）。この病態の背景には骨粗鬆症があり，骨粗鬆症の厳重な管理，および外固定の併用も臨床成績を良好にするために重要なポイントである。

## 文献

1) 侭田敏．遅発性神経麻痺を呈した骨粗鬆症性椎体圧潰に対する保存的治療．日本脊椎脊髄病学会雑誌 2009; 20: 792-801.
2) 井上玄，高相晶．骨脆弱性骨折に対する手術療法の適応と実際．関節外科 2013; 32: 821-6.
3) Saita K, Hoshino Y, Kikkawa I, et al. Posterior spinal shortening for paraplegia after vertebral collapse caused by osteoporosis. Spine (Phila Pa 1976) 2000; 25: 2832-5.
4) 川口善治，安田剛敏，岡庄二ほか．骨粗鬆症性椎体骨折に対する後方インストゥルメンテーション．関節外科 2013; 32: 84-90.
5) 山崎健，村上秀，鳥羽有ほか．特発性側彎症に対してテクミロンテープを用いた後方矯正固定術（Isola法）の検討．脊柱変形 2003; 18: 102-6.
6) 大田亮，住田忠，真鍋英ほか．脊椎固定術におけるテクミロンテープの使用経験．中部日本整形外科災害外科学会雑誌 2006; 49: 1037-8.
7) Santoni BG, Hynes RA, McGilvray KC, et al. Cortical bone trajectory for lumbar pedicle screws. Spine J 2009; 9: 366-73.
8) Keller TS, Harrison DE, Colloca CJ, et al. Prediction of osteoporotic spinal deformity. Spine (Phila Pa 1976) 2003; 28: 455-62.
9) Kummell H. Die rarefizierende ostitis der wirbelkoper. Duetsche Med 1895; 21: 180-1.
10) Oda I, Cunningham BW, Abumi K, et al. The stability of reconstruction methods after thoracolumbar total spondylectomy. An in vitro investigation. Spine (Phila Pa 1976) 1999; 24: 1634-8.
11) Ito M, Harada A, Nakano T, et al. Retrospective multicenter study of surgical treatments for osteoporotic vertebral fractures. J Orthop Sci 2010; 15: 289-93.

# 第VII章
# 椎体手術と椎体の強度

# Ⅶ-1 骨粗鬆症と椎体強度

　骨粗鬆症は骨密度と骨質の低下によって骨折リスクが高まる疾患である。2013年，骨粗鬆症の診断基準が改訂された。新たな診断基準では，骨密度値にかかわらず椎体骨折あるいは大腿骨近位部骨折の既往のある場合は，骨粗鬆症と診断することになった[1]。椎体骨折の既往自体が，将来の椎体や非椎体骨折のリスク因子となる。すなわち，すでに骨折を起こした椎体が一ヵ所でもあれば，それ以外の椎体も同様に脆弱化していることになる。初発の椎体骨折に対し治療介入を行わなかった場合，ドミノ倒しのように1年以内に約20％の頻度で新たな椎体骨折が発生し，円背が進行する。特に問題となるのが，骨粗鬆症による四肢の骨折は激しい痛みを伴うが，椎体骨折の場合，激しい痛みを伴わずに（少なくとも患者本人はまさか骨折したとは思わないような軽度の痛み）骨折していることが知られている。アレンドロネートの大規模臨床試験におけるプラセボ群について解析したデータによれば，観察期間3年間での痛みを伴う臨床骨折の発生率は5％であるのに対し，痛みを伴わない形態計測上の椎体骨折は15％と約3倍も多いことが示されている[2]。また，わが国においても，Fujiwaraらのコホート研究から，全椎体骨折のうち形態骨折の頻度は，女性で37％，男性で21.4％と報告されている[3]。

　また，たとえ一ヵ所の椎体骨折であっても圧潰の程度によって，新規骨折発生のリスクが異なることも知られている。椎体圧潰の程度はGenantらによる半定量的評価法（SQ Grade）が一般に用いられる[4]。ラロキシフェンの大規模臨床試験（MOREスタディ）のプラ

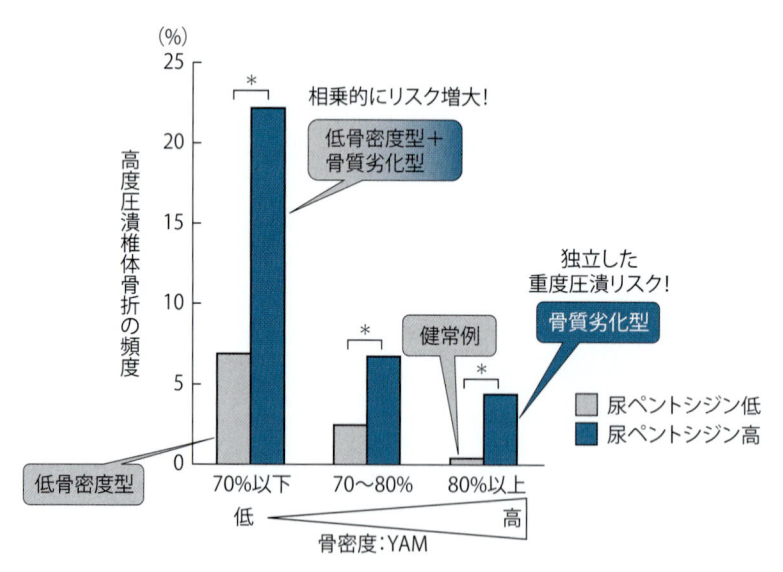

**図1　椎体高度圧潰における骨密度および骨質の関与**　（文献10より引用）
骨質マーカーの高値が，椎体高度圧潰（椎体高40％以上の圧潰）の独立したリスクファクターになることを長野コホート1,475名の調査から明らかにした。骨質マーカーである尿中ペントシジン高値を伴うと椎体高度圧潰の頻度が増加する。低骨密度と骨質マーカーである尿中ペントシジン高値を併せ持つ症例では，新規骨折のリスクも高まるが，同時に高度圧潰のリスクも高いことを念頭に置く必要がある。YAM：若年成人平均，尿中ペントシジンの高低群は，39.79pmol/mg クレアチニンを境界値（中央値）とした。

第Ⅶ章 ● 椎体手術と椎体の強度

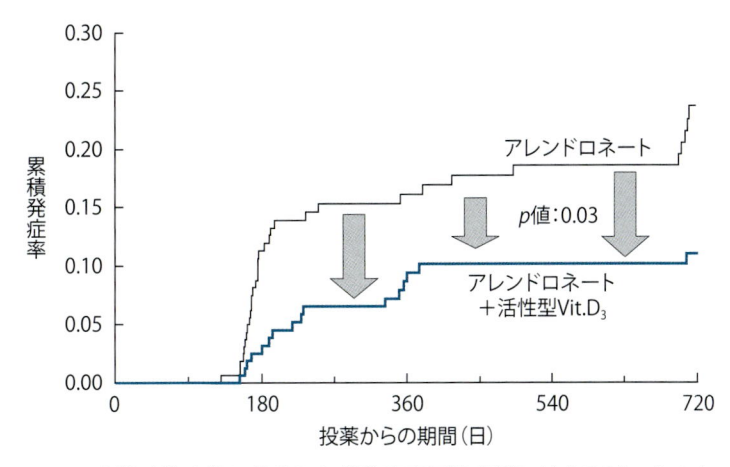

**図2 脊椎手術直後に発生した椎体高度圧潰症例に対するビスホスホネートと活性型ビタミンDの併用効果** （文献17より引用）
閉経後骨粗鬆症例2,154名のうち，椎体高度圧潰例に対しては，ビスホスホネート単独より，活性型ビタミンDを併用したほうが荷重骨における新規骨折のリスクを有意に減じる。椎体高度圧潰例には低骨密度に骨質劣化を併せもつ症例が多く含まれることから骨密度改善薬と骨質改善薬の併用が望ましい。

セボ群の解析から，既存椎体骨折がSQ Grade 3，すなわち40％以上の高度圧潰例では，SQ Gradeが0～2までの軽度から中等度圧潰例に比べて新規骨折発生のリスクが有意に高いこと，さらには，新規に発生した椎体骨折までもが高度の圧潰を起こすことが示された[5]。また，圧潰の程度にかかわらず，椎体骨折の数が多いほど新規骨折リスクが高まる[5]。形態骨折であれ臨床骨折であっても，この時点で骨粗鬆症の診断基準を満たすことから薬物治療介入を行い，骨折の連鎖を断つ必要がある。

特に，椎体骨折のリスクを解明し，さらには高度圧潰のリスク因子を同定することは，新たな骨折の発生を予防する上でも，治療薬の選択をするうえでも重要である。

## 椎体骨折および椎体高度圧潰のリスク因子としての低骨密度＋骨質劣化型骨粗鬆症

長野コホートの検討から，骨脆弱化は骨密度と骨質（コラーゲンの老化）の良し悪しで3つの病型分類が可能であることは「Ⅲ-7-c コラーゲン架橋」を参照されたい[6]。骨の材質特性を規定するコラーゲンの劣化は，血中ホモシステインや尿中ペントシジンの高値で評価可能である[7～9]。骨密度の低下や骨微細構造の破綻は，骨吸収の亢進により生じる。これに対し骨質劣化は骨吸収とは独立した機序，すなわち加齢や生活習慣病罹患などによる酸化ストレスの増大により誘導される[7]。このため，骨密度は骨密度あるいは将来の骨密度の低下や骨構造の劣化を予測する骨代謝マーカーで評価し，骨質は骨質マーカー（骨マトリックスマーカー）である血中ホモシステインや尿中もしくは血中ペントシジンで評価する必要がある。現時点では，骨質マーカーに保険適応がないため，糖尿病や高血圧，動脈硬化性の疾患，中等度腎機能低下がある症例は骨質劣化を伴う骨質劣化型骨粗鬆症と考える必要がある。低骨密度や骨質劣化単独の病型に比べて，低骨密度に骨質の劣化を合併する症例の骨折リスクは相乗的に高まることが報告され[6]，さらに低骨密度＋骨質劣化型骨粗鬆症では，椎体高度圧潰のリスクも高まることが明らかとなった（図1）[10]。また，同病型では，ビスホスホネートにより骨密度を高めても骨折防止効果は十分ではないことも見出した[11]。

ビスホスホネート薬は骨吸収を抑制し骨強度を高めるが，骨質因子であるコラーゲンの架橋形成を改善する作用は明らかではない[12]。活性型ビタミンD[13,14]，選択的エストロゲン受容体モジュレーター（SERM）は骨コラーゲンの状態を改善することが示されてい

135

**表1 週1回テリパラチド投与による骨強度改善に貢献する骨強度因子**

最大点荷重(Ultimate load)→BV/TV＞**コラーゲン架橋数(2位)**＞骨梁幅＞石灰化度＞コラーゲン量

|  | β | p value | r² | Model r² |
|---|---|---|---|---|
| BV/TV | 10.7 | ＜0.001 | 0.138 | 0.748 |
| Immature + Mature pyridinium cross-links | 51.3 | 0.002 | 0.052 |  |
| Tb.Th | 1.1 | 0.017 | 0.03 |  |
| Calcium content | 0.7 | 0.022 | 0.028 |  |
| Collagen content | 514.1 | 0.107 | 0.013 |  |

剛性(Stiffness)→**コラーゲン架橋数(1位)**＞石灰化度＞骨梁板状構造

|  | β | p value | r² | Model r² |
|---|---|---|---|---|
| Immature + Mature pyridinium cross-links | 132.2 | 0.011 | 0.095 | 0.27 |
| Calcium content | 1.5 | 0.083 | 0.043 |  |
| TBPf | －56.6 | 0.084 | 0.043 |  |

破断エネルギー(Breaking energy)→BV/TV＞**コラーゲン架橋数(2位)**＞石灰化度＞骨梁幅＞コラーゲン量

|  | β | p value | r² | Model r² |
|---|---|---|---|---|
| BV/TV | 19.7 | ＜0.001 | 0.1 | 0.702 |
| Immature + Mature pyridinium cross-links | 112.5 | 0.004 | 0.053 |  |
| Calcium content | 1.9 | 0.006 | 0.048 |  |
| Tb.Th | 2.3 | 0.025 | 0.031 |  |
| Collagen content | 908.7 | 0.223 | 0.009 |  |

テリパラチド週1回投与による骨強度の増加の18〜58％は,コラーゲン架橋の改善で説明できる。

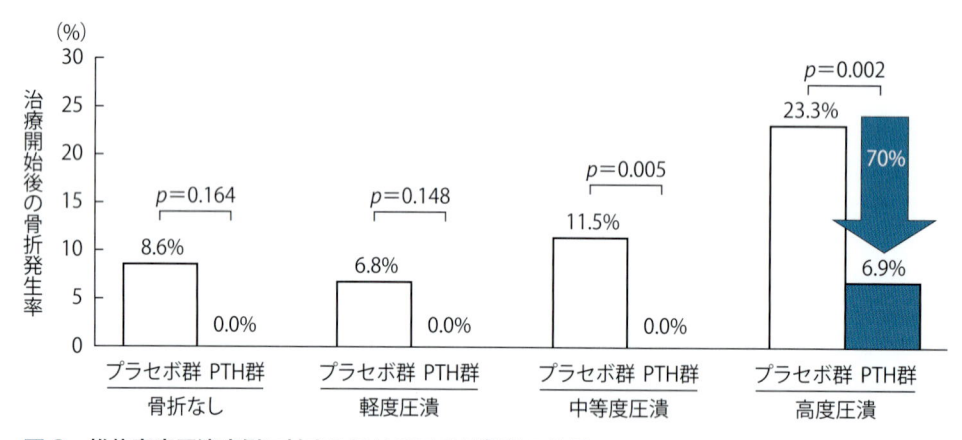

**図3 椎体高度圧潰症例に対するテリパラチド製剤の効果** (文献18より引用)
骨密度と骨質を同時に改善するテリパラチド製剤は,単剤で椎体高度圧潰例の新規骨折をプラセボ群に比べて70％減じる。テリパラチド製剤による骨強度改善の18〜58％はコラーゲン架橋の改善で説明できる。

る[15]。すなわち,低骨密度に骨質劣化を伴う症例では骨密度改善作用の強いビスホスホネート薬に活性型ビタミンDのような骨質改善薬を併用するとより良い効果が期待できる[16]。こうした理論を裏付けるように,低骨密度に骨質劣化を伴う症例を多く含む椎体高度圧潰例に対しては,ビスホスホネート薬単独より,活性型ビタミンDを併用した方が荷重骨における新規骨折のリスクを有意に減じることが,わが国における大規模試験A-TOP研究JOINT-2で明らかにされた(図2)[17]。

さらに，骨形成促進薬であるテリパラチド製剤は，骨密度，骨構造と骨質因子であるコラーゲンの量や架橋形成を同時に改善することが，サル卵巣摘出骨粗鬆症モデルに対する18ヵ月間の投与実験から明らかとなった[18]．この検討から，テリパラチド製剤による椎体の骨強度改善にもっとも貢献する因子は骨量の増加であった．驚くべきことに第2位の貢献因子はコラーゲン架橋の改善であり，骨強度改善の18～58％を担っていることが判明した（**表1**）．この検討において，骨微細構造や骨ミネラル化度の貢献度は，コラーゲン架橋の改善には及ばなかった．すなわち，テリパラチドは骨量と骨質を強力に改善し，椎体の骨強度を改善する薬物といえる．こうした事実を反映するように，椎体高度圧潰例に対するテリパラチド製剤の新規骨折防止効果はプラセボ群に比べて70％であった（**図3**）[19]．

骨粗鬆症は骨密度と骨構造，骨の材質としてのコラーゲンの劣化の程度は個々の症例ごとに多様であることから，骨密度と骨質を考慮したうえで薬物の選択や併用を行い，骨折防止効果を高める必要がある[16]．

## 文献

1) 椎体骨折評価委員会．原発性骨粗鬆症の診断基準（2012年度改訂版）．Osteoporosis Jpn 2013; 21: 9-21.
2) Black DM, Cummings SR, Karpf DB, et al. Randomised trial of effect of alendronate on risk of fracture in women with existing vertebral fractures. Fracture Intervention Trial Research Group. Lancet 1996; 348: 1535-41.
3) Fujiwara S, Hamaya E, Goto W, et al. Vertebral fracture status and the World Health Organization 4 risk factors for, predicting osteoporotic fracture risk in Japan. Bone 2011; 49: 520-5.
4) Genant HK, Wu CY, van Kuijk C. et al. Vertebral fracture assessment using a semiquantitative technique. J Bone Miner Res 1993; 8: 1137-48.
5) Delmas PD, Genant HK, Crans GG, et al. Severity of prevalent vertebral fractures and the risk of subsequent vertebral and nonvertebral fractures: results from the MORE trial. Bone 2003; 33: 522-32.
6) Shiraki M, Urano T, Kuroda T, et al. The synergistic effect of bone mineral density and methylenetetrahydrofolate reductase (MTHFR) polymorphism (C677T) on fractures. J Bone Miner Metab 2008; 26: 595-602.
7) Saito M, Marumo K. Collagen cross-links as a determinant of bone quality: a possible explanation for bone fragility in aging, osteoporosis, and diabetes mellitus. Osteoporos Int 2010; 21: 195-214.
8) 木田吉城, 斎藤充, 曽雌茂, 丸毛啓史. 非侵襲的骨質（材質）評価法の確立. Osteoporosis Jpn 2010; 18: 639-42.
9) Shiraki M, Kuroda T, Tanaka S, et al. Non-enzymatic collagen cross-links induced by glycoxidation (pentosidine) predicts vertebral fractures, J Bone Miner Metab 2008; 26: 93-100.
10) Kuroda T, Tanaka S, Saito M, et al. Plasma level of homocysteine associated with severity of vertebral fracture in postmenopausal women. Calcif Tissue Int 2013; 93: 269-75.
11) Shiraki M, Kuroda T, Shiraki Y, et al. Urinary pentosidine and plasma homocysteine levels at baseline predict future fractures in osteoporosis under bisphosphonate treatment. J Bone Miner Metab 2011; 29: 62-70.
12) Saito M, Mori S, Mashiba T, et al. Collagen maturity, glycation induced-pentosidine, and mineralization are increased following 3-year treatment with incadronate in dogs. Osteoporos Int 2008; 19: 1343-54.
13) Saito M, Shiraishi A, Ito M, et al. Comparison of effects of alfacalcidol and alendronate on mechanical properties and bone collagen cross-links of callus in the fracture repair rat model. Bone 2010; 46: 1170-9.
14) Saito M, Marumo K, Ushiku C, et al. Effects of alfacalcidol on mechanical properties and collagen cross-links of the femoral diaphysis in glucocorticoid-treated rats. Calcif Tissue Int 2011; 88: 314-24.
15) Saito M, Marumo K, Soshi S, et al. Raloxifene ameliorates detrimental enzymatic 5 and nonenzymatic collagen cross-links and bone strength 6 in rabbits with hyperhomocysteinemia. Osteoporos Int 2010; 21: 655-66.
16) 斎藤充, 丸毛啓史. 骨粗鬆症治療のテーラーメイド化と薬剤選択－骨強度の規定因子の多様性における骨密度と骨質の関与．THE BONE 2011; 25: 25-32.
17) Orimo H, Nakamura T, Fukunaga M, et al. Effects of alendronate plus alfacalcidol in osteoporosis patients with a high risk of fracture: the Japanese Osteoporosis Intervention Trial (JOINT)- 02. Curr Med Res Opin 2011; 27: 1273-84.
18) Saito M, Marumo K, Kida Y, et al. Changes in the contents of enzymatic immature, mature, and non-enzymatic senescent cross-links of collagen after once-weekly treatment with human parathyroid hormone (1-34) for 18 months contribute to improvement of bone strength in ovariectomized monkeys. Osteoporos Int 2011; 22: 2373-83.
19) 中村利孝. 骨折リスクの高い骨粗鬆症に対する治療戦略. 第13回日本骨粗鬆症学会 抄録集. Osteoporosis Jpn 2011; 19 (suppl): 212.

# VII-2　椎体形成術後の続発性骨折

## 椎体形成術後の続発性骨折

　原発性骨粗鬆症性椎体骨折はそのおよそ8割が保存療法で骨癒合が得られ，それと同時に体動時の疼痛が緩和しADL拡大が可能となる[1～3]。しかし約2割は遷延治癒，癒合不全，偽関節となり，一部の症例では体動時の疼痛が残存する。椎体形成術は骨折椎体内に残存する異常可動性を固定することにより，体動時の疼痛緩和を得る手術法である。またこの術式は比較的低侵襲な手術であるため，高齢者に適応しやすい手術であり，疼痛緩和に関しては良好な成績が報告されている。しかし，一方でさまざまな合併症の報告もある。

　椎体形成術後の合併症でもっとも頻度の高いものは続発性骨折である。その部位は隣接椎体に多いが，遠隔椎体にも発生する。発生時期は症例によってさまざまではあるが，椎体形成術後比較的早期（2～3ヵ月以内）に多いとする報告が多い[4,5]（図1）。続発性骨折は，椎体形成術を行ったがために発生したのか，椎体形成術を行わなくても自然経過の中で発生したものなのかを区別することは困難であるが，発生時期が術後早期であることが多く，椎体形成術を行った影響を否定し得ない。原因は，①原疾患である骨粗鬆症，②椎体形成術後の脊柱アライメントの変化の影響，③椎体形成術治療椎体の剛性変化による影響，④椎体形成術後の疼痛緩和に伴う活動性上昇，など多要素の関連が考えられる。

## 原発性骨粗鬆症性椎体骨折後の続発性骨折率

　椎体形成術後の続発性骨折は，原発性骨粗鬆症性椎体骨折の保存療法後の続発性骨折と比較して述べられなくてはならない。

　Lindsayらは，1993～1998年に行われた骨粗鬆症治療薬に関する4施設研究におけるプラセボ群で，北米，欧州，オーストラリア，ニュージーランドの閉経後女性2,725名における椎体骨折率，続発性骨折率調査を行った詳細な報告をしている[6]。平均年齢は74歳，閉

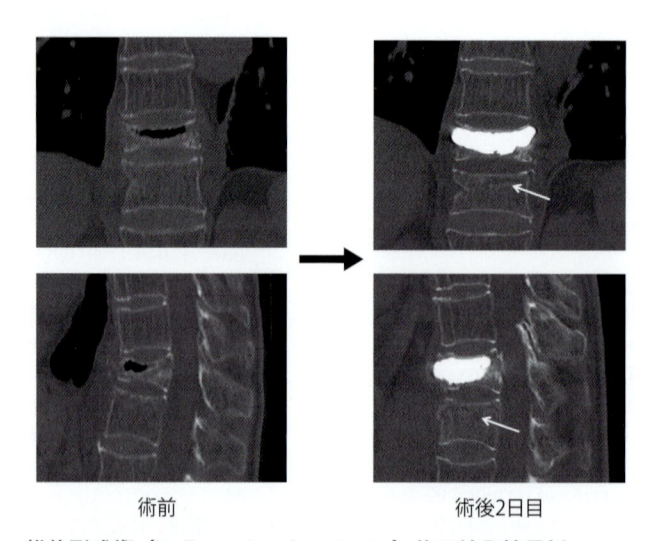

**図1　椎体形成術（balloon kyphoplasty）後の続発性骨折** （自験例より）
第11胸椎に発生した原発性骨粗鬆症性椎体骨折の保存療法抵抗例に対し，balloon kyphoplastyを施行した。離床前（術後2日目）にCTを撮影したところ，第12胸椎に椎体骨折が発症していたが，硬性装具装着のまま保存療法を施行した。

表1 続発性骨折発生率の比較 (著者作成)

| 文献 | 著者 | 誌名 | 年 | New Vertebral Fractures |
|---|---|---|---|---|
| 15 | Komp | J Miner Stoffwechs | 2004 | BKP 36%, NSM 64% |
| 16 | Grohs | J Spinal Disord Tech | 2005 | BKP 17%, PVP 3.5% |
| 17 | Lovi | Eur Spine J | 2009 | BKP none, PVP 3.3% |
| 18 | Rollinghoff | Minim Invasive Neurosurg | 2009 | BKP 13.2%, PVP 7.8% |
| 19 | Buchbinder | N Engl J Med | 2009 | PVP 3, Sham 4 |
| 20 | Schofer | Arch Orthop Trauma Surg | 2009 | BKP none, PVP 3.3% |
| 21 | Wardlaw | Lancet | 2009 | BKP 33%, NSM 25% |
| 22 | Liu | Osteoporos Int | 2010 | BKP 2, PVP 0 |
| 23 | Klazen | Lancet | 2010 | PVP equivalent to NSM |
| 24 | Bae | Spine | 2010 | BKP equivalent to PVP |
| 25 | Movrin | Arch Orthop Trauma Surg | 2010 | BKP equivalent to PVP |
| 26 | Kumar | Neurosugery | 2010 | BKP equivalent to PVP |

BKP: Balloon Kyphoplasty, NSM: Non-Surgical Management, PVP: Percutaneous Vertebroplasty

経後平均28年経過した症例群で，研究期間の初年度に椎体骨折を受傷したのは，登録時椎体骨折のなかった1,076例中20例(1.9%)，1椎体骨折があった495例中22例(4.6%)，2椎体以上の骨折を認めた999例中121例(12.5%)で，全体では2,570例中163例(6.56%)であった．3年間の研究期間で381症例に椎体骨折が発生したが，椎体骨折発生後1年以内に2度目の続発性骨折を発生したのは登録時椎体骨折のなかった69例中1例(3.6%)，1椎体骨折があった61例中3例(11.5%)，2椎体以上の骨折を認めた251例中32例(24.0%)で全体では381例中36例(19.18%)であった．既存骨折が多いほど新たな椎体骨折，続発性骨折の発生率が高いことが示唆されたが，この検討では隣接椎体骨折の頻度については検討されていない．

Frankelらは米国におけるアレンドロネートの大規模な多施設ランダム化比較試験で使用したthe fracture intervention trial (FIT)のデータから1,950症例における約3年の自然経過を調査して続発性骨折，特に隣接椎体骨折の発生率について検討している[7]．この研究によると，アレンドロネート群における続発性骨折の頻度は984症例中78例(7.9%)，そのうち隣接椎体骨折は33例(3.4%)，プラセボ群の続発性骨折の頻度は966症例中145例(15%)，そのうち隣接椎体骨折は69例(7.1%)とLindsayの報告よりも骨折発生頻度は低かった．この研究では，アレンドロネートが有意に続発性骨折の発生を抑制し，骨密度が高い例ではさらに続発性骨折率が低かったことが示された．また年齢が高いと続発性骨折のリスクは高かったと報告している．

## 椎体形成術の種類別にみた続発性骨折率

椎体形成術後の続発性骨折，特に隣接椎体レベルの椎体骨折率は報告によりばらつきが大きい．Papanastassiouらは前向きランダム化比較試験(Class I and II)のメタアナリシスでballoon kyphoplasty (BKP)群，percutaneous vertebroplasty群(PVP)，non-surgical management(NSM)群の3群での続発性骨折の発生率を検討している[8〜12]．結果はBKP群11.7%，PVP群11.5%で，両群と比較してNSM群が22.7%と有意に続発性骨折発生率が高かったと報告した．わが国の報告では，武政がcalcium phosphate cementを用いた椎体形成術78例における平均24ヵ月の経過観察で隣接椎体骨折17例を含む21例(27%)に続発性骨折を生じたと報告している[13]．しかし，これらの続発性骨折群は特に高齢で既存骨折数も多く，椎体骨折の圧潰も重度であったと述べている．

わが国では整形外科医が骨粗鬆症性椎体骨折の保存療法を行っており，欧米よりも臨床成績が良好で続発性骨折の発生率は低い印象がある．逆に椎体形成術の歴史が浅い分，椎体形成術後の続発性骨折率が高い印象がある．しかし，わが国の手術治療群では骨折型の重症度，後弯変形，年齢，全身合併症などがより悪い

可能性もあり，単純に比較することはできない．しかし，椎体形成術後の続発性骨折発生リスクを上回るメリットが椎体形成術によって得られるか否かを術前に検討することは重要である．

## 椎体形成術後の続発性骨折への対策と予防

椎体形成術後の続発性骨折は高頻度に起こり得る術後合併症であるため，第一に椎体形成術の術前に患者，および家族に続発性骨折の発生リスクについて十分に説明しておく必要がある．特に椎体形成術術後早期に続発性骨折の発生頻度が高いため，日常生活動作や疼痛緩和による活動性拡大時において患者および家族の注意を喚起することも重要である．また，骨粗鬆症患者では軽微な外傷で続発性骨折が起こり得るため，患者によく説明したうえで腋窩から骨盤までの比較的長い硬性装具を装着することで続発性骨折の発生率を低下させ，続発性骨折が発生したとしても疼痛が軽微で済んだり，脊柱後弯変形が予防できる．また，原疾患は骨粗鬆症であるので，骨粗鬆症治療薬の投与は必須である．中でもテリパラチドは強い椎体骨折抑制効果があり，椎体形成術後の続発性骨折率を減少させたという報告もある[14]．

実際には未治療かつ重度の骨粗鬆症のため多椎体骨折がある患者が椎体形成術の適応となる場合も多く，硬性装具や骨粗鬆症の治療によっても続発性骨折を予防することが困難な場合もある．このような続発性骨折のハイリスク患者では椎体形成術後に万が一，続発性骨折が起こったとしても治療対象椎体に椎体形成術を行ったほうがADLの拡大やQOLの獲得により有利であるかどうかをよく検討してから椎体形成術を行うかどうかを決定すべきである．

## 文献

1) 戸川大輔, 金山雅弘, 重信恵一ほか. 骨粗鬆症性椎体骨折の保存療法 骨粗鬆症性椎体骨折保存治療後の骨折治癒とEuroQOL(EQ-5D)の相関性. 日本整形外科学会雑誌 2011; 85: 928-33.
2) 中村博亮, 辻尾唯雄, 寺井秀富ほか. 骨粗鬆症性椎体骨折偽関節発生の予測因子. 脊椎脊髄ジャーナル 2009; 22: 240-6.
3) 福田文雄, 大塚弘剛, 益本真太郎ほか. 保存的治療による骨粗鬆症性椎体骨折の予後—治療開始時期による疼痛, 椎体変形, 偽関節の推移. 別冊整形外科 2006; 50: 117-9.
4) Trout AT, Kallmes DF, Kaufmann TJ. New fractures after vertebroplasty: adjacent fractures occur significantly sooner. AJNR Am J Neuroradiol 2006; 27: 217-23.
5) Voormolen MH, Lohle PN, Juttmann JR, et al. The risk of new osteoporotic vertebral compression fractures in the year after percutaneous vertebroplasty. J Vasc Interv Radiol 2006; 17: 71-6.
6) Lindsay R, Silverman SL, Cooper C, et al. Risk of new vertebral fracture in the year following a fracture. JAMA 2001; 285: 320-3.
7) Frankel B, Krishna V, Vandergrift A, et al. Natural history and risk factors for adjacent vertebral fractures in the fracture intervention trial. Spine (Phila Pa 1976) 2013; 38: 2201-7.
8) Papanastassiou ID, Phillips FM, van Meirhaeghe J, et al. Comparing effects of kyphoplasty, vertebroplasty, and non-surgical management in a systematic review of randomized and non-randomized controlled studies. Eur Spine J 2012; 21: 1826-43.
9) Grafe IA, Da Fonseca K, Hillmeier J, et al. Reduction of pain and fracture incidence after kyphoplasty: 1-year outcomes of a prospective controlled trial of patients with primary osteoporosis. Osteoporos Int 2005; 16: 2005-12.
10) Kasperk C, Hillmeier J, Noldge G, et al. Treatment of painful vertebral fractures by kyphoplasty in patients with primary osteoporosis: a prospective nonrandomized controlled study. J Bone Miner Res 2005; 20: 604-12.
11) Taylor RS, Taylor RJ, Fritzell P. Balloon kyphoplasty and vertebroplasty for vertebral compression fractures: a comparative systematic review of efficacy and safety. Spine 2006; 31: 2747-55.
12) Bouza C, Lopez T, Magro A, et al. Efficacy and safety of balloon kyphoplasty in the treatment of vertebral compression fractures: a systematic review. Eur Spine J 2006; 15: 1050-67.
13) 武政龍一. 骨粗鬆症性椎体圧潰に対するCalcium Phosphate Cementを用いた椎体形成術の臨床成績. 整形外科最小侵襲手術ジャーナル 2012; 64: 51-8.
14) Su CH, Tu PH, Yang TC, et al. Comparison of the therapeutic effect of teriparatide with that of combined vertebroplasty with antiresorptive agents for the treatment of new-onset adjacent vertebral compression fracture after percutaneous vertebroplasty. J Spinal Disord Tech 2013; 26: 200-6.
15) Komp M, Ruetten S, Godolias G. Minimally invasive therapy for functionally unstable osteoporotic vertebral

fracture by means of kyphoplasty: prospective comparative study of 19 surgically and 17 conservatively treated patients. J Miner Stoffwechs 11 (Suppl 1) 2004; 13-5.
16) Grohs JG, Matzner M, Trieb K, et al. Minimal invasive stabilization of osteoporotic vertebral fractures: a prospective nonrandomized comparison of vertebroplasty and balloon kyphoplasty. J Spinal Disord Tech 2005; 18: 238-42.
17) Lovi A, Teli M, Ortolina A, et al. Vertebroplasty and kyphoplasty: complementary techniques for the treatment of painful osteoporotic vertebral compression fractures. A prospective non-randomised study on 154 patients. Eur Spine J 18 Suppl 1 2009; 95-101.
18) Rollinghoff M, Siewe J, Zarghooni K, et al. Effectiveness, security and height restoration on fresh compression fractures-a comparative prospective study of vertebroplasty and kyphoplasty. Minim Invasive Neurosurg 2009; 52: 233-7.
19) Buchbinder R, Osborne RH, Ebeling PR, et al. A randomized trial of vertebroplasty for painful osteoporotic vertebral fractures. N Engl J Med 2009; 361: 557-68.
20) Schofer MD, Efe T, Timmesfeld N, et al. Comparison of kyphoplasty and vertebroplasty in the treatment of fresh vertebral compression fractures. Arch Orthop Trauma Surg 2009; 129: 1391-9.
21) Wardlaw D, Cummings SR, van Meirhaeghe J, et al. Efficacy and safety of balloon kyphoplasty compared with non-surgical care for vertebral compression fracture (FREE): a randomised controlled trial. Lancet 2009; 373: 1016-24.
22) Liu JT, Liao WJ, Tan WC, et al. Balloon kyphoplasty versus vertebroplasty for treatment of osteoporotic vertebral compression fracture: a prospective, comparative, and randomized clinical study. Osteoporos Int 2010; 21: 359-64.
23) Klazen CA, Lohle PN, de Vries J, et al. Vertebroplasty versus conservative treatment in acute osteoporotic vertebral compression fractures (Vertos II): an open-label randomised trial. Lancet 2010; 376: 1085-92.
24) Bae H, Shen M, Maurer P, et al. Clinical experience using Cortoss for treating vertebral compression fractures with vertebroplasty and kyphoplasty: twenty four-month follow-up. Spine (Phila Pa 1976) 2010; 35: E1030-6.
25) Movrin I, Vengust R, Komadina R. Adjacent vertebral fractures after percutaneous vertebral augmentation of osteoporotic vertebral compression fracture: a comparison of balloon kyphoplasty and vertebroplasty. Arch Orthop Trauma Surg 2010; 130: 1157-66.
26) Kumar K, Nguyen R, Bishop S. A comparative analysis of the results of vertebroplasty and kyphoplasty in osteoporotic vertebral compression fractures. Neurosurgery 2010; 67: ons171-88; discussion ons188.

# VII-3　骨粗鬆症性椎体骨折に対する手術と注意点

## 骨粗鬆症患者に対する脊椎インストゥルメンテーション手術の注意点

骨粗鬆症性椎体骨折に対する手術療法には，椎体形成術のように侵襲が小さなものから，後方（除圧）固定術，前方除圧固定術，矯正骨切り術，脊椎短縮術，椎体置換術，前後合併脊柱再建術などの侵襲が比較的大きなインストゥルメンテーション手術まで多様な術式が存在する。いずれの術式においても，骨脆弱性が手術成績を左右する重大な因子である。

一般的に，多くの固定点を設けることが脆弱骨への対策として重要であるため[1]，インストゥルメンテーション手術においては，可能な限りのmulti-anchoringを心掛ける必要がある。椎弓根スクリューの引き抜き強度を上げるため，スクリューはできるだけ太いものを使用し，ハイドロキシアパタイト顆粒のスティック（HAスティック）を併用する[2]。また，骨粗鬆症でも比較的強度が保たれている椎弓には，複数のポリエチレン製テープをsublaminar-tapingとして通し，後方インストゥルメントに締結するなどの工夫も必要である（図1）[2]。

さらに，高齢者では，後弯の進行とともに背筋が萎縮していることが多いため，インストゥルメントを可能な限り低く設置する必要がある。そのためには，椎弓根スクリューは高さの低いmonoaxial screwを使用し，胸椎であれば，横突起を完全に切除して可能な限り深く椎弓根スクリューを刺入し，左右の肋骨の高さよりも低くなるように設置するなどの工夫が必要である[2]。

また，術後のインストゥルメントの脱転や固定隣接椎の骨折を防ぐためには，外固定の工夫や，前屈動作をできるだけ制限するなどの生活指導も重要である。また，長期的には，背筋力を維持する運動も，固定隣接椎の骨折予防には有効である可能性がある[3]。

## 周術期合併症に対する注意点

骨粗鬆症性椎体骨折に対する手術の対象者には，潜在する内科的併存症を有する高齢者が多いことから[2]，低侵襲の手術であっても，周術期の合併症には十分に注意しなければならない。特に，術後感染や心肺合併症には重症化するものや致死的なものがあるため，十分な注意を要する。成人の脊柱変形に対する手術において不整脈などの心合併症の頻度は0.4～2.4％と報告されているが[4]，高齢者に限定した場合にはさ

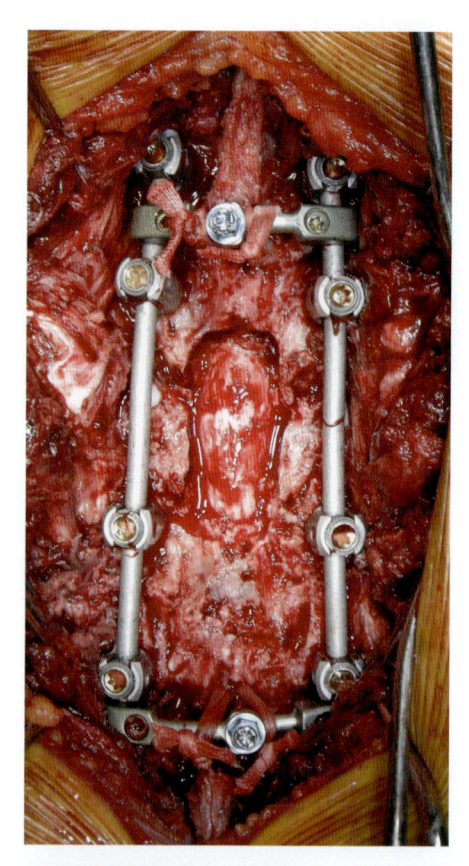

**図1　骨粗鬆症患者に対する脊椎インストゥルメンテーション手術の工夫**（自験例より）
固定上下端にポリエチレン製テープによるsublaminar tapingを施し，インストゥルメントの脱転を防止する。

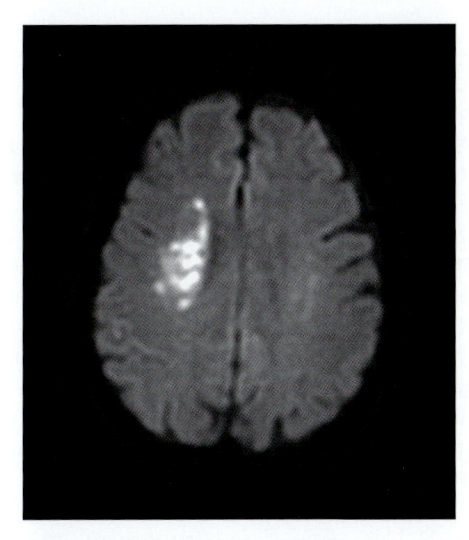

**図2 脊椎手術直後に発生した脳梗塞例（79歳女性）**
（自験例より）
MRI拡散強調画像で右脳梗塞を認める。

らに高頻度であると考えられる．重篤な術後肺炎の頻度は1〜3.6%と考えられるが，その危険因子には，高齢（70歳以上），喫煙，慢性閉塞性肺疾患，低栄養，長時間手術などがある[4]．また，高齢者では，周術期にはせん妄も頻発するが，脊柱変形に対する手術において，70歳以上のせん妄の頻度は12.5%であったという報告がある[4]．

さらに高齢者では，さまざまな併存症により静脈血栓塞栓症や肺血栓塞栓症も生じやすいと考えられるため，その予防に努めるとともに，術前には，予防をしても生じ得る合併症であることを十分に説明する必要がある[5]．Glotzbeckerらによるシステマティックレビューによれば，脊椎手術後の静脈血栓塞栓症や肺血栓塞栓症の発生率は，それぞれ2.1%と0.3%であったが[6]，高齢者ではさらに高率であると推測される．

以上のような代表的な周術期合併症のほかに，高齢者では，脳梗塞などの予期せぬ合併症が生じることもあるため（図2），病院全体で不測の事態に迅速に対応できる診療体制を整えておく必要がある．

## 骨粗鬆症治療の重要性

術後において，長期的に続発性の椎体骨折を予防するためには，薬物療法による骨粗鬆症自体の治療が必須となる．その際，薬剤は，わが国の「骨粗鬆症の予防と治療ガイドライン2011年版」[7]において，椎体骨折に対する効果の推奨グレードがAランク（行うよう強く勧められる）に分類されている薬物（表1）を選択するのがよいと考えられる．さらに，このガイドラインが発表された後も，椎体骨折抑制効果に優れる化学合成によるテリパラチド酢酸塩，イバンドロネート，デノスマブが発売されている．これらのすべての薬物は，術後に続発する椎体骨折の予防に対しても効果的である可能性が高い．

## 今後の展望

手術成績を向上させるためには，骨粗鬆症治療薬による手術部位の骨癒合に対する影響の検証も必要である．現在までのところ，動物に対する脊椎固定術においては，ビスホスホネート薬は骨癒合に影響を与えず，テリパラチドは骨癒合を促進することがシステマティックレビューにより明らかとなっている[8]．しかし，ヒトにおいては厳密なランダム化比較試験が施行しにくいことから，今のところ経験論的な報告が大半を占めている．今後は，ヒトの骨癒合に対する各種の骨粗鬆症治療薬の影響についても，厳密なデータの収集と解析が望まれる．

**表1 椎体骨折に対する効果の推奨グレードがA（行うよう強く勧められる）に分類されている骨粗鬆症治療薬***

| 分類 | 薬物名 |
| --- | --- |
| 女性ホルモン薬 | 結合型エストロゲン** |
| 活性型ビタミンD₃薬 | エルデカルシトール |
| ビスホスホネート薬 | アレンドロン酸 |
|  | リセドロン酸 |
|  | ミノドロン酸 |
| SERM*** | ラロキシフェン |
|  | バゼドキシフェン |
| 副甲状腺ホルモン薬 | テリパラチド（遺伝子組み換え） |

* 骨粗鬆症の予防と治療ガイドライン2011年版による
** わが国では骨粗鬆症は適応外
*** SERM：selective estrogen receptor modulator（選択的エストロゲン受容体モジュレーター）

（文献7より作成）

## 文 献

1) DeWald CJ, Stanley T. Instrumentation-related complications of multilevel fusions for adult spinal deformity patients over age 65: surgical considerations and treatment options in patients with poor bone quality. Spine (Phila Pa 1976) 2006; 31(19 Suppl): S144-51.
2) 宮腰尚久, 島田洋一, 阿部栄二ほか. 高齢者脊柱変形に対するインストゥルメンテーション手術の効用と合併症対策. 整・災外 2010; 53: 1043-51.
3) Huntoon EA, Schmidt CK, Sinaki M. Significantly fewer refractures after vertebroplasty in patients who engage in back-extensor-strengthening exercises. Mayo Clin Proc 2008; 83: 54-7.
4) Baron EM, Albert TJ. Medical complications of surgical treatment of adult spinal deformity and how to avoid them. Spine (Phila Pa 1976) 2006; 31(19 Suppl): S106-18.
5) 冨士武史. 脊椎脊髄外科の立場からみた周術期管理のポイント. 高齢者脊椎脊髄手術における静脈血栓塞栓症. 脊椎脊髄 2007; 20: 447-9.
6) Glotzbecker MP, Bono CM, Wood KB, et al. Thromboembolic disease in spinal surgery: a systematic review. Spine (Phila Pa 1976) 2009; 34: 291-303.
7) 骨粗鬆症の予防と治療ガイドライン2011年版. 骨粗鬆症の予防と治療ガイドライン作成委員会(委員長 折茂肇)編, 東京, ライフサイエンス出版, 2011.
8) Hirsch BP, Unnanuntana A, Cunningham ME, et al. The effect of therapies for osteoporosis on spine fusion: a systematic review. Spine J 2013; 13: 190-9.

第VIII章
椎体骨折用語

# Ⅷ-1　骨粗鬆症診療の立場

## はじめに

　骨粗鬆症においてもっとも重要な目標は骨折予防である。特に一度骨折をきたした患者は，その骨折を「最後の骨折」とし，今後，新規の骨折を起こさないように治療，予防策を講じることが大切である。骨粗鬆症性骨折の骨折リスクとして「既存骨折」は重要な因子である。例えば椎体骨折があること，つまり，過去の骨折の既往は次なる椎体骨折や大腿骨近位部の骨折リスクを数倍に高めることが明らかになっている。したがって，椎体骨折を過去に生じたことがあるかどうかを診断することは骨折リスク評価とそれに基づく骨折予防治療において大変重要である。

　骨粗鬆症を基盤とした脆弱椎体では「新鮮骨折」の診断は必ずしも容易ではない例もある。すなわち椎体骨折では疼痛などの症状を有する例は全椎体骨折の1/3程度であり，疼痛を骨折診断の指標とすることが難しい例がある。またエックス線では椎体変形がなく骨折と診断することができないが，MRI所見から骨折と診断される例もある。このような例ではMRI検査の後に確定診断されることになる。

　したがって，椎体骨折の診断の意義および診断手法，さらに用語についてさまざまな専門領域の医療関係者のコンセンサスを得る必要性が高まり，関係7学会により審議され，椎体骨折評価基準(2012年度改訂版)[1]が発表された。

## 骨折の定義と脊椎椎体骨折の診断

　骨折の診断において骨折の定義は「骨が何らかの原因によってその解剖学的な連続性を断たれた状態」とされる[2]。大腿骨や前腕骨のような長管骨で転位(骨片のずれ)がみられる例では「骨折」を診断することは容易である。一方，骨粗鬆症性の脆弱な椎体では軽度な外傷あるいは明らかな外傷がなく，椎体が骨折して変形することがある。この場合の骨折は椎体の前方から後方までに及ぶ，骨折部分での大きな転位(ずれ)が生じる例は少なく，むしろ椎体の前方から中央部分，時に椎体後壁に至る範囲で椎体の高さを減じた圧潰変形として現れる。保存的治療を行ったとしてもこの椎体変形は元の形状に復することはない。したがって椎体変形が存在することは過去に骨折が生じたことを意味する。もちろん椎体変形は骨折後の変形のみならず，変形性脊椎症，靱帯骨化などによっても起こるため，鑑別は重要である。

　椎体骨折の診断は通常エックス線所見によって行われてきた。一方，近年のMRIによる画像の進歩はエックス線では識別できないレベルの骨変化をとらえることが可能となっている。例えば，エックス線では明らかでないが，MRIで骨折の存在が証明される例もあり[2]，この場合，骨折はMRIでとらえられた骨変化から診断される。このように，骨折がエックス線検査で確認されたものか，あるいはMRI検査で確認されたものなのか，検査方法で「骨折の診断」が異なる状況もあり得る。もちろんすべての症例でMRI検査を施行しなければならないというものではなく，また全例がMRI検査できる医療環境にあるわけではない。必要性に応じた対応が必要であることはいうまでもない。

　椎体骨折評価基準(2012年度改訂版)より，改訂のポイント，用語について考察する

## 改訂のポイント

　1996年度版椎体骨折判定基準の問題点の改訂をめざした。

　椎体骨折の判定法としてQM法(定量的評価法)に加えてSQ法(半定量的評価法)を併記した。疫学や臨床試験ですでに使用されているものであり，第一線の診療の場での有用性が高いとの判断からである。

　エックス線像の読影で椎体の傾斜や椎体の立体構造を考慮することが重要であると付記した。エックス線

## 第Ⅷ章 ● 椎体骨折用語

**表1 椎体骨折関連用語とその解説 (椎体骨折評価基準2012年度改訂版より)**

| 用語 | 解説 |
|---|---|
| 椎体骨折<br>(vertebral body fracture) | 骨粗鬆症による骨折では、脊椎を構成する要素のうち椎体のみが骨折するため、椎体骨折あるいは受傷機転(長軸方向の圧縮応力)より圧迫骨折とも称される。 |
| 形態骨折<br>(morphometric fracture) | 一定の基準(日本骨代謝学会の基準、GenantのSQ法など)を満たす椎体の変形。なお、ここでいう変形とは椎体の圧潰変形のことであり、変形性脊椎症などにみられる骨棘などの変形や側弯など脊柱の変形のことではない。鑑別が重要である。 |
| 既存骨折<br>(prevalent fracture) | 新規骨折と対になる用語である。ある時点(治験の場合は登録あるいは薬剤投与開始時、一般臨床であれば、通常、初回エックス線像撮影時)に既に発生していた骨折。 |
| 新規骨折<br>(incident fracture) | 既存骨折と対になる用語。ある時点の観察では正常であった椎体が、次の時点の観察で新たに骨折と判定されたもの。または、ある時点と比較し次の時点において椎体変形の度合いが増強したもの(後者を増悪(worsening)として区別する場合もある)。 |
| 臨床骨折<br>(clinical fracture) | 新規骨折のうち疼痛などの臨床症状を伴う例。 |
| 不顕性骨折<br>(occult fracture) | エックス線像では確認できない骨折。主にMRIあるいは骨シンチグラムで診断される。 |
| 骨折<br>(fracture) | 骨折とは、骨組織の連続性の破綻した状態である。骨折後の時間の経過により、(新鮮)骨折、陳旧性骨折を区別する。骨折後の経過時間の長短により、骨癒合の成功率が違い、治療法が異なる。 |
| 遷延治癒・偽関節<br>(delayed union, pseudoarthrosis) | 遷延治癒とは、当該骨折の部位と型における平均速度(通常3～6ヵ月)で治癒が進んでいない状態をいう。偽関節とは、保存治療を継続しても骨癒合が期待できない状態をいう。実際は、受傷から9ヵ月が経過し、3ヵ月にわたり治癒進行の可視的な兆候が認められない場合に偽関節と称することが多い。椎体骨折のクレフト形成の多くは、上記の基準からみると必ずしも偽関節を意味するものではない。 |

検査は椎体骨折の診断において基本的な重要な検査であるが、撮影方法や所見の読影を適切かつ正確にすることが重要である。また、高齢者で側弯などの脊柱変形のある場合やエックス線の撮影条件、入射の中心と入射方向に注意が必要である。

MRIによる椎体骨折評価を付記している。前述のようにエックス線検査で椎体に形態的な変形のない骨折早期の例での骨折の診断に有用である。また、椎体変形が新規骨折による変形であるかどうかを判定するうえで有用な評価法として位置づけられた。

新鮮骨折と診断された例では骨折への治療と、骨脆弱性、骨粗鬆症による次なる骨折予防の視点で治療を進めることが重要である。したがって、骨折の症状が軽減、消失し、骨折部での治癒が完了したとしても、骨脆弱性が残存し、次なる骨折リスクが依然として高い例では骨粗鬆症の治療と予防を継続する必要がある。骨折の疼痛が改善すると骨粗鬆症の治療を中断してしまう例もあることから、医療関係者や患者は家族も含めて「次なる骨折リスクは依然として高いこと」を忘れてはならない。

## 椎体骨折関連用語について

椎体骨折における骨粗鬆症治療および骨折治療は関連する医療関係者が共通の認識のもとに切れ目なく体系的に行われることが望まれるとの観点から用語が整理されている(表1)。

## 骨粗鬆症治療の意義と今後の課題

健康日本21(第二次)(厚生労働省告示、平成24年7月10日)では健康寿命延伸が謳われている。健康寿命を阻害する要因として運動器障害ロコモティブシンドローム(ロコモ)があり、なかでも骨粗鬆症はその主要な要因の1つである。

骨粗鬆症治療を進めるうえで、骨折危険性の増大した状態を個人レベルで総合的に評価する必要性と、治療の目的として骨折を予防して骨格の健康を維持することであることを認識し、薬物治療とともに栄養、運動などを含め、骨強度を維持・増加させ、転倒などを回避する生活習慣の確立が重要である[3]。

骨粗鬆症性を基盤とする骨近位部骨折、椎体骨折患者において骨折時に骨粗鬆症に対する薬物治療が行われていた割合は極めて低い。これは骨脆弱があったにもかかわらず、骨粗鬆症の治療が行われていなかった

**表2 3つの連鎖を断つ**

1) 椎体骨折から大腿骨近位部骨折への連鎖を断つ
2) 一側の骨折から反対側の大腿骨近位部骨折への連鎖を断つ
3) 母から娘への親子骨折の連鎖を断つ

と推測される。したがって，骨折リスクの高い例への骨粗鬆症の治療と予防が十分に行われることが望ましい。今後の対策を考える上では骨折高リスク者に焦点を絞って介入することから始めることが効果的で，実際的であろう。既存骨折者は次なる骨折のリスクがある骨折高リスク者である。すなわち，骨折は次なる骨折のリスクとなり，次なる骨折をきたすこととなり，これを「骨折の連鎖」と称する。この観点から「骨折が起きたら，その骨折を最後の骨折にするべく，治療・予防を行いましょう」との啓発を進めるべきであろう[4]。

(表2)。また，血中25(OH)D低値は骨折リスクとして報告されている[5]。

さらに骨折リスク者への積極的で継続的な骨粗鬆症治療を推進することが必要であるが，医師のみでは対応しきれず，限界がある。おもに手術を担当する急性期病院の医師に加えて，回復期病院の医師，メディカルスタッフ，さらには地域における診療所の医師やスタッフ，介護福祉関係者，行政を含めた多領域，多職種の連携が重要である。骨折後の治療，そしてその後の骨折を予防するための多職種による取り組みを一貫して行い，そしてそれを継続していくことが必要である[6]。

椎体骨折を正しく診断し，評価することは骨粗鬆症の治療と予防において重要であり，その意義は大きなものである。

## 文献

1) 椎体骨折評価委員会．椎体骨折評価基準(2012年度改訂版)．Osteoporosis Jpn 2013; 21: 25-32.
2) 標準整形外科 第12版．内村淳正 監，中村利孝，松野丈夫，井樋栄二ほか編，東京，医学書院，2013.
3) 骨粗鬆症の予防と治療ガイドライン2011年版．骨粗鬆症の予防と治療ガイドライン作成委員会(委員長 折茂肇)編，東京，ライフサイエンス出版，2011.
4) 遠藤直人．骨粗鬆症における骨折の特徴と治療・予防．Osteoporosis Jpn 2007; 15: 74-5.
5) Sakuma M, Endo N, Hagino H, et al. Serum 25-hydorxy vitamin D status in hip and spine fracture patients in Japan. J Orthop Sci 2011; 16: 418-23.
6) 髙橋榮明．多職種協働による大腿骨近位部骨折の二次骨折予防・治療と生活支援．Osteoporosis Jpn 2014; 22: 212-49.

## VIII-2　骨折治療の立場

### 骨折 (fracture)

　骨折とは，直達外力もしくは介達外力により骨組織の連続性の破綻した状態であると定義される。椎体骨折は大部分が介達外力により発生する。臨床的には骨折の診断は，おもにエックス線所見と臨床症状に基づいて行う。

　骨折後の時間の経過により，（新鮮）骨折，陳旧性骨折を区別する。これは骨折後の経過時間により，骨癒合率や治療法が異なるからである。陳旧性骨折は新鮮椎体骨折発生後，ある程度時間が経過（数週～数ヵ月）したものである。エックス線画像のみで椎体骨折が新鮮か陳旧性かを判別することは困難である。MRIで新鮮骨折はT1強調画像で低信号，T2強調画像で高信号となることが多い[1]。一方，陳旧性骨折では信号変化が少なくなる[2]（図1,2）。

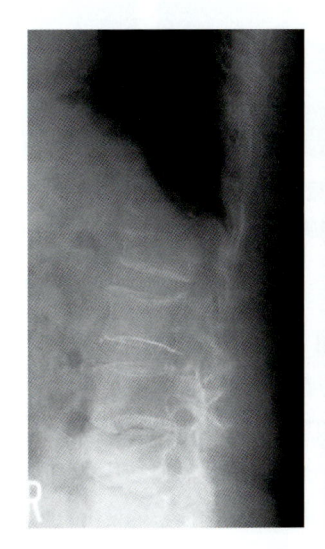

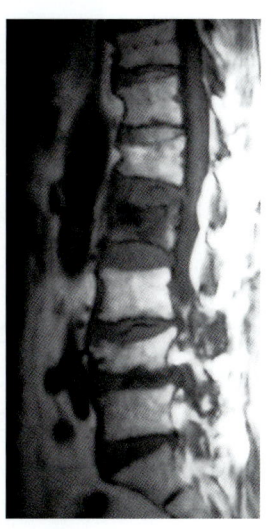

**図1　78歳，女性　第2腰椎新鮮骨折**
MRI（T1強調画像）にて椎体全体の低信号像を認める。

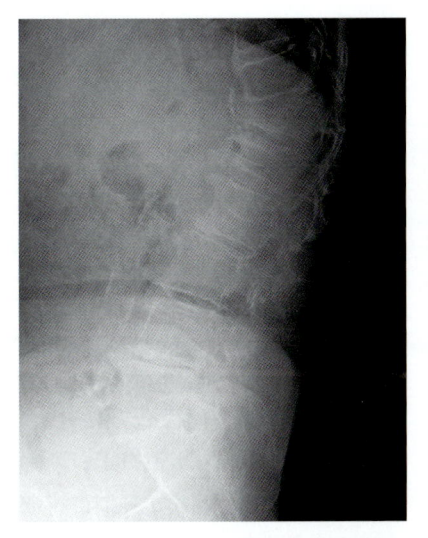

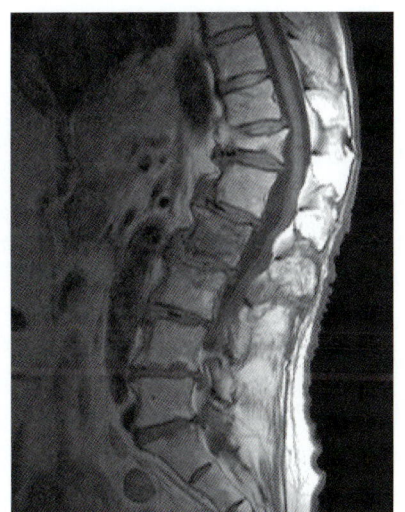

**図2　85歳，女性　第12胸椎陳旧骨折**
MRI（T1強調画像）では信号変化はない。第2腰椎は低信号となり新鮮骨折が疑われる。

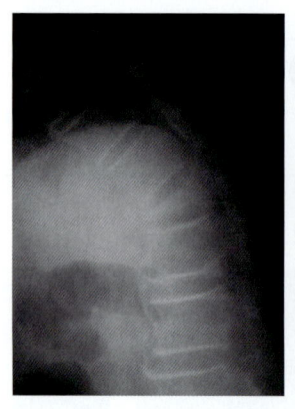

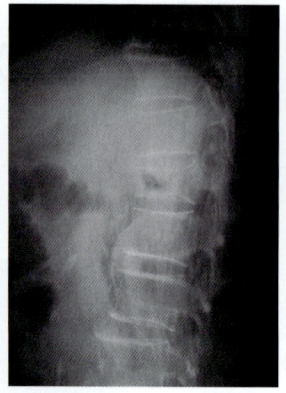

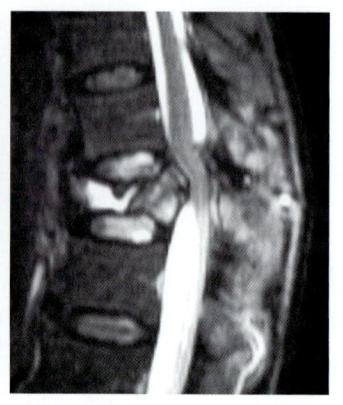

**図3 78歳，男性　第12胸椎偽関節**
側面屈曲－伸展エックス線像にて不安定性を認める。MRI（T2強調画像）で高信号像を認める。

### 椎体骨折（vertebral body fracture）

椎体の骨折には，外傷で脊椎に過大なエネルギーが加わって起こるものと骨粗鬆症を基盤として軽微な外力で発生するものがある。おもに青壮年期に外傷により発生する脊椎骨折では，椎体および後方靱帯複合体とともに脊髄や神経の損傷を伴う場合があり，「脊椎・脊髄損傷」と称される。

椎体骨折評価基準は骨粗鬆症が原因で起こる椎体骨折を対象としたもので，椎体骨折は椎体高の減少で判定する。骨折治療のうえでは，椎体高が減少したものは圧迫骨折と称される。圧迫骨折で椎体前方部分のみの高さが減少したものは，通常椎体後方部の損傷がないか少なくて安定しており，神経症状を伴うことは稀である。これがそのまま癒合すると後弯変形を生じる。椎体全体が骨折した場合には粉砕型骨折と称され，椎体後壁部の破綻が脊柱管内に突出し，脊髄を圧迫して神経症状を伴うことがある。椎体骨折は通常エックス線写真で椎体高の減少から判定されるが，椎体高が減少していなくとも椎体内の骨梁が破綻をきたし，臨床的に疼痛を訴える場合が少なくない(臨床骨折 Clinical fracture)。骨折治療の上では，椎体高の減少がなくとも，エックス線画像上明らかに皮質骨の連続性が断たれている場合には脊椎骨折と診断し治療を行う。

### 不顕性骨折（occult fracture）

エックス線画像上明らかな骨折線が認められなくとも，骨皮質や海綿骨骨梁の破綻をきたしている場合があり，CT，MRIや骨シンチグラフィーで診断できる骨折の場合は，不顕性骨折と呼ばれる。疼痛を伴う場合が少なくなく，臨床的には治療対象となる。不顕性の椎体骨折でも時間の経過とともに，椎体高さの減少をきたす場合がある。

### 遷延治癒（delayed union）

骨粗鬆症性椎体骨折の多くは後弯変形を残すものの骨癒合が得られる。しかし，中には当該骨折の部位と骨折型における平均速度(通常3～6ヵ月)で治癒が進まない場合がある。これを遷延治癒と称する。

### 偽関節（pseudoarthrosis）

偽関節とは，椎体の癒合不全と不安定性を伴い，保存治療を継続しても骨癒合が期待できない状態をいう。実際には受傷から9ヵ月が経過し，3ヵ月にわたり治癒進行の可視的な兆候が認められない場合に偽関節と称することが多い[3]。エックス線側面像で屈曲，伸展に伴い椎体癒合不全部の動きが確認できる。

遷延治癒と偽関節の間に明確な境界を定めることは困難で，遷延治癒が長期に持続し不安定性を伴ったものを偽関節と考えるとよい。単純エックス線像およびCT像では，椎体部にクレフト(vacuum cleft)形成が見られることが多い。MRIではT1強調画像で低信号，T2強調画像で高信号に描出される[4]（図3）。

## 文 献

1) 中野哲雄. 骨粗鬆症性椎体骨折のX線変化と鑑別診断. 関節外科 2004; 23: 329-35.
2) 中野哲雄. 骨粗鬆症性脊椎骨折の診断と自然経過. 脊椎脊髄ジャーナル 2009; 22: 231-9.
3) 椎体骨折評価委員会. 椎体骨折評価基準(2012年度版). Osteoporosis Jpn 2013; 21: 25-32.
4) Hasegawa K. et al. Vertebral pseudarthrosis in the osteoporotic spine. Spine(Phila Pa 1976). 1998; 23: 2201-6.

# VIII-3 脊椎脊髄病専門医の立場

## はじめに

　骨粗鬆症はいまや多くの科にわたる疾患として診察される時代になった。この中で骨粗鬆症性椎体骨折は全世界の高齢者に起こる，もっとも頻度の高い骨折であり，多くの医師が最初に遭遇する骨折でもある。急性期の本骨折は脊椎脊髄病を専門とする整形外科医（以下脊椎医）が加療し，さらに重症の骨折，麻痺例に対しては手術も行うが，必ずしも骨粗鬆症そのものに精通しているわけではない。さらに治療後の椎体骨折患者すべてを追跡，加療できるわけではなく，むしろ脊椎医以外の整形外科医，内科医などに紹介する場合も少なくない。そのため本骨折の再発，重症化を防ぐためには脊椎医とそれ以外の整形外科，内科，産婦人科，放射線科などの医師との緊密な連携が必要である。しかし現実には十分な連携がとれているとはいえず，その理由の1つに骨粗鬆症性椎体骨折の分類，診断，治療に使用される用語が各科で共通していないことがあげられる。これらの用語は，実際の日常診療で使いやすく，同一の現象（骨折）では統一された用語が使用されることが望ましいが，各科が病期の異なる対象患者を治療するため統一は難しい。脊椎医は脊椎脊髄病学会から発刊されている「脊椎脊髄病用語集（第3集）」の用語の使用を希望するが他科と整合性をとる必要がある。以下，脊椎医からみた椎体骨折用語の問題点につき述べる。

## 解剖学的用語の問題点

　解剖学的には脊椎および脊柱は頚椎から仙椎までの骨・軟骨の支柱を表す。1つ1つの骨は椎骨と呼ばれ，それぞれ椎間板，前・後縦靱帯，黄色靱帯，棘上・棘間靱帯などで連結されている。椎骨は前方の椎体，後方の椎弓および椎弓の基部から上下に伸びる関節突起，側方の横突起，後方の棘突起で形成されている（図1）。一般に骨粗鬆症で起こる脊椎の骨折の多くは前方

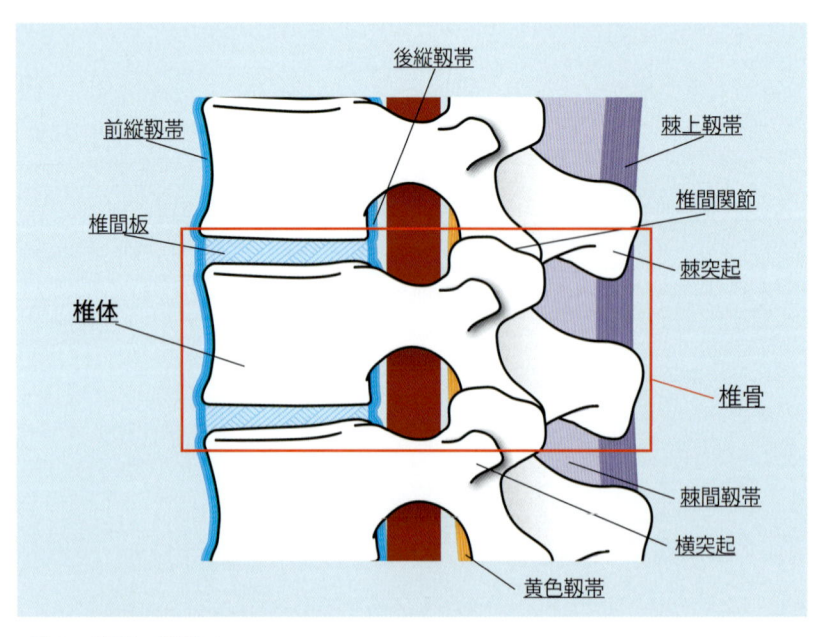

図1　脊椎の構造（著者作成）

**表1 骨折の分類**

| 原因による分類 | 外傷性骨折,病的骨折,疲労骨折 |
|---|---|
| 部位による分類 | 骨幹部骨折,骨幹端部骨折,骨端部骨折,関節内骨折,脱臼骨折 |
| 程度による分類 | 完全骨折,不完全骨折 |
| 外力の方向による分類 | 屈曲骨折,圧迫骨折,剪断骨折,捻転骨折,裂離骨折 |
| 骨折線の方向による分類 | 横骨折,斜骨折,螺旋骨折,粉砕骨折 |
| 骨折部と外界との交通による分類 | 皮下骨折,開放骨折 |

の椎体のみであり他部には及ばない。そのため解剖学的に正確な診断名は「椎体骨折」であり,「脊椎骨折」などの名称は正確ではない。また「圧迫骨折」は外力の作用方向を示すため解剖学的用語ではない。

## 椎体骨折の分類の問題点

骨折とは「何らかの原因により生理的(解剖学的)連続性が断たれた状態」と定義され,①原因,②部位,③程度,④外力の作用方向,⑤骨折線の方向,⑥骨折部と外界の交通,などにより分類される(表1)。この分類に従えば,本骨折は椎体に垂直方向の外力が加わった骨折であり,「椎体圧迫骨折」という用語は正しい。しかし骨折は時系列では明確に分類されない。すなわち既存骨折,陳旧性骨折,新規骨折,新鮮骨折という用語は骨折が「いつ生じた」「いつからいつまでの時期の骨折か」など,期間が明確でないため一般的には使用されない。整形外科では,初めて骨折が生じ,その骨折が本来の骨の形と違って治癒した場合,あるいは治癒の経過中でも「変形」という用語が使用される。椎体骨折の場合も元の椎体と形が変われば「椎体変形」である。そして経過中にさらに外力により形が変われば,その椎体骨折は「治癒していなかった骨折」すなわち「偽関節」と判断する。そのためこれを増悪骨折とする言葉にも違和感がある。

## 椎体骨折評価基準(2012年度改訂版)の椎体骨折用語の解説の問題点

2012年の改訂版の関連用語の解説は7つの学会の代表委員が検討した大変よく練られた解説であるが,見解がすべて一致しているわけではない。以下,骨粗鬆症分野で用いられる用語,分類,解説の問題点につき脊椎医として述べる。

### 臨床骨折と形態骨折

整形外科を受診する骨粗鬆症性椎体骨折のほとんどが腰背部痛を愁訴とし,骨折後間もない新鮮な「臨床骨折」である。しかし内科,公衆衛生(特に治験調査)などでは骨折後で期間が経ち,疼痛さえ伴わない古い椎体変形「形態骨折(椎体の変形はさまざま)」を診るためにこのような新旧の骨折の明確な区別が必要になる。一方で整形外科医(脊椎医を含む)は骨折発生直後の新鮮な骨折から骨癒合した椎体変形まで,経時的に連続した骨折の治癒過程(臨床骨折→形態骨折)を診ている。そのため臨床骨折と形態骨折は同じ椎体骨折の時期の違いとして認識しており,この両者を別の骨折のように区別することには違和感をもつ。

<2012年改訂版の用語解説より(Ⅷ-1 表1参照)>

* **臨床骨折(clinical fracture)**:新規骨折のうち疼痛など臨床症状を伴い診察される骨折。

* **形態骨折(morphometric fracture)**:一定の基準(日本骨代謝学会の基準,SQ法など)を満たす椎体の圧潰変形。ここでいう変形とは椎体の圧潰変形のことであり,変形性脊椎症の骨棘や側弯などの脊柱変形のことではない。

### 新規骨折と既存骨折の意味と違和感

脊椎脊髄病領域では脊柱側弯症などの脊柱全体のアライメント異常を脊柱変形,椎体骨折後にその形態が変化した椎体を椎体変形と呼ぶ。さらに先天性脊柱側弯症などの塊椎,半椎,楔状椎,そして骨粗鬆症性椎体骨折後の楔状椎(変形),扁平椎,魚椎なども同様に椎体変形としている。すなわちこの椎体変形という用語は先天性異常から骨折後の変形まで含まれる。特に前述のごとく骨折の経過中に初回と次の時点の2時点で椎体骨折を判定する場合,①骨折が治癒しそれ以上椎体の変形が進行しないもの,②経過中にさらに形

態(変形)が変化したものはともに椎体変形と呼び，③2回目の時点で初めて発生していたものは新鮮骨折と呼ぶ。そして②の場合では当初の骨折が遷延治癒あるいは偽関節により椎体変形が進行したものと判定し治療を行う。一方，骨粗鬆症領域(2012年度改訂版)では，初回時の椎体の変形は①も②の場合も既存骨折(prevalent fracture)であり，2回目の時点で，①は既存骨折，②は新規骨折あるいは増悪と判定する。さらに③も新規骨折と判定する。この場合，その新規骨折で疼痛があれば骨折あるいは臨床骨折，なければ形態骨折に分類される。

<2012年改訂版の用語解説より(Ⅷ-1 表1参照)>

* **新規骨折(incident fracture)**：既存骨折と対になる言葉で，ある時点より以降に発生した骨折。
  1) ある時点では正常であった椎体が，次の時点で新たに骨折と判定されたもの
  2) ある時点と比較し次の時点で椎体変形の度合いが増強したもの(増悪(worsening)として区別する場合もある)
* **既存骨折(prevalent fracture)**：骨粗鬆症分野で用いられる用語で新規骨折と対になる言葉である。ある時点で(治験の場合は登録あるいは薬剤投与開始時，一般臨床であれば，通常，初回エックス線像撮影時)すでに発生していた骨折を指す。

### 整形外科(脊椎医を含む)で必要な用語

先述したように骨粗鬆症性椎体骨折を発生時から治癒時(時に手術後)まで一連の骨折治療を行う整形外科医(脊椎医を含む)にはどうしても必要な不顕性骨折，遷延治癒，偽関節などの用語がある。不顕性骨折は単純エックス線像では骨折と確認できずMRIで確定診断される椎体骨折で，椎体の変形がなくても骨折として認識されなくてはならない。この用語はきわめて重要で，骨折として確定診断し治療を行うか否かの判断を迫られ，ときに裁判の鑑定でも必要となる用語である。遷延治癒，偽関節という用語も重要で骨粗鬆症治療薬の変更，保存治療から手術治療への切り替え，各種椎体形成術，脊椎固定術の適否の決定に必要である。ただしこの両者の区別は難しく，3〜6あるいは9ヵ月の期間の幅を持たせ，この期間内なら遷延治癒，以上なら偽関節とする。

<2012年改訂版の用語解説より(Ⅷ-1 表1参照)>

* **不顕性骨折(occult fracture)**：エックス線像では確認できない骨折。MRIあるいは骨シンチグラムで診断される。
* **遷延治癒(delayed union)**：当該骨折の部位と型における平均速度(通常3〜6ヵ月)で治癒が進んでいない状態。
* **偽関節(pseudoarthrosis)**：保存治療を継続しても骨癒合が期待できない状態。実際は受傷から9ヵ月が経過し，3ヵ月にわたり治癒進行の可視的な徴候が認められない場合。椎体骨折のクレフト形成の多くは，上記の基準からみると必ずしも偽関節を意味するものではない。

### 症例提示(図2)

症例は68歳，女性，関節リウマチの椎体骨折例である。実際の症例を通じて整形外科医(脊椎医を含む)と骨粗鬆症領域医(内科，公衆衛生など)で使用する用語の違いを示す。

整形外科医は椎体のより詳細な変化をさまざまな用語で表現する。これは，手術を施行した椎体および隣接椎体変化の状態から再手術を考慮し評価をしなければならないこと，さらに局所および脊柱全体の変形による疼痛，麻痺の治療を行うための評価が必要になるからである。一方，骨粗鬆症領域の医師は新規骨折，既存骨折，増悪した骨折の数が重要で，その変化から治療薬の効果などを判定する。このように整形外科医と骨粗鬆症領域医では用語の使用に差異がみられる。この両者の違いをそれぞれが認識しなければならない。

### MRIでの椎体骨折の診断

図3は急性期の椎体骨折例の単純エックス線像とMRIである。単純エックス線像にてL2はGenantのSQ法でグレード0の骨折なしと判定される。しかしよく観察すれば正面，側面像で椎体上縁骨皮質の連続性の断裂がある。一方，MRIではT1強調画像で椎体上半分が低信号，T2強調画像で低信号と高信号の混在した異常像があり，椎体骨折として診断される。本症例はいわゆる不顕性骨折であり，骨折および骨粗鬆症の治療が必要になる。今後はMRIが椎体骨折の有力な診断ツールとして診断に入ってくると考えられるため，

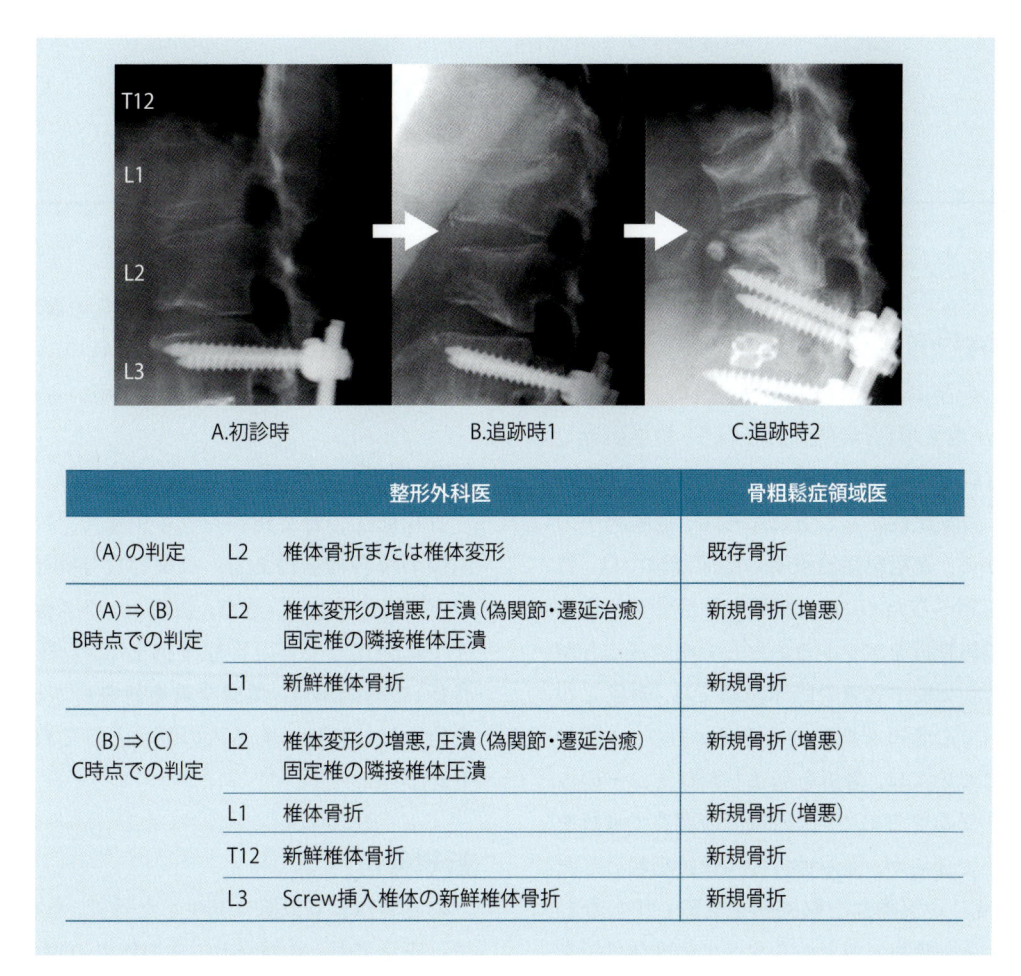

**図2　臨床試験における用語の使い方**（著者作成）

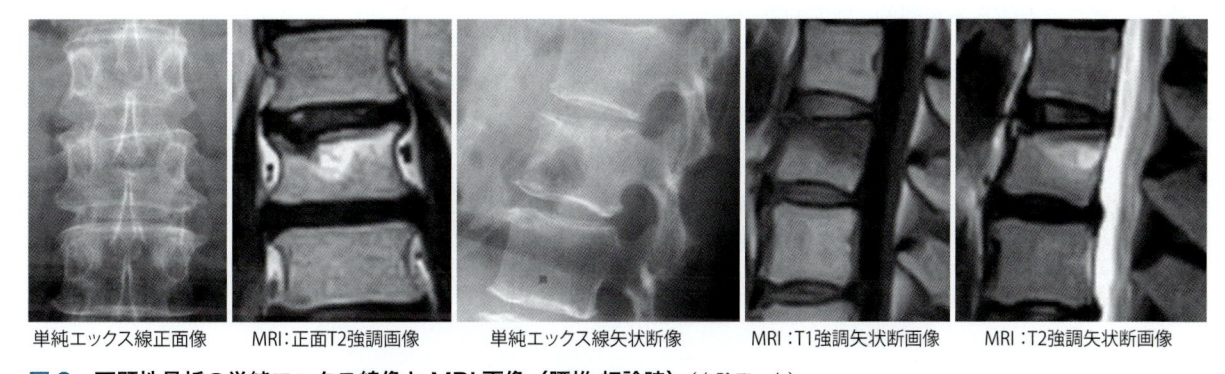

|  |  | 整形外科医 | 骨粗鬆症領域医 |
|---|---|---|---|
| （A）の判定 | L2 | 椎体骨折または椎体変形 | 既存骨折 |
| （A）⇒（B）<br>B時点での判定 | L2 | 椎体変形の増悪, 圧潰（偽関節・遷延治癒）<br>固定椎の隣接椎体圧潰 | 新規骨折（増悪） |
|  | L1 | 新鮮椎体骨折 | 新規骨折 |
| （B）⇒（C）<br>C時点での判定 | L2 | 椎体変形の増悪, 圧潰（偽関節・遷延治癒）<br>固定椎の隣接椎体圧潰 | 新規骨折（増悪） |
|  | L1 | 椎体骨折 | 新規骨折（増悪） |
|  | T12 | 新鮮椎体骨折 | 新規骨折 |
|  | L3 | Screw挿入椎体の新鮮椎体骨折 | 新規骨折 |

**図3　不顕性骨折の単純エックス線像とMRI画像（腰椎 初診時）**（自験データ）

単純エックス線正面像　　MRI：正面T2強調画像　　単純エックス線矢状断　　MRI：T1強調矢状断画像　　MRI：T2強調矢状断画像

MRI所見も含めた用語の統一が必要になる。

## おわりに

骨粗鬆症を多くの科で診察するようになった現在，骨粗鬆症性椎体骨折（脆弱性骨折）においてはできるだけ簡便で統一された用語の使用が望ましい。しかし病期の違う対象を複数の科で診ている以上，それぞれの分野で使用したい用語が存在することも事実である。今後さらに委員会での検討を期待したい。

# Ⅷ-4　疫学の立場

## 形態骨折

骨粗鬆症分野で用いられる用語で，一定の基準(日本骨代謝学会の基準やQM法，SQ法)を満たす椎体の変形(椎体の圧潰変形)を形態骨折という。疫学研究では，骨折の有病率，発生率を求め，それらの年次推移を地域比較，国際比較することによって，危険因子の解明につながる。骨粗鬆症治療薬の臨床試験では，骨折予防効果を調べるために，大腿骨近位部骨折や発生頻度の高い椎体骨折をアウトカムとして用いることが多い。このような疫学調査や臨床試験では，対象となる集団のすべての骨折を把握する必要がある。大腿骨近位部骨折については，骨折を起こしたほとんどの人が医療機関を受診するので，医療機関の調査で骨折を把握することができるが，椎体骨折では骨折を起こした人の30％程度しか実際に医療機関を受診していないと報告され，医療機関の調査からすべての椎体骨折を把握することは難しい。さらに，疫学研究や臨床試験では大規模集団を対象に，「比較」を目的にしているため，誰でもどこでも使える客観的，標準的な方法で診断する必要がある。そこで，これらの調査では，対象者全員に胸腰椎エックス線検査を行い，一定の基準で判定される形態骨折が指標として用いられている。

## 既存骨折

骨粗鬆症分野で用いられる用語で，ある時点(臨床試験の場合は登録あるいは薬物投与開始，一般臨床，疫学調査であれば，通常，初回エックス線像撮影時)にすでに発生していた形態骨折を示す。椎体骨折(形態骨折)の有病率は，集団全員を対象にエックス線検査を行い形態骨折のある人の割合として求められる(図1上)。

## 新規骨折

ある時点より以降に発生した骨折。ある時点の観察では正常であった椎体が，次の時点の観察で新たに骨折と判定されたもの，または，ある時点と比較して次の時点において椎体変形の度合いが増強したものを新規骨折とする。ただし，後者を増悪として区別する場

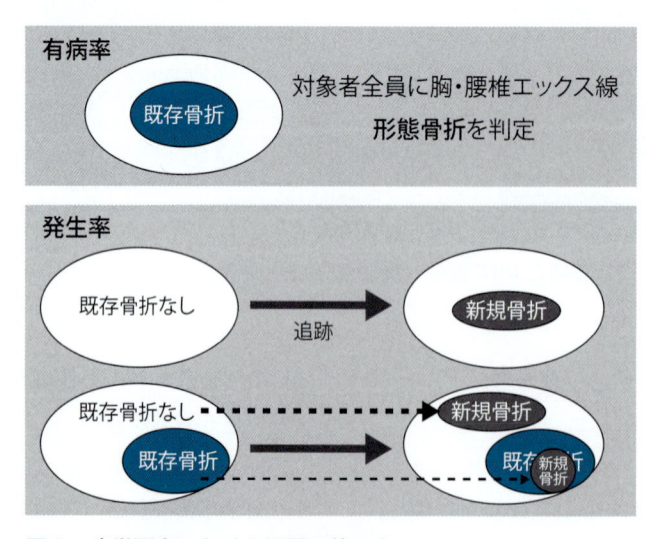

**図1　疫学研究における用語の使い方**

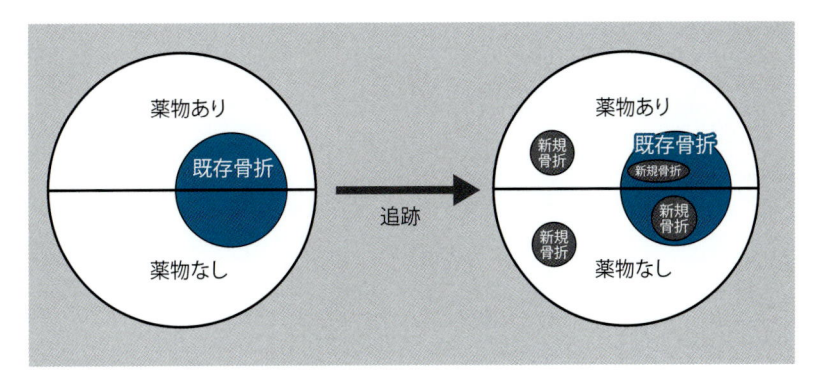

図2　臨床試験における用語の使い方

合もある。

　一般的に疫学では，ある時点でその疾患がない人から新しく疾患が起こった人の割合を発生率(incidence)として求めるが，骨粗鬆症分野では，既存骨折を持っている人において，骨折のない椎体が新しく変形した場合，既存骨折の変形が増悪した場合ともに，新規骨折として扱い，発生率が求められる(**図1下**)。

　薬物の臨床試験においても，ベースラインで，骨粗鬆症および既存骨折を持つ人を，無作為に2群に分け，新規骨折を求め薬物の効果の判定に使われる(**図2**)。

## 臨床骨折

　新規骨折のうち疼痛など臨床症状を伴い診断される骨折。症状があるなしに関わらずエックス線検査を行って判定する形態骨折と区別される。臨床骨折は，形態骨折の約30％とされる。例えば，骨折の医療経済負担を検討する場合には，医療機関を受診して診断される椎体骨折，すなわち，臨床骨折が対象となる。

第IX章
椎体骨折の症例集

# IX 椎体骨折の症例集

SQ法による椎体骨折判定にトライしてください。

## 設問1～4
椎体のSQグレード判定に慣れていただく設問です。SQグレード判定は56ページの対照表を参照して解答してください。

## 設問5
脊椎のエックス線撮影を1年に1度行い，新しく骨折(新規骨折)が発生していないかをチェックします。新規骨折の判定は骨粗鬆症治療が有効であるかどうかの判定に重要です。

## 設問6, 7
腰背部痛が発生した当日のMRIでT11の椎体の潰れは認めませんが，T1強調画像で帯状の低信号とT2強調画像で帯状の高信号領域を認め，新鮮な椎体骨折であると判定できます。発症後2日目に撮影されたエックス線画像ではT11はグレード2へと変化しています。MRIがエックス線画像で変形が生じる前に椎体骨折を発見できた症例です。

**設問1** 各椎体のSQグレードを答えなさい。

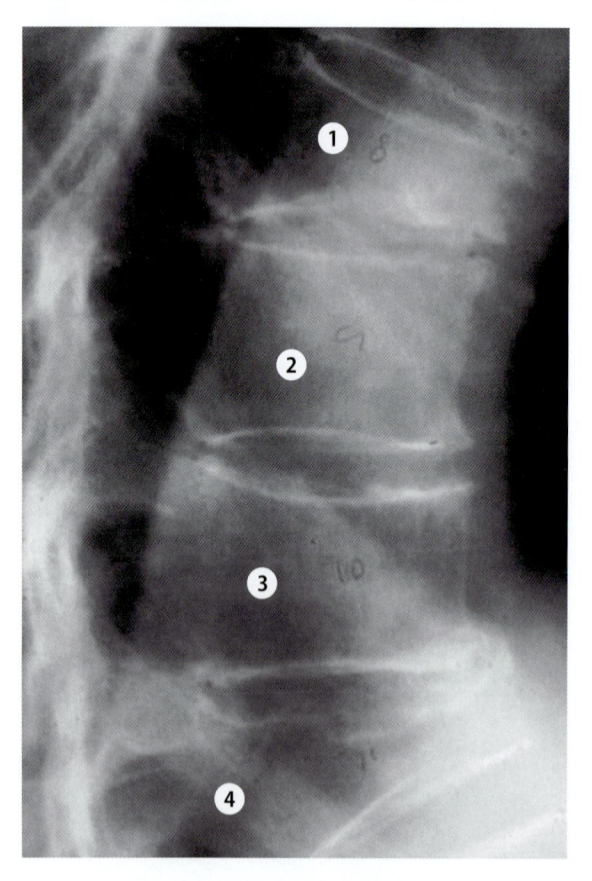

**設問2** 各椎体のSQグレードを答えなさい。

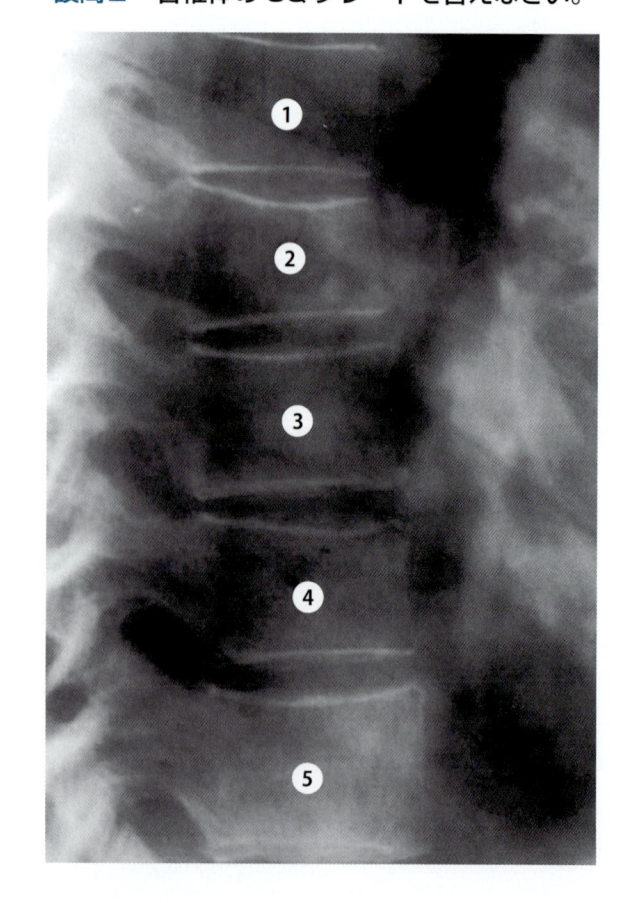

第Ⅸ章 ● 椎体骨折の症例集

設問3　各椎体のSQグレードを答えなさい。

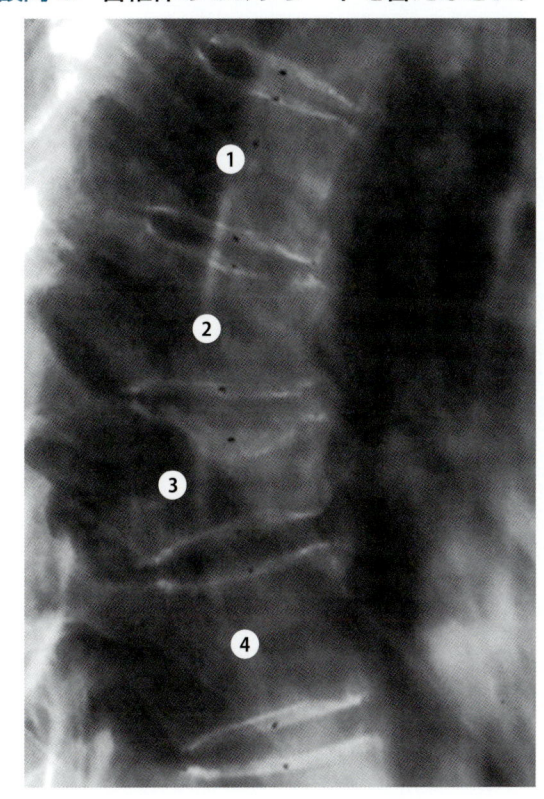

設問4　各椎体のSQグレードを答えなさい。

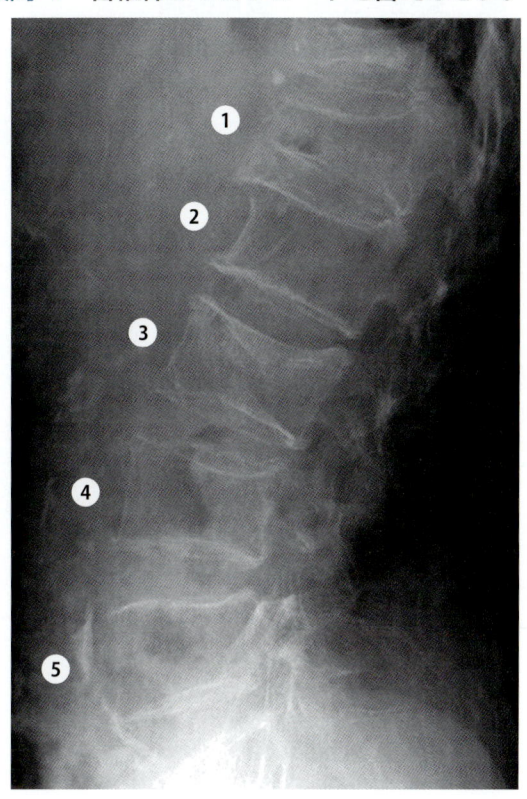

設問5　2012年と2013年の脊椎エックス線像を比較してどこに新規椎体骨折が発生しているか。そのSQグレードも答えなさい。

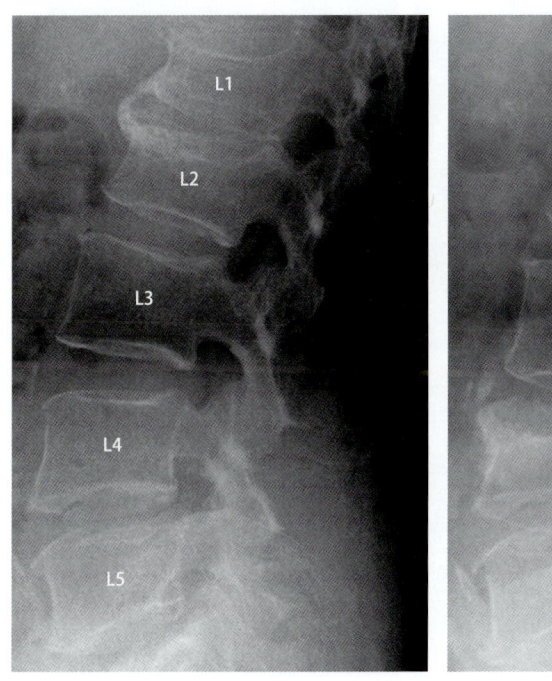

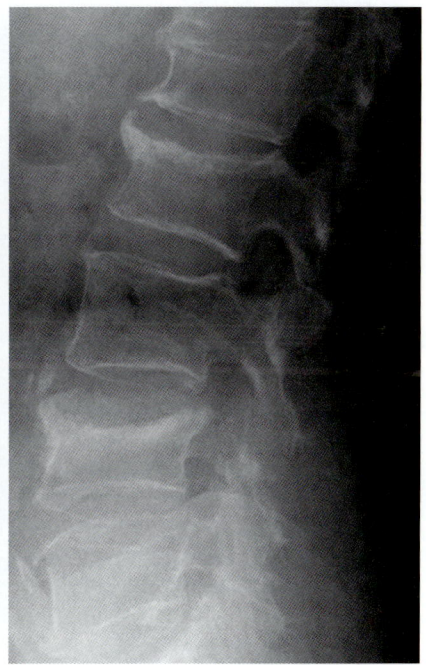

2012年5月　　　　　　　　　　2013年5月

## 77歳　女性　主訴：腰背部痛

**設問6**　発生後2日目のエックス線画像である。T6からT12の椎体のSQグレードを答えなさい。

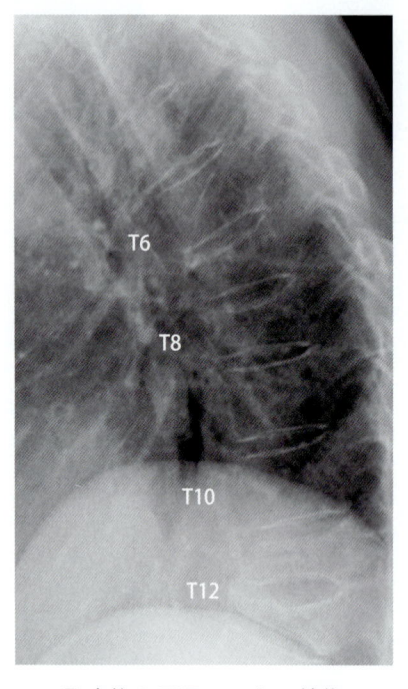

発症後2日目エックス線像

**設問7**　腰背部痛発生当日のMRI画像である。今回新しく発生した椎体骨折はどれか答えなさい。

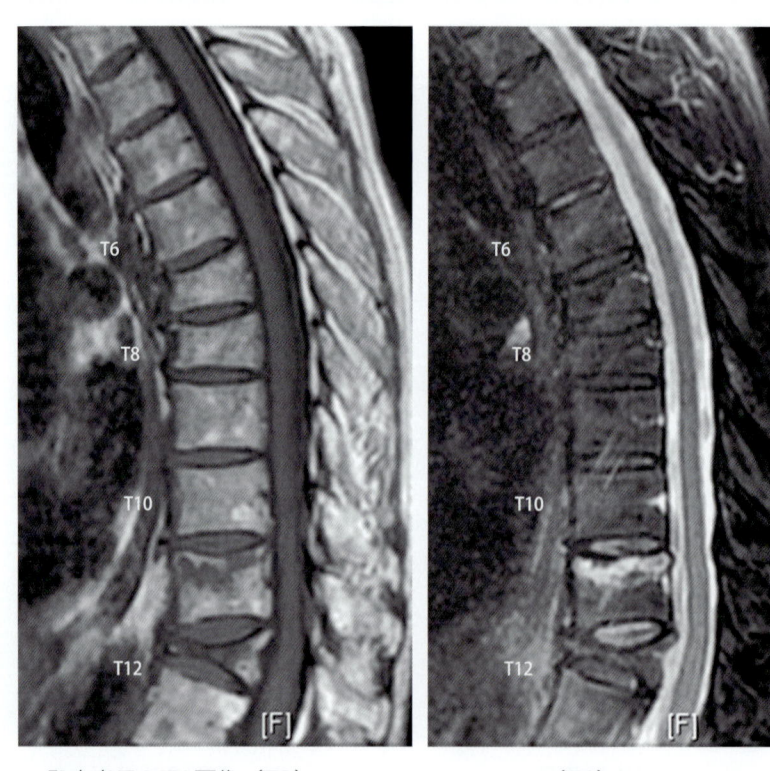

発症当日MRI画像（T1）　　　（T2）

## Ⅸ　椎体骨折の症例集　解答編

### 設問1
答え：①グレード3, ②グレード0, ③グレード0, ④グレード3

### 設問2
答え：①グレード0, ②グレード1, ③グレード0, ④グレード1, ⑤グレード0

### 設問3
答え：①グレード0, ②グレード2, ③グレード3, ④グレード0

### 設問4
答え：①グレード3, ②グレード0, ③グレード1, ④グレード0, ⑤グレード0

### 設問5
答え：L4（第4腰椎）にグレード3の新規骨折が発生している。

### 設問6
答え：T6-グレード0, T7-グレード2, T8-グレード2, T9-グレード0, T10-グレード0, T11-グレード2, T12-グレード3

### 設問7
答え：T11

# 索　引

## ア行

悪性リンパ腫　60, 61
悪玉架橋　43, 49, 50, 51
圧迫骨折　2, 103, 109, 147, 150, 153
アルファカルシドール　32, 99-101
アレンドロン酸（アレンドロネート）
　　34, 46, 47, 55, 97, 99-101, 134, 139
異方性度　28
栄養孔　28
エルデカルシトール　31, 32, 99, 100, 143
円背　36, 65, 120, 134
オステオン　39

## カ行

海綿骨　17, 21, 23, 25-31, 34, 39, 40, 41-47, 50, 85, 92, 150
各突起　2
活性化率　26
化膿性脊椎炎　61, 62, 84
化膿性椎体椎間板炎　58
カルシトニン　55, 108,
環状骨端　69
楔状椎　54, 79, 153
強直性脊椎骨増殖症　116
胸椎後弯　19, 131
胸椎撮影法　63
魚椎　54, 153
結核性脊椎炎　58, 62
血中ホモシステイン　49, 51, 135
吸収窩　39, 40, 46
形態骨折　3, 6-12, 66, 92, 102, 108, 134, 135, 147, 153-157
原発性骨粗鬆症　49, 50, 92, 93, 138
　　—診断基準　2, 17, 57, 67
後縁高　6, 67, 72
硬化性変化　16
後縦靱帯　152
硬性コルセット　84, 108, 109, 113, 116
構造パラメーター　25
後方固定術　117, 119, 121, 126-131
硬膜管　126-130, 132
骨塩量　16

骨芽細胞　25-27, 39, 46, 50, 92, 93, 111
骨基質（類骨）　42
骨機能単位　25
骨形成速度　26, 43
骨形態計測法　25, 27
骨構造単位　25
骨シンチグラム　3, 60, 147, 154
骨髄腔　39, 61
骨髄組織　17, 58
骨生検　27, 30, 31, 43, 50
骨脆弱性　44, 47, 49, 119, 122, 142, 147
骨石灰化　33, 42,
　—速度　25, 26,
　—遅延時間　26
骨折既往歴　12, 13
骨折の連鎖　85, 135, 148
骨代謝動態　25
骨代謝マーカー　27, 92-94, 135
骨体積　28
骨体積比　28
骨棘形成　20, 61
骨微細損傷　42, 45
骨密度　2, 7, 9, 12, 13, 16, 17, 33, 36, 37, 38, 42, 49, 51, 75, 78, 85, 92-97, 102-104, 134-138
骨面積　16
骨梁間距離　28-30
骨梁間転移　58, 60
骨梁骨折　40, 41
骨梁数　26, 28, 30, 31, 40
コラーゲン架橋　42-44, 49, 50, 102, 135-137
コラーゲン繊維　27

## サ行

若年成人平均値　51
終板近傍　45
終板断裂　28
終末糖化産物　49
上腕骨近位端　12, 50,
除圧　111, 116, 117, 119-121, 123, 126-132, 142

## タ行

シンクロトロン放射光 CT　33, 34,
ステロイド性骨粗鬆症　99
隅角解離　69
脆弱性骨折　2, 36, 39, 47, 92, 94-96, 155
脊柱管狭窄　117
脊柱管内除圧　117
脊椎アライメント　44, 121, 122, 126, 127, 129, 131, 132, 138, 153,
脊椎カリエス　62
脊椎感染症　61
脊椎短縮術　128, 142,
石灰化　16, 25-27, 33-35, 42,-44, 49, 62, 136
石灰化度分布　42, 43, 44
線維芽細胞増殖因子　93
遷延治癒　4, 111, 123, 125, 127, 130, 138, 147, 150, 154,
前縁高　6, 19, 20, 67, 72
前後合併脊柱再建術　121, 142
前縦靱帯　152
続発性骨折　138, 139, 140

## タ行

体幹ギプス　84, 108, 109, 116
退行変性　16
大腿骨
　—近位部骨折　9-12, 37, 38, 92, 96, 97, 134, 148, 156
　—骨頚部　12, 36, 43, 50, 92
　—骨幹部　34, 45,
　—骨頭　45, 47,
多孔体　22
多発性骨髄腫　60, 61, 113, 114
男性骨粗鬆症　99

遅発性神経麻痺　84, 85, 88, 111, 116, 119
中央高　6, 19, 67, 72,
長管骨　28, 66, 146
蝶形椎　71
陳旧性骨折　4, 147, 149, 153
腸骨　27, 30, 31, 42-44, 50, 65

椎間関節　2, 127,
椎間板　2, 30, 45, 58, 61, 62, 116, 120, 122, 128, 129, 132, 152
　　―炎　58, 61,
　　―髄核　2, 59, 60, 85, 88, 152,
椎弓根　2, 58, 59, 117, 128, 142,
椎骨　2, 152,
椎体形成術　43, 84, 98, 109, 111, 116-119, 121, 123-127
椎体骨折癒合不全　111, 124,
椎体終板　19, 61, 62, 73, 75, 116, 127
椎体置換術　121, 142,
椎体椎間板炎　58, 61,
椎体癒合（塊椎）　61
定量的評価法　6, 54-56, 66, 72, 79, 134, 146
テリパラチド　27, 30, 34, 55, 99, 100, 136, 137, 140, 143,
転移性脊椎腫瘍　58, 59, 60, 62, 84
橈骨遠位端　12, 50,
動的パラメーター　25
徒手筋力テスト　117

## ハ行

肺血栓塞栓症　143
廃用症候群　124
パケット　39, 43, 44
破骨細胞　25, 39, 40, 46, 92
バゼドキシフェン　55, 99, 100, 143,
ハバース管　25, 34, 39
半定量的評価法　6, 7, 55, 56, 66, 72, 79, 134, 146
微細構造　12, 28, 30, 34, 42, 49, 66, 135, 137
皮質骨　17, 25, 28-31, 34, 39, 43, 46, 47, 50, 59, 61, 66, 67, 68, 73, 80,
ビスホスホネート　30, 31, 42, 43, 45, 47, 51, 101, 135, 136, 143
非定型大腿骨骨折　44, 47
不顕性骨折　2, 3, 55, 81, 82, 84, 147, 150, 154, 155,
変形性脊椎症　3, 146, 147, 153
粉砕骨折　83, 86, 153

ヘリカルCT　17
変形性股関節症　27
ペントシジン　49, 50, 51, 134, 135
扁平椎　54, 57, 153
骨切り　117, 121, 126-129, 142

## マ行

マイクロCT　21, 28-31, 33, 34
ミノドロン酸　30, 55, 99, 100, 143
モデリング　25

## ヤ行

ヤコビ線　64, 65,
有限要素解析　21, 22,
腰椎前弯　19

## ラ行

ラロキシフェン　31, 32, 42, 55, 99, 100, 134, 143,
リセドロン酸（リセドロネート）　46, 47, 55, 99, 100
リモデリング　25-28, 34, 39, 42-49
臨床骨折　3, 7, 10, 66, 96, 97, 102, 108, 109, 134, 135, 147, 150, 153, 154, 157,
ロコモティブシンドローム　147

## 欧文

advanced glycation end products（AGEs）　49
balloon kyphoplasty（BKP）　123, 124, 138, 139
BV　26, 28, 31
BV/TV　26, 28, 30, 31, 32, 136,
calcium phosphate cemen（CPC）　117, 119, 123, 124
caspase inhibitor　46
central endplate　18
degenerative deformity（Short vertebral height：SVH）　20
developmental deformity（Cupid's bow）　20, 71,
DXA　16, 17, 36, 38,
Gd-DTPA　58, 60,
harversian remodeling system　46
hydroxyapatite（HA）　117, 124, 142

MLO-Y4細胞　46
peak bone mass　36
polymethylmethacrylate（PMMA）　123, 124
QCT　17
QM法　6, 9, 10, 55, 56, 66, 67, 69, 70, 72, 73, 75-79, 146, 156
RANKL　46
Scheuermann's disease　18, 20
Schmorl's node　18, 20
SERM　31, 42, 135, 143
short anterior vertebral height　18, 20
spinal deformity index（SDI）　78
spinal fracture index　78
SQ法　3, 6, 55, 56, 69, 72-76, 77-79, 146, 147, 153, 154, 156, 160
stress riser　41
Tb.N　26, 28, 32
Tb.Sp　26, 28, 32
Tb.Th　26, 28, 31, 32, 136
total body BMD　37
trabecular microfracture　40, 41
TV　26
vertebral ring line　19
volumetric CT　17
YAM　16, 51, 134

## 椎体骨折診療ガイド

2014年10月23日　第1版第1刷

---

編集　椎体骨折評価委員会
　　　　委員長　森　諭史
　　　　日本骨形態計測学会・日本骨代謝学会・日本骨粗鬆症学会・日本医学放射線学会・
　　　　日本整形外科学会・日本脊椎脊髄病学会・日本骨折治療学会

発行　ライフサイエンス出版株式会社
　　　〒103-0024　東京都中央区日本橋小舟町8-1
　　　TEL. 03-3664-7900　FAX. 03-3664-7735

印刷　株式会社八紘美術

---

JCOPY ＜(株)日本著作出版権管理システム委託出版物＞
本書の無断複写は，著作権法上での例外を除き禁じられています。
複写される場合は，そのつど事前に(株)日本著作出版権管理システム
(TEL. 03-3817-5670, FAX. 03-3815-8199) の許諾を得て下さい。